dtv
premium

David Adam

Das
Genie,
das in uns steckt

Die Möglichkeiten der menschlichen Intelligenz

Aus dem Englischen von
Jörn Pinnow

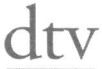

Ausführliche Informationen über
unsere Autoren und Bücher
www.dtv.de

Das Buch ist auch als eBook erhältlich.

Für Inhalte von Webseiten Dritter, auf die in diesem Werk verwiesen wird, ist stets der jeweilige Anbieter oder Betreiber verantwortlich, wir übernehmen dafür keine Gewähr. Rechtswidrige Inhalte waren zum Zeitpunkt der Verlinkungen nicht erkennbar.

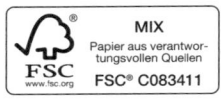

Deutsche Erstausgabe 2018
© David Adam 2017
First published 2017 by Picador, an imprint of Pan Macmillan,
a division of Macmillan Publishers International Limited
Titel der englischen Originalausgabe:
›The Genius within. Smart pills, brain hacks and adventures in intelligence‹
© der deutschsprachigen Ausgabe:
2018 dtv Verlagsgesellschaft mbH & Co. KG, München
Das Werk ist urheberrechtlich geschützt. Sämtliche,
auch auszugsweise Verwertungen bleiben vorbehalten.
Umschlaggestaltung: dtv nach einem Entwurf von Stuart Wilson
und dem Pan Macmillan Art Department
Satz: Fotosatz Amann, Memmingen
Gesetzt aus der Palatino Linotype und Myriad Pro
Druck und Bindung: CPI, Ebner & Spiegel, Ulm
Gedruckt auf säurefreiem, chlorfrei gebleichtem Papier
Printed in Germany · ISBN 978-3-423-26185-2

[E]in durchaus logischer Einfall übrigens, denn für einen müßigen Propriétaire lag natürlich die Vorstellung nahe, daß man für Geld alles kaufen könne, sogar Klugheit, zumal in der Schweiz. Es folgten fünf Jahre Kurbehandlung bei einem bekannten Professor; die Kosten gingen in die Tausende; aus dem Idioten wurde selbstverständlich kein Weiser, aber doch immerhin, so hört man, nach und nach ein Mensch, wenn auch ohne Zweifel nur mit Müh und Not.

Fjodor Dostojewskij: Der Idiot[*]

---

[*] Fjodor Dostojewskij: ›Der Idiot‹, Deutsch von Hartmut Herboth, © Aufbau Verlag GmbH & Co. KG, Berlin 1994, 2008, S. 361.

INHALT

Einführung 7
1 Unsere Gehirn-Revolution 18
2 Mensa-Material 34
3 Ein Problem der Intelligenz 49
4 Behandeln und Betrügen 68
5 Pillen und Willen 84
6 Die Société d'autopsie mutuelle 102
7 Mit Hirn geboren 121
8 Wohin das Denken heute strömt 142
9 Der Mann, der das Weinen lernte 153
10 Das Gehirn und andere Muskeln 164
11 Das kleine Mädchen, das zeichnen konnte 193
12 Das Genie, das in uns steckt 227
13 Der glücklichste Mann im Todestrakt 247
14 Mit dem Gehirn unterwegs 273
15 Schneller, stärker, klüger 300

Danksagung 309
Quellenangaben 310

Einführung

Ihr Gehirn ist zu sehr viel mehr imstande. Ich weiß das, denn auch wenn Ihr Gehirn einzigartig ist, so ist es doch nichts Besonderes. Es gibt Milliarden von Gehirnen wie Ihres. Und in manchen dieser Gehirne – in solchen, wie Sie eines haben – geschieht Außergewöhnliches.

Etwas Außergewöhnliches geschah auch mit meinem Gehirn, und aus diesem Grund habe ich dieses Buch geschrieben. Diese Veränderung öffnete meine Augen für das, was möglich ist. Meine Konzentrationsfähigkeit hat sich verbessert, meine Erinnerung hat sich geschärft, meine kognitiven Fähigkeiten wurden verstärkt. Ich wurde zu einem besseren Redner und zu einem einfühlsamen Zuhörer. Meine Produktivität im Beruf wuchs. Mein Privatleben entwickelte sich glücklicher und zufriedenstellender. Und all dies gelang mir, indem ich einen Teil meines Gehirns, der viel zu lange im Dunkeln gelegen hatte, erkannte und aktivierte.

Diesen Teil meines Gehirns kann man nicht auf einem Scan erkennen. Es ist eher eine Funktion meines Geistes, eine Tür in meinem Bewusstsein, zu der ich den Schlüssel fand. Egal, was man Ihnen erzählt haben mag, es stimmt nicht, dass wir nur zehn Prozent unseres Gehirns nutzen würden, und der Rest sei unberührt und voller Potenzial. Unsere Gehirnzellen stecken bis oben hin in Arbeit, und sie haben so viel zu tun, dass manche sogar mehrere Jobs angenommen haben. Keine Gehirnzelle faulenzt.

Es stimmt jedoch sehr wohl, dass wir nur zu einem Teil dessen, was dieses Gehirn – Ihr Gehirn – leisten kann, Zugang haben. Meist nennt man diesen Teil den Verstand, aber man kann ihn auch Geist, Erkenntnis, Bewusstsein, den Geist in der Maschine oder wie auch immer nennen. Wichtig ist nur, dass man ihn verändern kann. Denn es sind nicht die *Strukturen* Ihres Gehirns, die ungenutzt sind, sondern ein Großteil der *Funktionen* des Gehirns – Ihres Gehirns.

Die Grenze der modernen Neurowissenschaft, der entscheidenden Wissenschaft des 21. Jahrhunderts, verläuft dort, wo es um die Zuordnung und das Verständnis dieser Gehirnfunktionen geht und das Wissen darüber entsteht, wie sie verändert werden können. Und es geht vor allem um Verknüpfungen. So, wie unsere Vorfahren Muster und Bilder über die zufällig verteilten Sterne am Nachthimmel legten, so hängt auch das Gehirn von Aktivitätsschaltungen, Aktivitätssequenzen und Aktivitätskonstellationen ab, um Koordination und Verstand aus seinen Milliarden Zellen zu produzieren. Von Erinnerungen und Mathematik über Trauer und Erkenntnis bis hin zum Genie, all dies wird bestimmt durch den Weg, über den Gehirnzellen mit ihren Nachbarzellen Verbindungen eingehen und wieder lösen, und wie sie diese Schaltungen nutzen, um zu kommunizieren. Und nun der Clou: Wissenschaftler haben Werkzeuge entwickelt, um diese Verbindungen je nach Bedarf zu manipulieren *und zu verbessern*. Die moderne Neurowissenschaft beobachtet nicht mehr nur. Sie kann eingreifen, um die Art und Weise, wie das Gehirn und der Geist arbeiten, zu ändern. Um ihre Arbeit zu verbessern.

Mein Gehirn arbeitet besser, seit ich eine Therapie gegen eine psychische Störung gemacht habe. Ich hatte eine schwere Zwangsstörung (OCD, obsessive-compulsive disorder), die sich als stark übertriebene und irrationale Angst vor einer Ansteckung mit HIV und AIDS äußerte. Ich hatte einen blinden Fleck in meinem mentalen System, das auch nicht das kleinste Risiko hinnehmen konnte – doch ausschließlich dann, wenn es um diese Krankheit ging. Ich wurde mit einer kognitiven Verhaltenstherapie behandelt und lernte durch eine Reihe mentaler Übungen, mit dieser Störung umzugehen und über meine mich lähmenden Ängste hinwegzukommen, wie etwa die obsessive Sorge, infiziertes Blut könnte in mein Auge getropft sein, während ich im Regen eine Runde laufen war. Ich schrieb 2014 ein Buch über die Zwangsstörung und meine Erfahrungen damit und formulierte darin meine Erfahrungen mit der Veränderung:

> Mein Bewusstsein erhob sich über meine Ängste, so, wie eine Kamera wegschwenkt von einem einzelnen Haus auf einer Karte, um die Straße, die Stadt und dann die Umgebung zu zeigen. Früher störte meine Zwangsstörung diesen Prozess. Egal, wie sehr ich versuchte, mit meiner Kamera das größere Bild einzufangen, die irrationale Angst blieb im Blickfeld wie ein Schmutzfleck auf einer Linse. Als ich sie jetzt von oben betrachtete, um sie in ihrem richtigen Kontext zu sehen, schrumpfte das Risiko, mir auf all diese unwahrscheinlichen Weisen Aids zuzuziehen. Psychologen bezeichnen diesen Augenblick der Klarheit als Hubschrauberperspektive. Wir sehen die Landschaft und alles, was sie enthält, im richtigen Maßstab. Wir gewinnen in jedem Sinn des Wortes die Perspektive wieder. Aus einer Höhe von rund 3000 Metern ist der Unterschied zwischen geringem Risiko und null Risiko – der für meine Zwangsstörung so sichtbar und so wichtig ist – kaum zu unterscheiden.[1]

Kognitive Verhaltenstherapien wie die, die ich erhalten habe, sind in der Regel Gesprächstherapien. Doch dabei läuft weit mehr ab als nur eine Unterhaltung. Wissenschaftler wissen heute, dass Gesprächstherapien Millionen Menschen helfen

---

1 David Adam: ›Zwanghaft. Wenn obsessive Gedanken unseren Alltag bestimmen‹, aus dem Englischen von Ursula Pesch, München 2016, S. 205.

können, indem sie den Grundstein für lang anhaltende Veränderungen bei den Gehirnverknüpfungen und -funktionen legen. Dies ist eine relativ neue Erkenntnis, doch Scans von Menschen, die diese Therapien mitgemacht haben, zeigen, dass die Verbindungen zwischen Teilen des Gehirns gestärkt werden. Und Menschen, deren Gehirne auf die Therapie mit der dichtesten Neu-Verschaltung reagierten, zeigen die größten Fortschritte bei ihren Symptomen.[2]

Die neuen Verknüpfungen helfen diesen Patienten, eine Funktion ihres Gehirns, zu der sie bislang keinen Zugang hatten, nun zu erreichen und einzustellen. Sie haben ihre kognitive Leistungsfähigkeit verbessert. Doch dieser Wandel – das Ausbilden neuer Verknüpfungen im Gehirn – ist schwer vorauszusagen. Einige Menschen reagieren besser und schneller als andere, und daher gehört es zur traurigen Wahrheit, zumal angesichts begrenzter Ressourcen und der Schwierigkeit, Therapien für psychische Erkrankungen zu erhalten, dass einige Patienten, die eine kognitive Verhaltenstherapie bekamen, nicht so viel Erleichterung erfahren haben, wie sie sich erhofften.

Um den Erfolgsfaktor dieser Behandlung zu erhöhen, suchen Ärzte und Wissenschaftler nach Wegen, das Gehirn empfänglicher, formbarer zu machen, damit die gleiche Dosis an Medikamenten und die gleiche Anzahl von Therapiesitzungen einen größeren Effekt erzielen. Dies ist ein neuer Ansatz, daher unterliegen die eingesetzten Behandlungsmethoden bislang in großem Maße experimentellen Versuchen. Diese Techniken versuchen, den Weg zu verändern, auf dem das Gehirn Verknüpfungen erstellt und formt, und zwar auf zwei Arten: über Arznei und über die Stimulation mit Magnetismus und Elektrizität. Über die Wirkstoffe der Arznei ist bereits bekannt, dass sie die Kognition und die Gehirnfunktionen verbessern,

---

2 Im Anhang finden sich Quellenhinweise auf die hier erwähnten Untersuchungen und Studien.

wie etwa Modafinil, das Menschen wacher macht und bei Schlafstörungen verschrieben wird. Zur Stimulation wiederum gehören auch kleine elektrische Impulse, die direkt in das Gehirn geleitet werden (oder in es induziert werden), um künstlich die Aktivität der Neuronen im Gehirn zu erhöhen. (In einigen Versuchen nutzte man nur diese Techniken – sie scheinen die konventionelle kognitive Behandlung nicht zu verbessern, sondern eher zu ersetzen.)

In den letzten Jahren häuften sich in Medizinzeitschriften die Berichte über angebliche Wunderheilungen, die mit diesen Methoden erreicht wurden: Mal wurde eine Schwangere mithilfe einer Elektrostimulation von ihrer Depression geheilt, dann erlöste man einen jungen Mann von katatoner Schizophrenie. Als sich diese Erfolge immer weiter herumsprachen, wandten sich immer mehr Psychiater, Wissenschaftler und Ärzte diesen kognitiven Verbesserungsmethoden, dem Enhancement, zu, in der Hoffnung, damit dem Viertel der Menschheit, das unter psychischen Problemen leidet, helfen zu können.

Doch was ist mit den restlichen drei Vierteln, mit den Menschen, die im Augenblick gesund sind? Wenn Medizin und Elektrostimulation in der Lage sind, Gehirnfunktionen zu steuern und zu formen, könnten dann nicht alle davon profitieren? Es gibt schließlich eine lange Tradition, dass Medikamente und medizinische Eingriffe auch von den Menschen genutzt werden, die damit keine Krankheit behandeln, sondern ihre Leistung verbessern wollen. Sportler, die Medikamente wie etwa Steroide einnehmen, um Muskeln aufzubauen – sie stärker und beweglicher zu machen –, sind nur das bekannteste Beispiel dafür. Wenn Ärzte und Patienten dieses kognitive Enhancement anwenden, was sollte alle anderen daran hindern, es ihnen nachzutun? Funktioniert es? Kann eine solche Methode uns helfen, in Bereiche des Gehirns vorzudringen, die uns bislang unzugänglich sind? Wenn dem so ist, wäre Gehirndoping dann fair? Sollte es erlaubt sein, sollte man es empfehlen? Könnte es unsere Aufmerksamkeit verbessern? Unser Gedächtnis? Unsere Leistungen in Mathematik und beim Sprachenlernen? Mit anderen Worten: Könnte kognitives Enhancement unsere Intelligenz verbessern? Und wenn ja, welche Auswirkungen hätte dies auf die Gesellschaft? Noch ist es zu früh, all diese Fragen zu beantworten, doch es ist keineswegs zu früh, sie zu stellen. Und genau das ist es, was ich mit diesem Buch versuchen möchte.

Intelligenz ist wie Kunst und Pornografie. Wir tun uns schwer damit, sie zu definieren, aber wir erkennen sie, sobald wir sie sehen. Und wir führen endlose Diskussionen über sie. Die unterschiedlichen Auffassungen von Intelligenz prallen an unzähligen Verwerfungslinien aufeinander – wissenschaftlicher, kultureller, politischer und besonders erzieherischer Art. Diese Uneinigkeit lenkt die Politik und bestimmt die Zukunft von Millionen. Sie wurde genutzt, um Segregation zu entschuldigen und Kinder zu misshandeln, um unverdiente Privilegien zu rechtfertigen und Diskriminierung, Vorurteile und Hass zu unterstützen. Und trotz all des Gehabes und der großspurigen Behauptungen von allen Seiten, sind die Tatsachen der Intelligenzforschung ziemlich einfach und unbestritten. Ja, Intelligenz (oder zumindest der IQ) ist zum Teil genetisch bestimmt. Ja, der IQ ist eine ziemlich gute Durchschnittsmarkierung für das, was die meisten Menschen unter Intelligenz verstehen. Und ja, es führt in die Irre und ist vereinfachend, das Spektrum des individuellen Werts eines Menschen und seiner Fähigkeiten an einer einzigen Zahl wie dem IQ festzumachen.

Menschliche Intelligenz ist ein wissenschaftliches Minenfeld, denn die Intelligenz eines einzelnen Menschen hat keine Aussagekraft. Intelligenz ist ein Urteil über die relativen Unterschiede in den Fähigkeiten von Menschen, und auf Grundlage dieser Unterschiede werden Menschen beurteilt, in eine Rangfolge gebracht und in Schubladen gesteckt. Intelligenzunterschiede zwischen Menschen – seien sie nun echt oder eingebildet – sind seit Langem ein Einfallstor für Probleme aller Art. Und doch eröffnen diese Intelligenzunterschiede eine Tür zur kognitiven Verbesserung unserer kognitiven Fähigkeiten. Ein typisches Beispiel dafür sind Inselbegabungen von Savants.

Savants sind in der Regel Menschen, die bei den meisten Standardmessungen niedrige Intelligenz zeigen, doch in einem einzigen kognitiven Bereich brillant sind. Es sind Menschen, die sich nicht allein anziehen können oder nicht in der Lage sind, ein Gespräch zu führen, dafür aber atemberaubend gut kopfrechnen oder sich jedes Wort aus allen Büchern merken können, die sie diese Woche gelesen haben. Eine solche Inselbegabung verbindet man häufig mit Autismus, und auch wenn es Ähnlichkeiten zwischen den beiden gibt, so sind sie doch nicht das Gleiche. Unter anderem gibt es Savants viel seltener.

Wie Savants dies leisten können, ist ein Rätsel, doch eine weitverbreitete Annahme geht davon aus, dass sie Zugriff auf Gehirnfunktionen haben, die dem Rest von uns verborgen sind. Die Schaltungen und Verknüpfungen ihrer Gehirne seien so aufgebaut, dass sie diese Meisterleistungen der mentalen Geschicklichkeit durchführen können, indem sie zusätzliche Ebenen im Gehirn anzapfen, vielleicht als Kompensation für mentale Schäden oder Probleme an anderer Stelle. Entscheidend an dieser Theorie ist, dass nach dieser Ansicht nichts am Gehirn eines Savants inhärent anders ist – mit Ausnahme der Art und Weise, wie es genutzt wird. Wir alle könnten diese Fähigkeiten ebenfalls finden und nutzen, wenn die Umstände andere wären.

Es gibt gute Argumente für diese Auffassung, denn nicht alle Savants kommen als solche auf die Welt. Manche sind erst dazu geworden. Die besonderen neuen Fähigkeiten von Menschen mit erworbenem Savant-Syndrom in Mathematik, der Gedächtnisleistung oder Kunst scheinen aus dem Nichts aufzutauchen, manchmal spät im Leben und häufig infolge einer irgendwie traumatischen Erfahrung des Gehirns. Krankheiten wie Demenz können allem Anschein nach bislang unbekannte künstlerische Fähigkeiten offenbaren. Auch kann ein Schlag gegen den Kopf zu einem fast fotografischen Gedächtnis führen. Von einigen dieser Veränderungen des Gehirns – und dessen Neuverschaltung in der Folge – lässt sich vernünftigerweise behaupten, sie verbesserten die Intelligenz des Betroffenen. Sie zeigen uns, was möglich ist. Wichtig dabei ist, auf dem Boden zu bleiben; trotz der Art und Weise, wie diese Savants hin und wieder präsentiert werden (manchmal sogar von den Menschen mit erworbenem Savant-Syndrom selbst), führen die Veränderungen nicht immer zu Genialität. Niemand kann sich zu einem Einstein oder Mozart upgraden. Talent bleibt weiterhin rationiert. Doch diese mentalen Upgrades lassen vermuten, dass die Gehirne von allen Menschen besser arbeiten könnten. Die Frage bleibt, ob die Veränderung im Gehirn auf sichere, zuverlässige und kontrollierte Art vorgenommen werden kann. Auf der Suche nach kognitivem Enhancement dürften nur die wenigsten bereit sein, den Schädel auf den Bürgersteig zu hämmern und dann auf das Beste zu hoffen.

Hier kommt die Wissenschaft ins Spiel. Dieselben Untersuchungen, die darauf abzielen, Wege zu entwickeln und zu testen, auf denen das Gehirn neu verschaltet werden kann, damit psychiatrische Patienten den medizinischen Nutzen der kognitiven Behandlung erfahren, können uns auch verlässliche Pfade aufzeigen, um andere mentale Funktionen zu verstärken. Wissenschaftler würden es bevorzugen, diese Forschung mit Vorsicht und wirksamen Schutzmechanismen durchzuführen. Na klar! Schon Studenten an den Universitäten kaufen Pillen wie Modafinil auf dem Schwarzmarkt, um bessere Prüfungen abzulegen. Es gibt bereits Menschen, die sich ihre eigenen Gehirnstimulations-Kits zusammenstellen und an sich selbst Versuche durchführen, wie sie ihr Gedächtnis, ihre Aufmerksamkeit und Mathematik-Fähigkeiten steigern können. Tech-Unternehmen verkaufen derzeit schon fertige Versionen an den Endverbraucher.

Dieses Buch fragt nach den Grenzen des kognitiven Enhancement. Es stellt die wissenschaftlichen und ethischen Fragen, die dabei entstehen. Und all dies, indem es untersucht, was es mit der menschlichen Intelligenz auf sich hat – und den menschlichen Versuchen, die Intelligenz zu verstehen, zu definieren, zu messen und zu verbessern –, und warum sie bei so vielen Menschen Unbehagen auslöst. Wir schauen uns an, was Intelligenz ist und wo im Gehirn sie zu finden ist. Und wir analysieren, wie sie verändert werden kann. Kognitives Enhancement verspricht denjenigen Hilfe, die es brauchen. Und auch denjenigen, die keine Hilfe brauchen. Wir werden beides hinterfragen.

1

Unsere Gehirn-Revolution

Es gibt zwei Dinge über den elektrischen Stuhl, die Sie womöglich noch nicht wussten. Das eine: Er wurde von demselben Mann erfunden, der auch die Glühbirne entwickelt hat, Thomas Edison. Das Zweite: Er hat dies nicht getan, um seine eigenen Fähigkeiten herauszustellen, sondern um die Technologie seines Rivalen, des Geschäftsmannes George Westinghouse, schlechtzumachen. Mit diesem lag Edison in einem erbitterten Clinch über die Zukunft der Energie.

Edison war kein Freund der Todesstrafe, doch er war bereit, seine persönliche Moral hintanzustellen, wenn es um Geld ging. In den späten 1880er-Jahren suchten die Vereinigten Staaten von Amerika nach einem neuen Weg, verurteilte Verbrecher hinzurichten. Das Hängen empfand die aufstrebende Supermacht als zu barbarisch. Man stieß bei den Überlegungen auf die neue Energieform des elektrischen Stroms, dessen Fähigkeit, zu töten, man soeben entdeckt hatte. Zugleich musste eine Entscheidung getroffen werden, welche der beiden konkurrierenden Arten des elektrischen Stroms in Zukunft verwendet werden sollte.

Edison verdankte sein Vermögen dem Gleichstrom. Westinghouse war deshalb für Edison eine Bedrohung, da der Stromtyp seines Konkurrenten (der Wechselstrom) leichter über Stromleitungen zu übertragen war. Doch es gab ein Problem damit: Um Wechselstrom leiten zu können, braucht man eine hohe Spannung, die den Wechselstrom tödlich macht. Zum ersten Mal in der Geschichte wurden Menschen durch einen

Stromschlag getötet – in der Regel Arbeiter, die die Hochspannungsleitungen installierten oder reparierten.

Edison erkannte hier die Möglichkeit, die Erfindung seines Rivalen als gefährlich zu brandmarken. Jedem, der es hören wollte, erzählte er, Westinghouse' System sei zu riskant. Und wem diese Worte nicht reichten, dem führte er vor, wozu Wechselstrom in der Lage war. In einer Reihe grausamer Experimente nutzte er Westinghouse' Erfindung, um einen Blechnapf unter Strom zu setzen. Dann ließ er streunende Hunde auf die Metallplatte klettern, um sie aus der Schüssel am anderen Ende trinken zu lassen. Nachdem die Hunde aufgejault hatten und tot zu Boden gesunken waren, erklärte Edison seinen Zuschauern, so könnte es auch ihnen selbst ergehen. Nur dann nicht, fuhr er süß lächelnd fort, wenn der Strom, den man zur Versorgung der Haushalte und Fabriken nutzte, der Strom mit der geringeren Spannung, und damit automatisch größeren Sicherheit sei, der Gleichstrom der Edison Corporation.

Es war dann ein Zahnarzt aus Buffalo, der Edison auf die Idee brachte, dass Elektrizität die gesuchte Aufgabe der Hinrichtung übernehmen könnte. Der Zahnarzt Alfred Southwick hatte beobachtet, wie ein betrunkener Mann sich selbst mit einem Stromschlag tötete, als er einen laufenden Generator berührte, und schrieb Edison 1887 daraufhin einen Brief mit der Frage, welcher der beiden derzeitigen Stromtypen »mit absoluter Sicherheit in allen Fällen tötet«. Der Erfinder antwortete, die beste Hinrichtungsmethode seien die »Wechselstrommaschinen, die in diesem Land hauptsächlich von Mr. Geo. Westinghouse, Pittsburgh, gefertigt werden«.

Westinghouse war außer sich vor Wut, als die mit der Exekution beauftragten Amtspersonen ihn ansprachen, und er weigerte sich, ihnen seine Wechselstromgeneratoren zu verkaufen. Seine Proteste blieben wirkungslos. Irgendwie (ziemlich sicher durch Edisons Mithilfe) kamen die Staatsdiener an die Ausrüstung, die sie gesucht hatten, und im Jahr 1890 wurde der Axt-Mörder William Kemmler zum Tode auf dem neuen elektrischen Stuhl mit Wechselstrombetrieb verurteilt. Edison war natürlich entzückt. Kemmler, so frohlockte er hämisch, werde »gewestinghoused«.

Kemmlers Hinrichtung war eine erstaunlich formlose Angelegenheit. Er wurde in den vollbesetzten Keller des Gefängnisses geführt und dort 25 Menschen vorgestellt, die als Zeugen geladen waren. Darunter mindestens ein Dutzend neugierige Ärzte. Er legte seinen Mantel ab und nahm selbst Platz auf dem Stuhl. Man legte ihm Fesseln an, stöpselte Kabel ein und band ihm ein schwarzes Tuch um den Kopf. Als der Gefängniswärter den Befehl gab, den Schalter umzulegen, versteifte sich Kemmler.

Nach 17 Sekunden Stromzufuhr erklärte ein Zeuge ihn für tot. Der Wärter nickte und entfernte die Elektroden vom Kopf des Häftlings, als ein Schrei ertönte: »Großer Gott! Er lebt!«

Auch wenn Kemmler bewusstlos war, so hatte die Elektrizität ihre Aufgabe jedoch nicht erfüllt. »Schauen Sie, er atmet«, rief ein Zeuge. »Um Himmels willen, töten Sie ihn und bringen Sie es hinter uns«, drängte ein anwesender Journalist, nur um augenblicklich selbst ohnmächtig zu werden. Während andere Zeugen sich übergeben mussten, wurde die Spannung wieder angelegt und für eine ganze Weile nicht mehr ausgeschaltet.

Nachdem Kemmler dann tatsächlich tot war, wetteiferten Wissenschaftler, Ärzte und Verfechter der Todesstrafe darum, sein Gehirn untersuchen zu dürfen. Unter anderem wollten sie herausfinden, woran er gestorben war. Die Todesursache zu kennen, war wichtig, um beurteilen zu können, ob der elektrische Stuhl als neueste, humanste Methode der Hinrichtung akzeptiert werden würde. Doch niemandem ist es gelungen, herauszufinden, wie der Strom Kemmler, oder einen der weiteren 4500 Gefangenen, die ihm seither auf dem elektrischen Stuhl gefolgt sind, getötet hat.

Kemmlers Gehirn sah aus, als wäre es gekocht worden. Das Blut war gestockt und wirkte wie Kohle. Im Autopsiebericht stand: »Es war nicht zu Asche verbrannt, sondern alle Flüssigkeit war verdampft.« Im Gegensatz dazu zeigten die Gehirne anderer auf dem elektrischen Stuhl Hingerichteter Anzeichen schwerer innerer Traumata, bei denen das Gewebe zerrissen war, als sei es von einer zerstörerischen Kraft zerfetzt worden. Die große Spannung, so schlossen Wissenschaftler, brachte das Gehirn womöglich von Innen zum Explodieren; womöglich, weil sie dazu führte, dass sich im Blut Gasbläschen bildeten.

Elektrizität hat unvorhersehbare Auswirkungen auf den menschlichen Körper und insbesondere auf das Gehirn. Was genau der Strom dort anrichtet, bleibt ein Rätsel. Aus diesem Grund sind die Vereinigten Staaten von Amerika (und die Philippinen, ihre einstige Kolonie) die einzige Nation, die den elektrischen Stuhl als Methode der Hinrichtung eingeführt hat. Aus diesem Grund haben mehrere US-Bundesstaaten diese Form der Exekution verboten, und aus diesem Grund wählen die meisten Todeskandidaten in den Gefängnissen, wenn man ihnen die Wahl lässt, auch die relative Sicherheit eines tödlichen Medikamenten-Cocktails. Und aus diesem Grunde muss ich schwer schlucken, als in den Tagen vor Halloween 2015 ein Ukrainer namens Andrew, der mit seiner Katze in einer kleinen Wohnung in der Nähe des Londoner Wembley Stadium lebt und eine Leidenschaft für mittelalterliche Waffen hegt, mir Elektroden am Kopf befestigt und von mir wissen will, ob ich bereit sei, dass er nun den Strom anschaltet. Ich sage Ja. Ich hoffe, dass nichts schiefgeht. Ich will wirklich nicht »gewestinghoused« werden.

Im menschlichen Gehirn ist ein Gewirr von 86 Milliarden unterschiedlicher Zellen untergebracht, und könnte man die Anzahl der unterschiedlichen Kombinationen und Verbindungen zählen, zu denen sie fähig sind, ergäbe dies die höchste Zahl von Dingen, die man je irgendwo zählen könnte – nicht nur mehr als alle Sandkörner an einem Strand, sondern mehr als Sandkörner an allen Stränden im bekannten Universum denkbar wären. Wie in der Einleitung schon kurz erwähnt, haben Sie vermutlich schon einmal die Behauptung gehört, man nutze nur zehn Prozent seines Gehirns. Das ist nicht wahr. Alle Ihre Gehirnzellen und das gesamte Gewebe sind mit Funktionen absolut ausgelastet. Jedes Eckchen Ihres Gehirns tut etwas, und die meisten Eckchen tun sogar mehrere Dinge auf einmal. Sollten wirklich 90 Prozent Ihres Gehirns untätig sein, hätte der Rest gar nicht genug Platz, als dass er darum herum arbeiten könnte. Es stimmt allerdings durchaus, dass Sie vermutlich nicht das volle Potenzial Ihres Gehirns ausnutzen.

An diesem Punkt kommen Andrew und seine Elektroden ins Spiel. Andrew ist Teil einer wachsenden Bewegung, die sich in die Arbeit des Gehirns einmischt, um sie zu verbessern. In Kellern und Garagen, aber auch in Universitäten, Militärcamps und Krankenhäusern nutzen Wissenschaftler und Enthusiasten Techniken, um den menschlichen Verstand zu hacken, zu verstärken und zu verbessern. Sie graben sich in dieses ungenutzte Potenzial ein, sorgen dafür, dass das Gehirn besser arbeitet und zu dem wird, was es sein kann. Sie nennen es Neuroenhancement. Wir können es auch verbesserte Intelligenz nennen.

Ich war erstaunt, als Andrew mir anbot, mein Gehirn mit seiner Elektro-Methode zu verbessern. Als ich ihn zuvor gefragt hatte, ob ich ihn in seiner Wohnung besuchen dürfe, dachte ich, wir würden über etwas wie selbst durchgeführte elektrische Gehirnstimulation nur reden. Offenbar hatte ich nicht deutlich genug erklärt, was ich mit »selbst durchführen« meine. Aber ich spürte, wie unhöflich es wäre, sein Angebot abzulehnen. Dennoch war ich, als er die Elektroden anfeuchtete und sie oben auf meinem Kopf befestigte, noch immer nicht sicher, ob ich wirklich wollte, dass er die Maschine anschaltete.

»Bereit?«, fragte er.

Ich sagte »Ja«, meinte aber Nein.

»Es kann sein, dass du ein leichtes Brennen dabei empfindest.«

Die Möbel in Andrews Wohnung zeugen von jemandem, der viel Zeit vor dem Computer verbringt. Nur der Stuhl sieht aus, als wertschätze er ihn sehr – der bequeme, verstellbare, teuer aussehende, schwarze Ledersessel, den er neben seinen PC geschoben hat.

Sitzt Andrew einmal gerade nicht vor dem Bildschirm, beschäftigt er sich mit Kampfsport und Selbstverteidigung. Sein Apartment ist nicht besonders geräumig, und so kam es, dass ich in dem Sessel genau neben einem scharfen, großen Dreizack zu sitzen kam. An der Wand hängt ein Morgenstern, ein stacheliger Eisenball, der mit einer schweren Kette an einem Stab befestigt ist. Das sind nicht nur Deko-Elemente. Andrew erzählt mir, er nutze sie regelmäßig. Ich bin mir nicht ganz sicher, wofür, und bin mir auch nicht ganz sicher, ob ich das überhaupt wissen möchte.

Es mag schwer zu glauben sein, aber der Dreizack und der Morgenstern waren keineswegs die auffälligsten Gegenstände. Überall stapeln sich Kisten mit Apparaturen und Dingen, die aussehen wie Teile einer Stereoanlage, was sie jedoch nicht sind. Fast alles davon nutzt Andrew, um sein Gehirn selbst zu stimulieren, mit Magneten, Lasern und elektrischer Spannung – sowohl Gleich- als auch Wechselstrom. Das tut er natürlich, weil er denkt, dass ihm dies hilft. Und er ist überzeugt, dass es funktioniert. Wenn er schreiben, sich konzentrieren oder einfach nur entspannen möchte, nutzt er einen Gehirn-Stimulator, der ihm dabei hilft. Und Andrew ist ebenfalls davon überzeugt, dass der Rest der Welt bald auf diesen Zug aufspringen und die Vorteile dieser Behandlung erkennen wird.

Während ich mich in seinem Zimmer umsehe, schleicht die Katze behutsam um etwas auf seinem Schreibtisch, das ich für einen ehemaligen American Football-Helm halte. Er wurde zu einem Gehirn-Stimulator umgebaut und mit Elektroden und Kabeln ausgestattet. Ich frage, ob der Helm von den San Diego Chargers stamme, aber ich glaube nicht, dass er den Wortwitz mitbekommen hat, der auf die verschiedenen Bedeutungen von »Charger« – als Angreifer und als Aufladegerät – anspielt. Andrew will vielmehr wissen, ob ich einen Kaffee möchte.

Als die Elektroden angebracht sind, legt Andrew den Schalter um und ein Strom fließt – kein starker, aber ausreichend, um eine kleine Birne zum Leuchten zu bringen –, der von einer kleinen schwarzen Box in seiner Hand kommt und durch die Kabel die Oberseite meines Kopfes erreicht, von wo aus er durch meinen Schädel strömt und etwa drei Zentimeter tief in mein Gehirn fließt. Durch den Schreck zur Arbeit animiert, können die dortigen Gehirnzellen leichter feuern und werden angeregt, besser zu arbeiten und mehr Verbindungen zu Nachbarn und Kollegen einzugehen. Diese Wege und Schaltungen zwischen benachbarten Neuronen werden gestärkt, und, wer hätte das gedacht, dieser kleine Teil meines Gehirns, dieser Splitter meines Verstandes, wird überredet, dieses kleine Bisschen besser zu arbeiten. So weit zumindest die Theorie. Denn in Wirklichkeit hat niemand auch nur einen blassen Schimmer davon, was Andrew und seine Selbstbau-Elektrostimulation in meinem Gehirn auslösen, genauso wenig, wie man weiß, was der elektrische Stuhl mit seinen sehr, sehr viel höheren Spannungen anrichtet. Egal, was auch immer er tut, er tut es zwanzig Minuten lang.

Nachdem Andrew mich wieder abgestöpselt hat, will er wissen, ob ich mich verändert fühle. Ich glaube, er möchte, dass ich überzeugt bin und ebenso sicher an die Vorteile des Neuroenhancement glaube wie er. Vielleicht, antworte ich. Es ist aber schwer zu sagen. Ich bin erleichtert, glaube ich, aber das ist nicht das, was er meint. Ich fühle mich in Alarmbereitschaft versetzt und äußerst bewusst über meine Umgebung. Doch das könnte auch mit dem gewaltigen Koffein-Schub zu tun haben. Als Andrew eben meine Tasse Instant-Kaffee zubereitete, hat er mich gefragt, und da bin ich mir sicher, ob er drei oder vier Löffel Pulver hineintun soll.

*

Jede Generation verfügt über das Privileg, eine eigene wissenschaftliche Revolution miterleben zu dürfen, und in unserem Fall ist es die neurowissenschaftliche. Bei unseren Eltern und Großeltern fand die Revolution in der Genetik statt; die Auswirkungen und Möglichkeiten dieser Erkenntnisse werden heute noch immer breit diskutiert. Eine Generation zuvor, für deren Eltern und Großeltern wiederum, wie überhaupt wohl für jeden, der in der Mitte des 20. Jahrhunderts im Schatten des Atompilzes aufwuchs, war der neueste Schrei in den Naturwissenschaften die Physik. Und noch weiter zurück gehörten unsere Ur-Ur-Ur-Ur-Großeltern und alle anderen zu den ersten, die die sozialen Auswirkungen der Chemie miterleben durften, und ihre älteren Verwandten konnten, wenn sie Glück hatten, von den modernen Segnungen der Medizin und Anatomie profitieren.

Jede wissenschaftliche Revolution verändert die Welt auf ihre ganz eigene Art und Weise. Jede steht für eine bestimmte Macht: über unsere Körper, die Elemente, die Kräfte der Natur und unsere DNS. Einige der Ergebnisse sind positiv, andere weniger. So ist es nun eben mal mit Revolutionen.

Als Nächstes in dieser Reihe der raschen Änderungen ist das Gehirn und mit ihm der menschliche Geist dran; der Kern – die Seele, wenn Sie mögen – dessen, was uns zu dem macht, was wir sind. Auch die Auswirkungen der modernen Neurowissenschaften selbst sind außergewöhnlich. Nun ist unsere Generation aufgerufen, die Grenzen der Natur zu testen und sie zu verschieben. Und je nachdem, wie dieses Spiel ausgeht, werden unsere Kinder eine veränderte Welt von uns vererbt bekommen.

In der Vergangenheit folgten wissenschaftliche Revolutionen einem konsistenten Muster. Zuerst haben Wissenschaftler erkundet und Informationen gesammelt darüber, wie unsere Welt funktioniert: wie Atome aufgebaut sind, wie das Blut zirkuliert, wie aus Basenpaaren DNS entsteht, wie sich eine Mischung aus Gasen bildet, die wir als Luft einatmen und so weiter. Als Nächstes nutzten andere Wissenschaftler diese Informationen, um einzugreifen, um sich das natürliche System nutzbar zu machen und es zu unseren Gunsten und nach unserem Willen zu verbessern.

So läuft es auch mit unserer neurowissenschaftlichen Revolution. Seit Ende des 20. Jahrhunderts sind Technologien, mit deren Hilfe man das Gehirn scannen kann, während es arbeitet, Routine. Es entstehen bunte Bilder, die zeigen, welche Gehirnareale für welche menschlichen Charakteristiken verantwortlich sind, von den neuronalen Punkten für Liebe und Hass bis hin zu den Gehirnzellen, die darüber entscheiden, ob jemand lieber Coca Cola oder Pepsi Cola trinkt. Bisher waren die meisten Neurowissenschaftler völlig zufrieden damit, die neuronale Aktivität in all ihrer schwindelerregenden Komplexität zu beobachten und zu kartografieren. Diese Wissenschaftler sind einer der ältesten Regeln menschlichen Verhaltens gefolgt: nur gucken, nicht anfassen.

Doch das hat sich geändert. Nun, da die neurowissenschaftliche Revolution in Gang gekommen ist und damit ihre Möglichkeiten Konturen angenommen haben, beschränkt sich eine neue Generation von Wissenschaftlern nicht mehr darauf, der Gehirnaktivität nur zuzuschauen und sie zu beschreiben. Sie möchte eingreifen, das Gehirn ändern und verbessern – sie will das Neuroenhancement.

Das menschliche Gehirn steht vor seiner bislang größten Herausforderung: das Funktionieren des menschlichen Gehirns zu verbessern, den Trilliarden von möglichen Kombinationen zu folgen und sie aufzuzeichnen, um einen Weg zu finden, sie besser arbeiten zu lassen. Um die 86 Milliarden Neuronen derart einzurichten und zu verbinden, dass das Gedächtnis, das logische Denken, das Problemlösen und eine ganze Reihe anderer mentaler Fähigkeiten noch besser werden – um die menschliche Intelligenz an sich zu verbessern.

Einige Leute in einflussreichen Positionen nehmen die Aussicht, Wissenschaft zu nutzen, um Intelligenz zu steigern, verdammt ernst. In den letzten Tagen von Tony Blairs Regierungszeit als Premierminister baten britische Regierungsmitarbeiter ein Expertengremium darum, die möglichen politischen Folgen dieser Entwicklung einzuschätzen. Großbritannien wollte wissen, ob andere Länder – wirtschaftliche Konkurrenten – möglicherweise nationale Programme starten könnten, um künstlich die intellektuelle »Qualität« ihrer Bevölkerungen zu steigern. »Wir waren wirklich ernsthaft daran interessiert, herauszufinden«, erinnerte sich ein Beteiligter später, »ob dies eine Strategie mancher Ländern sein könnte, in denen Leistung einen höheren Stellenwert hat als in einigen Ländern im Westen. Und ob dies für den Westen wirtschaftlich nachteilig werden könnte.«

Staatlich finanzierte Wissenschaftler in China führten Experimente durch, um herauszufinden, ob sich mit Sauerstoffdruckkammern – mit denen man in der Regel Taucher behandelt, die an der Taucherkrankheit leiden – die mentale Leistungsfähigkeit von Menschen erhöhen lässt. Ohne auf die Ergebnisse zu warten, reservierten ambitionierte Eltern diese Kammern für ihre Kinder am Vorabend der entscheidenden Gaokao-Schulabschlussprüfung, über die der traditionelle Weg zu höherer Bildung und einer sicheren Karriere im Staatsapparat verläuft. Wenn das für Sie nach Verzweiflung aussieht, überlegen Sie mal weiter. Ist es nicht so, dass wir unser Gehirn nur bei einer Handvoll Gelegenheiten in unserem Leben dazu bekommen müssen, gut zu arbeiten, um damit unser Schicksal entscheidend zu beeinflussen? Es geht nicht nur um die offensichtlichen Momente – die Tests und Prüfungen in der Schule und Hochschule sowie die Vorstellungsgespräche und Gehaltsverhandlungen –, die den Erfolg oder die Niederlage eines Menschen markieren. Ein guter erster Eindruck öffnet Türen und schafft Möglichkeiten, und wie sich dabei die mentale Fähigkeit zeigt – angefangen von sprachlicher Ausdrucksfähigkeit bis hin zum Namensgedächtnis –, kann beeindrucken. In einer gehetzten, gedrängten Welt bieten sich nur selten und kurz echte Gelegenheiten, und Intelligenz (oder das, was die Gesellschaft für Intelligenz hält) zu haben und zu zeigen, ist in diesen Augenblicken einer der zuverlässigsten Wege, um andere davon zu überzeugen, dass genau Sie das haben, was es braucht, um diese Chancen im Leben zu ergreifen.

Und das Gegenteil ist auch wahr. Unser Leben ist voll von Momenten, in denen uns unser Gehirn – unsere Intelligenz – im Stich gelassen hat. Die Erinnerung an den erniedrigenden Moment, als Sie den Schulturnbeutel vergessen hatten und Gelächter aufbrandete, als Sie die leicht gammelige Turnhose aus dem Korb mit den vergessenen Klamotten anziehen mussten. Die unvergessene Enttäuschung, als die Prüfungsergebnisse vorgelesen wurden und Ihr Name deutlich weiter unten in der Liste auftauchte, als Sie erwartet hatten. Der enttäuschte Ausdruck auf dem Gesicht Ihres Vaters, als Sie trotz seiner stundenlangen Nachhilfe und aller Ermunterungen durch die Führerscheinprüfung gefallen sind. Ein weiteres Mal. An das Rendezvous Freitagabend mit dem hübschesten Mädchen der Schule, das sie erst sprachlos gemacht hat und dann rot im Gesicht werden ließ, als sie Montag früh ihren Freundinnen erzählte, dass Ihnen bei der Busfahrt ins Stadtzentrum überhaupt nichts eingefallen ist, worüber Sie mit ihr hätten reden können.

Solche Ereignisse hinterlassen tiefe Spuren. Etiketten über die Art und Weise, wie wir unser Gehirn nutzen, oder nicht nutzen, haften sehr lange. Begriffsstutzig, aufgeweckt, schnell, langsam, clever, dumpf, klug, dumm, aufmerksam, blöd, geistreich, schwer von Begriff, gerissen, schwachsinnig – wie schnell stehen solche Urteile über die Dynamik der mentalen Leistung fest. Und wie schwer ist es, diese scheinbar in Beton gegossenen Formen wieder aufzubrechen. Sie ist ein Genie. Er ist ein Dummkopf. Der unbestimmte Artikel hat die lebenslange Kraft, uns zu definieren; einmal dumm, immer ein Dummkopf.

So etwas geschieht, da man die Tätigkeiten des Gehirns für

tabu hält. Das Gehirn liegt verschlossen im Schädel und ist dort sogar vom Rest unserer Physiologie abgesondert. Früher verortete man Gefühle und Tatkraft und Talent im Herzen. Noch immer sitzen für uns Liebe und Mut dort. Doch Herzen lassen sich verändern. Wir wissen, wie man ein Herz zu mehr Leistung antreiben kann. Und wenn nicht, was soll's, Transplantationen machen Herzen *austauschbar*.

Wissenschaft und Medizin haben uns gottgleiche Möglichkeiten verschafft, unsere Körper zu verändern, unsere Leistungen zu verbessern und das Maximum aus unserem physischen Potenzial herauszuholen. Niemand ist mehr ein Schwächling oder ein Fettwanst, sie haben einfach diese Medizin oder jenes Workout noch nicht probiert. Der Fortschritt hat die physische Leistung aus dem engen Korsett des starren Unbestimmten befreit.

Nicht so die mentalen Fähigkeiten. Die Gehirnleistung eines Menschen, die man daran festmacht, wie gut er eine Reihe von Aufgaben erledigen kann, gilt noch immer als unveränderlich. Ausgedrückt in Punkten, Zahlen, Prozentangaben, Stufen, Reflexen, Antworten, Reaktionen, Worten und Taten stellt die mentale Leistung das dar, was wir für Intelligenz halten. Und die Intelligenz einer Person ist, im Gegensatz zum physischen Können – Muskelmasse, Lungenkapazität, Leberfunktion, Haarwachstum, erektile Dysfunktion, schmutzige und verfärbte Zähne, faltige Haut am Halsausschnitt, unansehnliche Flecken auf der Haut, hängende Brüste, Core Flexibility, Body-Mass-Index, Hüft-Taille-Verhältnis, hydrostatische Spannkraft und all der Rest – angeblich statisch. Man lebt das Leben mit dem, was man hat.

Indem die mentalen Fähigkeiten als unveränderlich angesehen werden, wird auch die Gesellschaftsstruktur garantiert. Die zwischen Individuen als gegeben angesehenen Unterschiede in der Intelligenz tragen dazu bei, die Schichten eines Klassensystems zu zementieren. Und sie sind der Hauptgrund dafür, dass Schulleistungen noch immer so häufig dafür genutzt werden, Potenziale vor allem einzuordnen und zu beurteilen und auszuwählen. Deshalb wird ein Einser-Abiturient auch noch nach Jahrzehnten Vorteile bei einem Einstellungsgespräch haben. Deshalb verheddern sich Erziehungswissenschaftler und Soziologen auch derart bei dem Bemühen, zu erklären, ob die individuelle Intelligenz nur von den Genen oder der Umwelt herrührt. Und deshalb können sich Menschen auf eine einfache Zahl wie ihren Intelligenzquotienten auch so beziehen wie auf ihre Schuh- oder Körpergröße.

Es scheint an den Haaren herbeigezogen, ja sogar unmöglich, sich vorzustellen, die Intelligenz eines Menschen so zu steigern oder den Output eines Gehirns so zu verändern, dass dieser Mensch im Grunde ein anderer würde – denn dieser Eingriff ginge weit über den einer Herztransplantation hinaus. Dabei leben wir in einer Welt, in der man sich auf Webseiten die Form seiner Nase aussuchen oder die Länge der neuen, postoperativen Zehen festlegen kann. Es ist also nicht nur wahrscheinlich, es ist unausweichlich, dass wir beeinflussen werden, welche geistigen Fähigkeiten unser Gehirn uns zur Verfügung stellt – mit keiner anderen Entscheidung können wir die Richtung, die unser Leben nimmt, ähnlich stark beeinflussen.

Denn wer würde Nein sagen, wenn es die Möglichkeit gäbe, das ungenutzte kognitive Potenzial auszuschöpfen? Schnell ein Thema, irgendein Thema zu finden, über das man mit dem hübschen Mädchen sprechen könnte, anstatt die peinliche Stille im Bus aushalten zu müssen? In die stolzen Augen des Vaters zu blicken, während er Ihnen die Autoschlüssel zuwirft? Und wer möchte nicht sich selbst und seinen Kindern die Chance geben, all die Tests und Prüfungen mit Bravour zu bestehen, neben seinem Namen auf der Liste eine höhere Punktzahl zu entdecken? Nun, heute sind Wissenschaftler davon überzeugt, das geht.

Geben Sie sich keiner Täuschung hin: Unsere neurowissenschaftliche Revolution ist noch im Gange und kommt gerade erst in Fahrt. Überall auf der Welt liefern sich Länder ein wissenschaftliches Wettrennen, um unbekannte Gebiete im Gehirn zu entdecken und für sich in Anspruch zu nehmen. Milliarden werden investiert, um Wege zu erkunden, wie die Arbeitsweise Ihrer Neuronen verändert werden könnte. Es ist vor allem die Nachfrage nach neuen Möglichkeiten, der zunehmenden Demenz-Krise einer alternden Bevölkerung zu begegnen, und der erschreckende Mangel an zuverlässigen Medikamenten gegen die mentalen Störungen, unter denen mindestens ein Viertel der Weltbevölkerung leidet, die diese Revolution vorantreiben. Die Frage ist nur, inwieweit diese Forschung sich auch auf den Rest der Bevölkerung auswirken wird.

Die Geschichte hat gezeigt, dass sich wissenschaftlicher Fortschritt nicht einzäunen, beschränken oder nur auf dem gewünschten Weg entlangführen lässt. Er spürt unbefriedigtes menschliches Verlangen auf. Deshalb haben sich die Fortschritte in Anatomie und lebensrettenden Operationen verselbstständigt und ermöglichen heute Brustimplantate und Nasenkorrekturen. Die Beherrschung der chemischen Synthese führte nicht nur zu Kunstdünger und passgenauen Krebsmedikamenten, sondern auch zu neuen Drogen und Legal Highs. Die Gentechnik nahm den Kampf gegen Erbkrankheiten auf, damit zukünftige Generationen nicht mehr an den Krankheiten der Vergangenheit leiden müssen, doch zugleich hat sie das Schreckgespenst der Designer-Babys wachgerufen: Kinder, die nach Geschlecht, Augenfarbe oder Körpergröße bestellt werden.

Bedenkt man, dass all diese Formen der Medizinforschung am Körper umgewidmet wurden, um unsere Stimmung und unser Erscheinungsbild zu verbessern, wäre es extrem naiv, anzunehmen, etwas Ähnliches würde nicht auch mit der Neurowissenschaft geschehen, bei der die Erfolge noch viel größer ausfallen könnten. Wir leben nicht nur im Gehirn-Zeitalter. Wir leben in einer Zeit der kosmetischen Neurowissenschaft, mit vergrößerter Intelligenz als ultimativem Preis.

Der Mensch ist schon immer auf der Suche nach Vorteilen gegenüber seinem Rivalen. Alle Eltern möchten ihrem Kind den bestmöglichen Start ins Leben geben, oder, um es vielleicht ehrlicher zu sagen: Sie möchten, dass andere Menschen – Lehrer, zukünftige Arbeitgeber und Liebhaber – ihr Kind mehr beachten, es höher wertschätzen und eher bevorzugen als das Kind anderer Eltern. Aber bislang war der Versuch, die Intelligenz des Kindes zu erhöhen, um dieses Ziel zu erreichen, noch keine Option. Man kann Bildung kaufen, aber Talent? Nun, entweder hat man es, oder man hat es nicht. Doch jetzt verspricht das kognitive Enhancement, dass jemand, der heute nicht intelligent ist, es schon morgen sein könnte.

Der Aufstieg des Neuroenhancement fordert uns dazu auf, neu über Intelligenz und Begabung nachzudenken. Etwa zu der Zeit, als die Regierung Großbritanniens Experten um ihre Einschätzung dieser Möglichkeiten bat, gab das englische Parliamentary Office of Science and Technology (Parlamentarisches Büro für Wissenschaft und Technologie) eine kurze Stellungnahme zu diesem Thema heraus, die sich an politische Entscheidungsträger im Land richtete.

»Der weitverbreitete Einsatz des Enhancement wirft interessante gesellschaftliche Fragen auf«, hieß es darin. »Derzeit werden Menschen, deren kognitive Fähigkeiten auf Gebieten wie der Gedächtnisleistung oder dem logischen Denken über den Durchschnitt hinausgehen, besonders geachtet und honoriert. Solche Fähigkeiten allen Menschen zugänglich zu machen, könnte die Vielfalt kognitiver Leistungen in der Bevölkerung reduzieren und die Auffassung über das, was als normal gilt, verändern.«

Genau wie beim Doping im Sport müsste der Vorteil, den das kognitive Enhancement mit sich bringt, nicht kolossal sein, um sich auszuwirken. Intelligenz ist relativ. Mit ihr ist es wie mit der Geschwindigkeit in dem alten Witz über die beiden

Kameramänner in der Savanne, die einen Löwen filmen. Als der hungrige Löwe die beiden bemerkt und sich brüllend erhebt, schlüpft einer der beiden Kameramänner aus seinen Stiefeln und schnürt sich ein paar Laufschuhe.

»Du wirst niemals schneller laufen können als ein Löwe«, erklärt ihm sein Kollege.

»Das muss ich auch nicht. Ich muss nur schneller laufen können als du.«

Der zunehmende Einsatz von Neuro- und kognitivem Enhancement wirft eine ganze Reihe von Fragen auf, moralische, ethische, aber auch technische und gesellschaftliche. Im Moment dürften vor allem zwei davon besonders relevant sein. Zum einen: Funktioniert es wirklich? Zum anderen: Wie weit kann es reichen? Dieses Buch berichtet aus vorderster Front von der neurowissenschaftlichen Revolution. Ich persönlich glaube, dass es funktioniert, denn ich habe kognitives Enhancement selbst ausprobiert, um meine Intelligenz zu steigern. Ich habe es genutzt, um in die 90 Prozent des ungenutzten Gehirnpotenzials einzutauchen. Der Beweis dafür? Ich habe es geschafft, mich bei Mensa einzuschmuggeln.

2

Mensa-Material

Mensa ist ein spanischer Slangausdruck für eine dumme Frau. Die meisten Menschen verbinden mit diesem Namen jedoch die internationale Gesellschaft für Menschen mit hohem IQ. Mensa nimmt denjenigen als Mitglied auf, dessen IQ zu den obersten zwei Prozent der Bevölkerung gehört. Bei den am häufigsten verwendeten Listen entspricht das einem IQ von 130. Nun formuliert Mensa das aber nicht so. Sie sprechen lieber von einem nach Mensa klingenden Kriterium, nach dem ein potenzielles Mitglied beweisen müsse, dass es auf der 98-Prozent-Perzentilkurve liegt. Für je zwei Mitglieder von Mensa schätzt die Organisation, dass es 98 Menschen gibt, die eben nicht intelligent genug sind, um ihr beizutreten.

In Großbritannien leben etwa eine Million Menschen mit einem IQ von 130 oder höher. 2016 gehörten der britischen Mensa rund 21 000 Mitglieder an. Offensichtlich möchte nicht jeder mit hohem IQ auch einer Organisation für Menschen mit hohem IQ beitreten. Das macht das Dutzend Menschen, die ich 2015 an einem Samstagmorgen in einer Londoner Universität traf, zu einer ganz besonderen Gruppe, denn sie alle wollten Mensa-Mitglied werden. Einige sogar unbedingt.

Wir kamen zusammen, um den von Mensa überwachten Aufnahmetest zu machen. Jeden Monat bietet die Gesellschaft im ganzen Land rund ein Dutzend solcher Termine an. Meine Mitstreiter waren gekommen, um Mitglied zu werden. Ich war gekommen, um meinen IQ-Ausgangswert bestimmen zu lassen, bevor ich an mir selbst ein Experiment zum kognitiven Enhancement startete.

Während wir darauf warteten, zur Prüfung hineingerufen zu werden, saßen wir ganz still auf dem Flur. Beim Blick in Nebenräume konnte man andere Studenten sehen, die über ihren Examen saßen. Ich vermutete, diese Prüfungen waren wichtiger als unsere, doch die geflüsterten Gespräche mit anderen Möchtegern-Mensa-Mitgliedern belehrten mich eines Besseren, denn dieser Test schien für einige unter ihnen ebenfalls sehr wichtig zu sein.

Einer von ihnen, ein nervös dreinblickender Schüler, wollte die Mensa-Mitgliedskarte seinen Uni-Bewerbungen beilegen. Eine Frau erklärte mir, sie würde mit dieser Prüfung eine familiäre Herausforderung annehmen: Ihr Vater, ihre Mutter und ihre älteren Geschwister seien alle schon aufgenommen, und nun sei es an ihr, zu beweisen, dass sie die Mitgliedschaft ebenfalls verdient habe.

Als wir dann Platz genommen hatten, wurden uns zwei Bögen vorgelegt mit jeweils einer ganzen Reihe zeitlich abgestimmter Multiple-Choice-Fragen. Es gab mehr Fragen als Zeit – dreißig Fragen, die in drei oder vier Minuten beantwortet werden mussten, so etwas in der Art. Lange über einer Frage zu brüten, würde sich also nicht auszahlen. Doch da andererseits die nachfolgenden Fragen immer schwieriger wurden, schien es auch keine gute Idee zu sein, einige einfach zu überspringen und weiterzumachen.

Der erste Test bestand aus Symbolen und Formen: die unpassenden wegstreichen, die nächste Form in einer Reihe erkennen, wie sieht dieses Zeichen aus, wenn man es in dieser Richtung einmal dreht? – genau die Art von Rätselfragen, die ich hier erwartet hatte. Als die zuständige blonde Dame uns aufforderte, mit dem Schreiben aufzuhören, hatte ich höchstens zwei Drittel der Aufgaben bearbeitet.

Als sie kurz nicht zu mir schaute, kreuzte ich bei den

verbleibenden Aufgaben überall Lösung A an. Ich rechtfertigte mich vor mir selbst damit, dass ich später ohnehin das kognitive Enhancement nutzen wollte, um zu schummeln.

Dann gingen die Tests und Fragen weiter, und ich wurde schneller, hatte aber zugleich nicht den Eindruck, als würde ich besser. Die Punkte und Striche und Vierecke und Dreiecke und Aufgabenstellungen wirkten wie eine Sprache, die ich einfach nicht verstand.

Schließlich war die erste Hälfte geschafft. Es gelang mir nicht, in den Gesichtern der anderen zu lesen, ob meine Reaktion – Erleichterung und Schrecken – typisch war. Von den Gesprächen vor der Tür wusste ich nur, dass mindestens einige die Prüfung schon einmal gemacht und nicht bestanden hatten. Zu wissen, was nun auf uns zukam, hätte mir aber ganz sicher gutgetan, dachte ich.

Beim zweiten Teil waren statt Symbolen nun Wörter dran. Das Format blieb gleich – eine Reihe von zeitlich begrenzten Multiple-Choice-Fragen mit steigendem Schwierigkeitsgrad –, doch diesmal lag der Schwerpunkt auf der Sprache. Wir mussten einige Wörter definieren, andere in den Kontext einordnen oder sie verwenden, um Sätze und Absätze korrekt zu vervollständigen. Das lief besser.

Als Journalist mit fast zwanzig Jahren Berufserfahrung habe ich, vorsichtig geschätzt, jeden Tag mindestens einen Zeitungs- oder Zeitschriftenartikel geschrieben, redigiert, Korrektur gelesen oder aufgesetzt. Sagen wir rund 250 im Jahr, das wären 5000 insgesamt. Jeder Artikel hat vielleicht 1000 Wörter? Fünf Millionen Wörter sind durch mein Gehirn gegangen, wurden sortiert, hinterfragt, verworfen, auf die Rechtschreibung geprüft, ausgetauscht, gelöscht, wiedereingesetzt und schlussendlich verwendet. Und das nur während der Arbeitszeit.

Die Wörterfragen von Mensa waren nicht einfach, aber lösbar. Ist *separate* das Synonym für *unrelated* oder für *unconnec-*

ted? Oder *evade*: Ist es das Gleiche wie *elude*, *avert* oder *escape*?³ Ich hatte den Eindruck, als würde nun ein anderer Teil meines Gehirns arbeiten als in der ersten Hälfte. Anstatt zu versuchen, die falschen Antworten auszusortieren, wie ich es bei den Symbol-Fragen noch getan hatte und was ein Grund dafür gewesen sein dürfte, weshalb ich so lange dafür brauchte, gelang es mir hier öfter, die Lösung, das richtige Wort, direkt herauszugreifen. Ich beendete diesen linguistischen Test sogar noch vor Ablauf der Zeit, und als ich den Stift ablegte, fragte ich mich, wie es wohl der jungen Frau ergangen war, die von ihrer Familie aufgefordert worden war, Mensa beizutreten. Ich war mir nicht ganz sicher, aber ich hatte den Eindruck, sie stamme aus Deutschland, war also keine Muttersprachlerin des Englischen. Es gelang mir nicht, nach der Prüfung noch einmal mit ihr zu reden, aber was ich nebenbei von den anderen mitbekam oder aus Gesprächen erfuhr, war ich wohl die Ausnahme. Alle waren sich einig, der zweite Teil sei schwerer gewesen. Als wir uns voneinander verabschiedeten, behielt ich meine fünf-Millionen-Wörter-Rechnung für mich. Die Prüfung kostet übrigens 49 Euro. Und man bekommt kein Geld zurück, sollte man durchfallen.

Noch vor wenigen Generationen wäre die Vorstellung eines Clubs von Hochbegabten wie Mensa den Menschen seltsam vorgekommen oder zumindest noch seltsamer, als es heute wirkt. Vor dem 20. Jahrhundert kümmerte es kaum jemanden, wie intelligent er war. Und wie intelligent die anderen sein mochten, interessiert ihn noch weniger, was natürlich auch der Grund dafür ist, dass es den anderen Menschen egal war. Schule war für viele ein Luxus, schließlich gab es Arbeit, die

---

3 Mensa ist verständlicherweise kaum begeistert von Teilnehmern, die den Test nur machen, um anschließend die Fragen weiterzugeben. Ich veröffentliche diese Fragen auch nur deshalb, da sie bereits zuvor veröffentlicht waren und in verschiedenen Zeitungsartikeln erschienen sind.

erledigt werden musste. Die soziale Mobilität beziehungsweise die Idee, dass anstatt des sozialen Status der Familie es vielmehr Talent und mentale Fähigkeiten waren, die bestimmten, wer was tat, wurde von strikten klassenbasierten Regeln der Berufswahl im Zaum gehalten. Und wenn es jemandem gelang, »sich zu verbessern«, dann waren es meist praktische Fähigkeiten, die zählten.

Einer der ersten Staaten, die Intelligenz ernster nahmen, war Frankreich. Ende des 19. Jahrhunderts hatte Frankreich noch immer mit dem Verlust von Elsass-Lothringen zu kämpfen, das es im Deutsch-Französischen Krieg verloren hatte. Die Regierung in Paris wollte das Gebiet zurückholen. Und sie war bereit, dafür langfristig zu planen. In Frankreich verwiesen viele auf Preußen, das die Unterrichtspflicht eingeführt hatte und schon seit mindestens einem Jahrhundert Generationen seiner jüngsten Bürger zum Schulbesuch gezwungen hatte.

Nun beschloss auch Frankreich, dass es eine neue Generation kluger, einfallsreicher und gebildeter Soldaten bräuchte. Es wollte ein nationales Programm zum kognitiven Enhancement ins Leben rufen. 1882 folgte Frankreich dem preußischen Beispiel und verpflichtete alle Kinder zum Besuch einer Volksschule.

Die Lehrer dieser neuen Schulen waren verblüfft. Ein Großteil ihrer Schüler schien unfähig oder unwillig zu lernen. Diese Lehrer gehörten zu den Ersten, die mit einem sozialen Problem zu kämpfen hatten, das die Bildung seitdem spaltet: Wie unterrichtet man eine Klasse von Kindern, deren Begabung unterschiedlich ausgeprägt ist, ohne dabei die unterschiedlichen Bedürfnisse von Kindern an den jeweiligen Enden des Leistungsspektrums zu vernachlässigen?

Um dies zu lösen, schuf man eine Ministerialkommission, die Untersuchungen anstellen und einen Bericht mit Empfehlungen veröffentlichen sollte. Die Kommission leitete Senator Léon Bourgeois, der trotz seines Namens ein radikaler Sozialist war und zwei Todfeinde in das Gremium berief: den damals sehr bekannten Psychiater Désiré-Magloire Bourneville sowie den heute sehr bekannten Psychologen Alfred Binet. Die Erwägungen dieser beiden Herren gelten als erste Schüsse in der Schlacht, die noch heute zwischen Psychologen und Psychiatern darum tobt, wer die beste Methode hat, das menschliche Gehirn und seine Leistungsfähigkeit zu verstehen.

Als renommiertes Mitglied der Pariser Universität Sorbonne begann Binet sich für das Erkenntnisvermögen und die Intelligenz zu interessieren, nachdem er und seine Frau zwei Kinder bekommen hatten: Madeleine wurde 1885 geboren, Alice 1887. Binet fiel auf, dass die Mädchen in unterschiedlichem Tempo und auf verschiedene Art und Weise lernten.

Die kleine Madeleine war zurückhaltend, nachdenklich und griff Ideen schnell auf. Alice hingegen war eher kontaktfreudig und ging mehr Risiken ein – sie gab Dinge, die sie besaß, schon wieder auf, noch bevor sie sich entschieden hatte, wonach sie als Nächstes greifen wollte; etwas, das Madeleine nie tat. Der Kontrast zwischen den Mädchen nahm noch zu, je älter die beiden wurden.

Die zwei Jahre Altersunterschied ermöglichten es Binet, in einer Art häuslichen Versuchsanordnung die mentalen Fähigkeiten zu testen und zu überprüfen, inwieweit sie mit dem Alter zusammenhängen. So fingen beide Mädchen im Alter von drei Jahren an, »je« anstelle von »moi« zu verwenden (zwei unterschiedlich direkte Formen von »ich«). Seine jüngere Tochter fing keineswegs früher damit an, obwohl sie ja ihre ältere Schwester als Vorbild hatte, die sie hätte nachahmen können. Es gab noch andere Fähigkeiten, die beide gleichermaßen ausgeprägt hatten. Sie konnten aus einem Paar Linien schnell und korrekt die längere erkennen; das gelang ihnen genauso sicher wie ihrem Vater, der Wissenschaftler war.

Binet war überzeugt, seine Beobachtungen der kindlichen kognitiven Begabung könnten das Problem lösen, vor dem die Lehrer des neuen französischen Schulsystems standen. Würde man die Kinder, die Schwierigkeiten beim Lernen haben, frühzeitig erkennen, könnte man Maßnahmen ergreifen, um ihnen zu helfen. Die meisten Porträts seines Lebens zeichnen ihn als altruistischen, wohlmeinenden Mann, der den zusätzlichen Bedürfnissen der durch ihre Lernschwierigkeiten benachteiligten Kindern mitfühlend gegenüberstand. In einem weniger bekannten Aufsatz über »das Problem abnormaler Kinder« aus dem Jahr 1905 hingegen zeigt sich, dass er über die mögliche Bedrohung, die seiner Ansicht nach weniger intelligente Kinder für eine zivilisierte Gesellschaft darstellen, besorgt war.

Würde man diese Kinder von der Schule ausschließen, schrieb er, würden sie kriminell werden und für die Begabteren eine Last. »Sie werden zu Parasiten, die ohne jeglichen Nutzen für die Gesellschaft, die Arbeit von rüstigen und gesunden Menschen aufzehren«, warnte Binet. Die Lösung sei, so fuhr er fort, sie innerhalb des Bildungssystems zu behalten, wo sie überwacht und nicht durch schlechten Rat verführt werden könnten, dem ihre inadäquate Intelligenz zu widerstehen nicht in der Lage sei.

Binet hatte noch ein weiteres Motiv. Er wollte nicht, dass Psychiater wie sein Rivale Bourneville die Verantwortung dafür bekämen, was man mit solchen Kindern machen sollte – und hinterher sogar noch die Anerkennung dafür. Die Psychiater waren sehr an den schweren Fällen interessiert, an Kindern, die Lernschwierigkeiten hatten und die als medizinisches Problem in speziellen Heimen behandelt werden konnten. Binet wiederum witterte eine Gelegenheit für Psychologen – wie ihn selbst und seine Freunde –, um mit Schulen und Erziehern an dem zu arbeiten, was als soziales Problem anerkannt werden sollte.

Um die Kinder ausfindig zu machen, die Hilfe benötigten, suchte Binet einen Weg, sie von den anderen zu unterscheiden. Indem er sich an die Unterschiede zwischen Madeleine und Alice erinnerte, entwarf er einen Test, wie weit vierjährige Kinder entwickelt sein müssten. Die Leistungen eines vierjährigen Kindes konnten dann mit dem abgeglichen werden, was die meisten Vierjährigen konnten, die Leistungen eines Fünfjährigen mit dem, was der typischen Entwicklung von Fünfjährigen entsprach, und so weiter. Dazu entwickelte er eine Skala mit 30 verschiedenen Aufgaben, die – ganz ähnlich meinem Mensa-Test – zunehmend schwieriger wurden.

Laut Binets Skala sollten die meisten Dreijährigen in der Lage zu sein, auf Augen, Nase und Mund zu deuten und einem Lehrer ihren Familiennamen zu nennen. Mit fünf erwartete man von ihnen, das Bild eines Vierecks abzeichnen und eine Karte, die man diagonal zerschnitten hatte, wieder zusammensetzen zu können. Ein Achtjähriger müsse von 20 rückwärts zählen und das Datum kennen. Die Skala reichte bis 15 Jahre, wo man erwartete, dass die Mehrzahl der Kinder zu einem gegebenen Wort drei Reime finden und eine siebenstellige Zahl wiederholen kann.

Man konnte bei diesen Tests nicht bestehen oder durchfallen. Es kam nur selten vor, dass ein Kind alle Fragen seiner Altersgruppe richtig beantwortete oder gar keine löste. Meistens wurde die Leistung schwächer, wenn sich die Kinder an die schwierigeren Fragen für die nächste Altersstufe machten, und dies wurde dann berücksichtigt bei der Addition der Ergebnisse. Ein Siebenjähriger, der alle Aufgaben für Siebenjährige löste, aber zusätzlich auch die Hälfte der Fragen beantwortete, die für Acht- und Neunjährige gedacht waren, wurde als überdurchschnittlich intelligent beurteilt. Auf diese Weise führte Binet das Konzept des Intelligenzalters ein. Der Siebenjährige aus dem Beispiel eben hatte, nachdem seine Antworten gewichtet und berechnet worden waren, ein Intelligenzalter von acht. Ein anderes, gleichaltriges Kind, das die Fragen für Achtjährige nur mühsam, die für Siebenjährige aber sicher löste, erhielt das Intelligenzalter sieben.

Das klang simpel, und Binet wusste das. Es war ihm aber gleichgültig. Denn er nutzte seine Methode für einen bestimmten Zweck: um Lehrern bei der Identifizierung jener Kinder zu helfen, die deutlich unter dem Durchschnitt landeten, und denen man dann Hilfe anbieten wollte, um den Rückstand aufzuholen.

Wichtiger noch: Binet betonte, nicht jedes »normale« Kind würde den altersangemessenen Test auch bewältigen können. Nicht jeder Sechsjährige sollte alle Prüfungsfragen für Sechsjährige auch richtig lösen können. Denn der Test war so angelegt, dass mindestens ein Viertel jeder Altersgruppe den Standard seiner Altersgenossen unterschritt. (Er hatte die Aufgaben identifiziert, die 65 bis 75 Prozent der Kinder eines bestimmten Alters lösen konnten.) Das Intelligenzalter, das er sich ausgedacht hatte, war per Definition ein mit Vorbehalt zu nutzendes Statistik-Werkzeug ohne Anspruch auf absolute Gültigkeit. Es war der Schnappschuss der kindlichen Leistung an einem bestimmten Tag – und nur von diesem Tag – und keine feststehende Beurteilung von Talent oder zukünftigem Potenzial.

Binet starb 1911 an einem Schlaganfall und wurde auf dem berühmten Friedhof Montparnasse in Paris beigesetzt, auf dem später noch Autoren und Intellektuelle wie Samuel Beckett, Susan Sontag und Jean Paul Sartre ihre letzte Ruhestätte fanden. 1911 war es dort noch nicht so voll, was Binet entgegenkam, denn er brauchte den Platz noch. Sein System wurde in den Jahrzehnten nach seinem Tod derart missbraucht und seine Vorbehalte und Warnungen so häufig konsequent in den Wind geschlagen, dass er sich noch oft in seinem Grab umgedreht haben dürfte.

Alfred Binets Arbeit legte die Grundlage für IQ-Tests wie jene, die Mensa heute verwendet. Vergessen Sie die simplen Listen mit Fragen, über die Sie im Internet stolpern. Die besten modernen IQ-Tests kosten Hunderte von Euro und nehmen mehrere Stunden Zeit in Anspruch. Ihre Fragen sind ein gut gehütetes Geheimnis: Nur akkreditierte Psychologen und andere Experten erhalten Einblick. Bei diesen Tests wird eine ganze Reihe von Fähigkeiten abgefragt, es geht um Sprache und Mathematik, man braucht räumliches Vorstellungsvermögen und ebenso Kurzzeitgedächtnis. Und sie basieren, auch nach mehr als einhundert Jahren, noch immer auf dem grundlegenden Punktzahlprinzip, das Alfred Binet anhand der Beobachtung seiner eigenen Kinder entwickelt hat. Ein Intelligenzquotient ist eine relative Messgröße: Er beschreibt Ihre Leistung im Vergleich mit der typischen Leistung Ihrer Vergleichsgruppe. Der IQ stellt, mit anderen Worte, eine Reihenfolge von Menschen auf, die nach ihrer Intelligenz angeordnet werden.

Kritiker solcher IQ-Tests, und davon gibt es jede Menge, verweisen gerne darauf, wie lächerlich es sei, die Unmenge von Begabungen und Möglichkeiten eines Menschen auf eine einzelne repräsentative Zahl zu reduzieren. Sie haben damit völlig recht, unklar ist nur, mit wem sie sich darüber uneinig sind. Denn es ist ungleich schwerer, jemanden zu finden, der IQ-Tests wirklich versteht und dann noch der Meinung ist, man könne sie dergestalt auch nutzen.

Und dann sind da noch jene Kritiker, die die Idee eines IQ ganz grundsätzlich verhöhnen. Man findet sie gewöhnlich in den Kommentarspalten unterhalb von Zeitungsartikeln über kluge Teenager, deren Tests außergewöhnlich gut ausgefallen sind. IQ-Tests messen keine Intelligenz, wiederholen diese Tastatur-Experten, jedenfalls keine richtige Intelligenz. Doch wir werden noch sehen, dass es schon schwer genug ist, zu definieren, was Intelligenz ist, ohne herausarbeiten zu wollen, was sie auf keinen Fall ist.

Diese Kommentare haben in einem recht: Das Einzige, was wir mit absoluter Sicherheit über den IQ eines Menschen sagen können, ist, dass er dessen Leistung bei einem IQ-Test widerspiegelt. Und, um die sich im Kreis drehende Logik fortzusetzen, es steht ebenso fest, dass IQ-Tests ein guter Weg sind, um den IQ eines Menschen zu messen. Doch darum geht es gar nicht. Mit dem IQ sollen weniger individuelle Fähigkeiten gemessen werden, als vielmehr ein Vergleich zwischen diesen Fähigkeiten angestellt werden. Und im Durchschnitt weisen bessere Ergebnisse in einem IQ-Test auf höhere Leistungslevel in der großen weiten Welt hin.

Es dürfte angesichts dessen, dass die meisten IQ-Tests mit Stift und Papier funktionieren, wenig überraschen, dass die Studenten, die besser abschneiden, tendenziell mehr Zeit mit dem Lernen verbringen und bessere Noten erzielen. Kommt die Intelligenz dieser Leute nur in der Bibliothek zum Tragen oder auch auf der Straße? Offenbar beides – denn genau dieselbe Korrelation zeigt sich am Arbeitsplatz. Die Arbeiter, die von ihren Chefs und Kollegen als die leistungsfähigsten und kompetentesten beurteilt werden, sind mit hoher Wahrscheinlichkeit diejenigen, die einen höheren IQ haben. Dies trifft auf alle Sektoren zu, vom hochgebildeten Büroangestellten bis hin zum ungelernten Werkstattmitarbeiter. Dieser Trend überrascht vor allem bei der Armee, denn auch hier zeigt sich, dass Rekruten mit einem höheren IQ erfolgreicher in der Ausbildung sind.

Da Leistung und Bezahlung meist aneinander gekoppelt sind, verdienen Menschen mit einem höheren IQ tendenziell auch besser. Und sie sind gesünder. Und was ist mit den klugen Teenagern aus der Zeitung? Im Laufe ihres Erwachsenenlebens werden sie seltener unter Bluthochdruck und Herzerkrankungen leiden als ihre weniger klugen Altersgenossen, die zudem auch mit höherer Wahrscheinlichkeit mit einer psychiatrischen Störung in eine Klinik eingewiesen werden. Menschen mit höherem IQ leben durchschnittlich länger. Einige Studien liefern Hinweise darauf, dass ein vergleichsweise niedriger IQ ein ähnlich hohes Risiko für einen frühen Tod darstellt wie etwa Rauchen.

Und damit noch nicht genug. Ein hoher IQ geht einher mit Kreativität, musikalischer Begabung, einer hohen Anzahl von Patenten und dem Gewinn von Kunst-Preisen. Je höher der IQ einer Person, desto geringer die Wahrscheinlichkeit, dass sie rassistische oder sexistische Vorurteile hegt. Sie wird auch eher nicht religiös sein, dafür mehr an Politik interessiert. Sie ist weniger tolerant autoritärem Verhalten gegenüber. Sie ist, folgt man dem Vokabular von Beleidigungs-Generatoren, wie sie auf rechtsgerichteten US-Webseiten zu finden sind, eher ein haschpfeifenrauchender, flaggenverbrennender, kommunenbewohnender, soldatenbeleidigender, steuergeldverschwendender, eulenküssender, hollywoodkatzbuckelnder, versiffter Linksliberaler.

Doch trotz dieses allgemeinen Zusammenhangs zwischen IQ und dem, was man allgemein als Erfolg im Leben bezeichnet – gute Abschlüsse, bessere Bezahlung, stabilere Gesundheit –, gibt es einige Karriereleitern, auf die man mit höherem IQ nicht hinaufkommt. Eine dieser Stellen ist – und nun dürfen Sie sich selbst einen Witz dazu ausdenken – die US-Polizei. 1999 wurde einem Polizeianwärter in Connecticut mitgeteilt, sein Ergebnis beim Intelligenztest der Polizei sei zu gut ausgefallen. Aus diesem Grund wurde seine Bewerbung abgelehnt.

Die Polizeiführung sorgte sich, Robert Jordan, der bereits einen Uniabschluss in englischer Literatur vorweisen konnte, würde sich bei der Polizei langweilen und die Stelle kündigen, um etwas anzufangen, was ihn geistig mehr forderte. Das Geld, das in seine Ausbildung investiert worden wäre, wäre verschwendet. Jordan ging gerichtlich gegen die Entscheidung vor, verlor den Prozess aber, da er nach Auffassung des Richters nicht diskriminiert wurde. Die Polizei habe das Recht, so das Gericht, Menschen mit zu gutem – wie auch solche mit zu schlechtem – Ergebnis beim Eingangstest abzulehnen. Jordan wurde Gefängnisaufseher.

Nach ein paar Wochen fiel der Brief von Mensa durch den Postschlitz in unserer Haustür. Das Wort Mensa war deutlich auf dem Umschlag abgedruckt, daher dauerte es ein paar Sekunden, bis meine Frau ihn »versehentlich« öffnete. Sie rief mich im Büro an, um mir die schlechte Nachricht mitzuteilen.

»Ha, du bist aufgenommen. Ich wusste, du schaffst es.«

Es war furchtbar. Wie sollte ich kognitives Enhancement nutzen, um mich bei Mensa einzuschmuggeln, wenn ich doch schon aufgenommen war?

Dann kam mir ein anderer Gedanke. Ich hatte bestanden; ich war wirklich Teil von Mensa. Stolz stieg in mir auf und ebenso schnell schämte ich mich dafür. Ich hatte einem Kollegen davon erzählt, und dabei war mir klar geworden, dass es unmöglich ist, anderen zu erzählen, man sei bei Mensa aufgenommen worden, ohne dabei selbstgefällig und ein bisschen sonderlich zu wirken. Wie bekommen Sie mit, dass Ihre neue Party-Bekanntschaft Mitglied von Mensa ist? Na, er/sie wird es Ihnen erzählen.

Und jetzt? Vielleicht, dachte ich, müsste ich meine Ziele beim kognitiven Enhancement höher stecken. Mensa nimmt Menschen auf, die zu den obersten zwei Prozent der Bevölkerung gehören – also einen von fünfzig –, aber es gab ja noch exklusivere Clubs. Die Mitglieder dieser elitären Gruppen schauten vermutlich auf die, nun ja, doofen Massen bei Mensa herab.

Nur weniger als die Hälfte der Mensa-Mitglieder wurde beispielsweise in die Top One Percent Society (TOPS, Oberste-Ein-Prozent-Gesellschaft) aufgenommen. Und nur einer von zehn dieser TOPS-Mitglieder schaffte es in die One in a Thousand Society (Einer-unter-Tausenden-Gesellschaft). Darüber hinaus werden die Namen immer kryptischer und die Schreibweise zum Freestyle.

Die Triple Nine Society nimmt nur die obersten 0,1 Prozent der Bevölkerung auf, das entspricht einem IQ von 146 oder mehr. Es gibt die Epida Society, die Milenija und die Sthiq Society. Die Universal Genius Society nimmt nur einen von 2330 Menschen auf, die Ergo Society nur einen von 31 500. Mitglied der Mega Society wird, natürlich, nur einer von einer Million. Und bei der Giga Society? Einer von einer Milliarde, was statistisch gesehen dazu führt, dass derzeit nur sieben Menschen auf diesem Planeten qualifiziert genug sind, um beizutreten. Hoffentlich wissen die auch davon. Falls Sie mit einem der Sieben befreundet sein sollten, sagen Sie ihm Bescheid!

An der Spitze befindet sich die selbsternannte Grail Society (Gralsgesellschaft), deren Aufnahmekriterien so hoch sind – nur einer unter 76 Milliarden –, dass sie derzeit null Mitglieder hat. Der niederländische Gitarrist Paul Cooihmans, der sie leitet, erklärte, rund 2000 Menschen hätten den Aufnahmetest vergeblich versucht. »Und seien Sie versichert: Niemand kam auch nur in die Nähe.«

Ich schaute mir meine Mensa-Testergebnisse genauer an. Ich hatte recht. Den ersten Teil der Prüfung hatte ich ganz und gar nicht bestanden. Aber Mensa hatte auch recht. Denn um aufgenommen zu werden, musste ich das auch nicht. Um Mensa-Mitglied zu werden, muss ein Bewerber nur eine der beiden Teilprüfungen bestehen. Und das Ergebnis des zweiten, des Sprachteils, war gut genug.

Beim ersten Test, den Symbolen – besser bekannt als Culture Fair Test (kulturell fairer Intelligenztest) – erzielte ich 128 von 183 möglichen Punkten, was auf der 98-Prozent-Kurve bedeutete: ziemlich gut, aber für Mensa nicht gut genug. Beim zweiten Test, den Worten – der »Cattell III B«-Skala – erreichte ich 154 von 161 möglichen Punkten. Damit, so hieß es in dem Mensa-Brief, traf ich ganz genau die 98-Prozent-Perzentilkurve. Wenn ich wollte, durfte ich beitreten. Ich müsste nur meine 50-Pfund-Mitgliedsgebühr überweisen.

Warum eigentlich nicht, dachte ich. Nun, da ich meine exakten IQ-Testergebnisse hatte, würde ich meinen Versuch mit dem kognitiven Enhancement durchführen, dann den Mensa-Aufnahmetest erneut ausfüllen und versuchen, mich zu verbessern. Ich musste ihnen ja nicht verraten, dass ich schon Mitglied war. Der erste Testteil – die Symbole und die abstrakte Logik – fühlte sich weit mehr wie ein echter Test der Gehirnfähigkeiten an. Damit stand mein Ziel fest: mithilfe des

Neuroenhancement mein Ergebnis bei diesem Test verbessern.

Allerdings musste ich Geduld haben. Da beim zweiten Mal die Fragen und Aufgaben schon bekannt sind, wird ein IQ-Test beim zweiten Durchgang automatisch besser. Es ist kompliziert, festzustellen, wie schwer dieser Effekt wiegt oder wann er verfliegt. Einige Berichte sprechen davon, dass man sich um zehn Punkte verbessern könne und dieser Effekt nach drei Monaten, andere glauben, nach sechs Monaten, nicht mehr nachweisbar sei. Um auf der sicheren Seite zu sein, entschloss ich mich, ein Jahr zu warten, was auch der Wartezeit entspricht, die Mensa gescheiterten Kandidaten vor einem zweiten Versuch vorschlägt.

Somit hatte ich sehr viel Zeit, dachte ich, um einen verlässlichen Weg zu finden, meine Intelligenz zu steigern und meinen IQ in die Höhe zu treiben. Doch: Es sollte sich herausstellen, dass das gar nicht so einfach ist. Es fängt schon damit an, dass es keine verlässliche Definition gibt, was Intelligenz ist. Intelligenz ist ein schwer greifbares Konzept, das wir alle kennen, das aber schwer festzunageln ist. Was bedeutete, dass mein Ziel der Intelligenzsteigerung – das kognitive Enhancement – ein ebenso mühsam zu identifizierendes Ding ist. Reicht es schon aus, seinen IQ zu steigern? Seit Jahrzehnten streiten sich die Gelehrten darüber, und ich hatte zwölf Monate, um es herauszufinden. Fangen wir damit an, dass wir die Frage umkehren. Wie intelligent sind Sie?

3

Ein Problem der Intelligenz

Hier nun eine Frage, um Ihre Intelligenz zu testen. Eine simple Aufgabe zu einer Gruppe von zehn Männern. Zunächst ein paar Informationen:
Einer der Männer hat einen Schnurrbart.
Drei tragen eine Brille.
Einer ist kahlköpfig.
Der Kahle hat keinen Schnurrbart.
Bereit?
Die zehn Männer schütteln sich nun die Hände. Wie oft werden insgesamt Hände geschüttelt?

Lassen Sie sich Zeit. Aber nicht zu lange. Während die meisten Menschen irgendwann die richtige Lösung finden, schaffen es manche schneller als andere. Und wir hier sind ja dabei, Ihre Intelligenz zu messen.

Wenn Sie die Antwort haben, blättern Sie um.

Üblicherweise wird in einem Rätselheft die Lösung auf einer der letzten Seiten des Buches verkehrt herum abgedruckt. Um für Sie die Sache abzukürzen, hier die Antwort: 45.

Warum? Der erste Mann schüttelt die Hände von neun Menschen, der zweite von acht und so weiter. Wenn Ihre Antwort 55 lautete, dann schüttelt bei Ihnen jeder Mann auch mit sich selbst die Hand. Haben Sie 90 gesagt, was viele Leute tun, haben Sie vergessen, dass, sobald der kahlköpfige Mann einmal mit dem schnauzbärtigen Mann die Hände geschüttelt hat, der schnauzbärtige Mann nicht mehr mit dem kahlköpfigen Mann die Hand schütteln muss. Lautete Ihre Antwort 100, sind Sie wohl in Panik geraten und haben einfach zehn mit zehn multipliziert.

War Ihre Antwort 45? Herzlichen Glückwunsch! Aber wie lange haben Sie dafür gebraucht? Ein paar Sekunden? Weniger als eine Minute? Länger? Je schneller Sie das Rätsel gelöst haben, umso intelligenter sind Sie – zumindest nach dem üblichen Verständnis.

Es ist unmöglich, einen Intelligenztest auf eine einzige Frage herunterzubrechen, aber Aufgaben wie diese führen uns zumindest so nahe heran wie möglich. Sie testet Logik und Schlussfolgerung, mathematische Fähigkeiten, räumliches Vorstellungsvermögen, Reaktionszeit und die Fähigkeit, unwichtige und irreführende Informationen beiseitezulassen. (Die Brillen, der Schnurrbart und die Kahlköpfigkeit sind klassische falsche Spuren.)

Doch bereits das Lösen einer solch einfachen Frage verlangt kulturelles Bewusstsein. Das geht damit los, dass Sie den Ausdruck Händeschütteln erkennen und wissen müssen, dass dies zwischen zwei Menschen stattfindet. Und, etwas subtiler: Sie müssen auch erkennen – obwohl dies nicht ausdrücklich in der Aufgabenstellung so steht –, dass jedes Männerpaar sich nur ein Mal die Hände schütteln muss. Was zunächst ganz einfach aussieht, stellt sich bei genauerem Hinsehen als deutlich anspruchsvoller heraus. Das gilt auch für die Intelligenz.

Sogar die intelligentesten Menschen tun sich schwer damit, zu erklären, was genau sie so clever macht. 1921 baten die Herausgeber des ›Journal of Educational Psychology‹ vierzehn weltweit führende Experten der unterschiedlichsten relevanten akademischen Disziplinen wie Psychologie und Philosophie, die Frage zu beantworten: Was ist Intelligenz?

Die Ergebnisse waren vielsagend. Zwei der Experten weigerten sich zu antworten; einer, weil er die Frage für langweilig hielt, der andere, weil es ihm unmöglich erschien, darauf eine Antwort zu geben. Der Rest schickte elf ganz eigene Antworten zurück. Jede der Definitionen war für sich selbst genommen sinnvoll. Sie waren allerdings sehr unterschiedlich. Man könnte auch sagen, dass sich einige widersprachen.

Ein Experte erklärte, Intelligenz sei die Fähigkeit, Tatsachen und die Wahrheit zu nutzen. Ein zweiter meinte, sie sei Können gepaart mit abstraktem Denken. Mehrere andere Definitionen fassten Intelligenz als Fähigkeit auf – vielleicht für rasche Antworten oder Aufmerksamkeit oder Anpassungsfähigkeit. Intelligenz sei, so ein anderer Experte, die Fähigkeit, Fähigkeiten zu erwerben.

Manche Definitionen waren simpel: Wissen und angeeignetes Wissen. Andere waren komplex: die Fähigkeit, instinktiv eine Einstellung anzupassen, die Fähigkeit, die instinktiv angepasste Einstellung im Licht von Versuch und Irrtum neu zu definieren, sowie die Fähigkeit, die modifizierte instinktive Einstellung beim öffentlichen Verhalten so einzusetzen, dass sie dem Individuum als sozialem Wesen zum Vorteil gereicht. Eine Definition listete einfach nur Merkmale auf: Empfindung, Wahrnehmung, Assoziation, Erinnerung, Vorstellungskraft, Unterscheidungsvermögen, Urteilsvermögen und logisches Denken.

Man könnte überzeugt sein, dass heutige Experten, nach weiteren Jahrzehnten der Forschung und Untersuchung, sich besser anstellen würden, wenn sie sich auf eine Definition einigen sollten. Doch das wäre ein Irrtum. Eine neuere, 1986 von Psychologen angestoßene Studie ergab, dass die Meinungen über die Natur der Intelligenz noch immer weit auseinandergehen – die Bandbreite und Themen der Vorschläge waren denen der Antworten von 1921 erstaunlich ähnlich.

Aus dem Jahr 2007 wiederum stammt eine Veröffentlichung von Schweizer Experten, bei der Intelligenz inzwischen auf mehr als siebzig unterschiedliche Arten interpretiert wurde. Es kamen dabei die Fähigkeiten vor, sich an eine Umwelt anzupassen, von der Erfahrung zu profitieren und sich, »wie schemenhaft auch immer«, der Relevanz des eigenen Verhaltens in Bezug auf ein Ziel bewusst zu sein. Ein Forscher gab an, Intelligenz heiße, mit der Zeit immer besser zu werden, und ein anderer definierte sie als mentale Fähigkeit, ein erfolgreiches Leben aufrechtzuerhalten.

Die Schweizer Forscher wollten diese Definitionen jedoch nicht nur auflisten. Sie glichen sie miteinander ab, suchten nach den am häufigsten verwendeten Wörtern und Themen und quetschten das Ganze dann in einen einzigen, prägnanten Satz. Ich glaube, sie haben da eine ganz gute Lösung gefunden: »Intelligenz misst die Fähigkeit eines Handelnden, in einer großen Bandbreite von Lebenswelten seine Ziele zu erreichen.« Sie nannten das eine informelle Definition, aber es geht noch formloser: Intelligenz bedeutet, das zu nutzen, was man hat, um das zu bekommen, was man will.

Nicht nur Psychologen und Philosophen suchen vergeblich nach einem verlässlichen und einmütig zu beschreitenden Weg, ein Konzept von Intelligenz zu formulieren und zusammenzufassen. Auch Computerwissenschaftler bemühen sich seit Langem, die entscheidenden Merkmale menschlicher Intelligenz zu identifizieren, denn sie möchten anschließend Maschinen bauen, die diese nachahmen.

Die Suche nach künstlicher Intelligenz begann bei einem eigentümlichen Treffen von Denkern im Dartmouth College im US-Bundesstaat New Hampshire, zu dem man nur mit Einladung zugelassen wurde. Zehn Elektronik-, Sprach- und

Mathematikspezialisten sowie Experten anderer Disziplinen diskutierten im Sommer 1956 zwei Monate lang die Möglichkeiten und versuchten, eine Projektgrundlage dafür zu legen, »wie man Maschinen bauen kann, welche Sprache nutzen, Abstraktionen und Konzepte bilden sowie Probleme lösen, wie es derzeit nur Menschen können, und sich dabei selbst verbessern«.

Mehr als sechzig Jahre später steht fest, dass der Fortschritt bei der künstlichen Intelligenz langsamer vonstattengeht als erwartet. Doch schon das Treffen am Dartmouth College, mithin die gesamte Prämisse dafür, basierte auf einer Annahme, die ganz grundlegend fehlerhaft ist, wie wir heute wissen. Noch bevor man zu dem Treffen zusammenkam, hatten die Organisatoren angekündigt: »Die Studie findet auf Basis der Vermutung statt, dass jeder Aspekt des Lernens oder jedes andere Merkmal von Intelligenz im Prinzip so präzise beschrieben werden kann, dass eine Maschine konstruierbar ist, die dies nachzuahmen in der Lage ist.«

Im Prinzip mag dies machbar sein, doch in der Praxis stellte es sich schon, wie gesehen, als beinahe unmöglich heraus, sich über die Merkmale der menschlichen Intelligenz zu verständigen, ganz zu schweigen davon, sie exakt zu beschreiben oder zu kopieren. Während Kritiker vor den angsteinflößenden Möglichkeiten der künstlichen Intelligenz, vor Ich-bewussten Maschinen und empfindenden Computern warnen, erklärt das womöglich, warum bislang selbst die besten Roboter nicht einmal ein Handtuch zusammenlegen können.

Bereits der Ursprung des Begriffs Intelligenz macht die Probleme anschaulich, die Wissenschaftler und Philosophen mit einer genauen Definition haben. Wir leiten das Wort vom Lateinischen *intelligere* ab, was eine Übersetzung des Begriffs *nous* ist – das altgriechische Wort, mit dem Aristoteles und Homer beschrieben, dass der menschliche Verstand die Fähigkeit besitzt, etwas geistig zu erfassen. In seiner ursprünglichen Bedeutung schwingen bei *nous* religiöse und metaphysische

Bedeutungen mit (in der Beschreibung von Gott als Himmlischer Intelligenz bleibt diese Konnotation erhalten), weshalb englische Autoren, die zur Zeit der Aufklärung eine eher wissenschaftlich basierte, mentale Fähigkeit bezeichnen wollten, das eher spirituell klingende Wort *Intelligenz* nicht mehr nutzten. Sie sprachen lieber davon, jemand habe empirisches *Verständnis* gezeigt. Die Vorstellung von Intellekt und Intelligenz war damals für Erfolge auf der Schullaufbahn und bei akademischen Fragen reserviert und nicht für eine Fähigkeit, etwas Nützliches zu tun.

Als Reaktion auf die Komplexität des Problems haben es manche einfach aufgegeben, nach einer zuverlässigen und hilfreichen Definition von Intelligenz zu suchen. Intelligenz ist, so schlussfolgerten Philosophen, das Fehlen eines Mangels an Intelligenz.

(Psychologen haben auch das noch einmal mit einer weiteren Schicht überzogen. Was macht eine Handlung zu einer unintelligenten Handlung? Menschen haben die Tendenz, drei Arten von dummem Verhalten zu beschreiben. Die erste ist Vertrauen, das nicht von der nötigen Fähigkeit abgesichert ist. Die zweite ist das Versagen, aufzupassen. Und der Hattrick an Dummheit wird komplettiert durch einen Mangel an Kontrolle. Zusammengenommen ist damit derjenige als intelligent definiert, der keines von diesen drei Dingen tut.)

Ein Problem bei der Definitionsfrage ist die Schwierigkeit, eine objektive Beschreibung zu finden. Unser Urteil hängt ebenso von unseren Erfahrungen, unserer Kultur und unseren Werten ab wie von neutralen Tatsachen, denen jeder zustimmen kann. Was bedeutet, dass die gesellschaftliche Auffassung von Intelligenz das widerspiegelt, was die Gesellschaft für wichtig hält.

In Douglas Adams' Buchreihe *Per Anhalter durch die Galaxis* halten sich sowohl Menschen als auch Delfine für die intelligenteste Spezies der Erde. Der Mensch glaubt, er sei der Klügste, da er die Zivilisation, die Arbeit und den Krieg erfunden hat, während die Delfine seit jeher nur im Meer planschen und herumtollen. Die Delfine glauben, sie seien genau aus diesem Grund klüger als die Menschen.

Überall auf der Welt hängt die Intelligenz vom Kontext ab. In westlichen Kulturen ist man der Auffassung, intelligente Menschen können Ideen klassifizieren und kategorisieren sowie an rationalen Gesprächen teilnehmen. Hier schätzt man schnelle Antworten und die Geschwindigkeit der mentalen Verarbeitung. Im Gegensatz dazu glaubt man in ostasiatischen Gesellschaften – darunter in China und Japan –, dass Intelligenz Menschen dabei hilft, soziale Rollen einzunehmen sowie Komplexität erkennen und mit ihr umgehen zu können. Diese Kulturen bevorzugen tiefe Gedanken gegenüber schnellen Gedanken und begegnen raschen Lösungen mit Skepsis.

Ein Schüler, der im Unterricht schweigt? In Europa würden die Lehrkräfte annehmen, ihm fehle es an Wissen, wohingegen zumindest ein Volksstamm in Afrika das seltene Sprechen als Zeichen von Vornehmheit und Fähigkeit auffasst. Während im Englischen (wie auch im Deutschen, Anm. d. Übers.) Synonyme für intelligent – beispielsweise aufgeweckt, gewandt, fähig – Selbstvertrauen, ja fast etwas Draufgängerisches beinhalten, steht das Wort, das man in Simbabwe für intelligent verwendet, *ngware*, auch für vorsichtig und umsichtig.

Wer zeigt, um es an einem Beispiel zu demonstrieren, bei den folgenden Gesprächen mehr Intelligenz?

In den 1930er-Jahren wollte der sowjetische Psychologe Alexander Luria die Intelligenz von Bauern in Zentralasien bestimmen. Dazu suchte er nach einem Weg, ihre Fähigkeit zur Logik, zum Herausarbeiten einer Lösung für abstrakte Probleme zu messen. Dies war wichtig, meinte Luria, denn es sei nicht fair, Fragen zu Wissen und Bildung zu stellen, da sie doch weder über das eine noch über das andere verfügten.

Um seine Fragen mit der Kultur asiatischer Bauern in Übereinstimmung zu bringen, schneiderte Luria den Inhalt so zurecht, dass er mit ihrem Erfahrungshorizont übereinstimmte.

Also erklärte er den Bauern in seinem Logiktest zunächst: »Weit im Norden, dort, wo es schneit, sind die Bären weiß. Nowaja Semlja liegt weit im Norden, und dort schneit es immer.«

Dann fragte er sie: »Welche Farbe haben die Bären in Nowaja Semlja?«

Dies ist ein relativ einfacher Test, ob jemand die Fähigkeit besitzt, Informationen zu durchsuchen und die relevanten Teile daraus miteinander zu verbinden. Da die Frage aber auch hypothetisch ist, testet sie zugleich die Fähigkeit, abstrakt zu denken. Doch das Leben dieser Bauern verlangte keine abstrakten Gedanken. Da diese Menschen über keinerlei relevante persönliche Erfahrungen mit einer solchen Situation verfügten, konnten sie sich geistig nicht in sie hineinversetzen.

Folglich wirkten ihre Antworten drollig. Dabei konnten sie die Frage des Forschers einfach nicht verarbeiten oder erkennen, was er von ihnen wollte.

Ein Bauer antwortete: »Woher soll ich das wissen? Ich war noch nie im Norden.«

Ein anderer erklärte: »Warum fragen Sie mich? Sie sind doch schon viel gereist, ich nicht.«

Ein Dritter gab an: »Der Soundso sagt, die Bären wären weiß. Aber er lügt immer.«

Luria versuchte es ein weiteres Mal. Nun testete er ihre Fähigkeit, in Begriffen zu denken und Objekte in Gruppen einzuordnen. Er bat sie, aus einer Liste von Dingen – Hammer, Säge, Beil, Holzklotz – das zu nennen, das nicht dazugehört. Doch erneut war es für die Bauern fremd, ja sogar völlig irrelevant, drei Dinge als Werkzeuge zu gruppieren.

Einer antwortete: »Sie gehören alle zusammen. Man braucht die Säge und das Beil, um das Holz klein zu machen, und den Hammer, um darauf zu hämmern.«

Als Luria zu bedenken gab, zuvor habe jemand vermutet, der Holzklotz gehöre nicht dazu, erwiderte der Bauer: »Dann hat er vermutlich schon mehr als genug Brennholz. Aber wir nicht.«

Auch wenn Psychologen sich nicht auf eine Definition von Intelligenz verständigen können, so sind sie doch überzeugt, dass es sie gibt; dass sie etwas ist, das unser Verhalten und unsere Leistung bestimmt und jene Unterschiede zwischen Menschen erklären kann, die Psychologen beobachten. Und sie sind sehr zuversichtlich, dass Intelligenz, was immer sie auch sein möge, gemessen werden kann.

Zu den Ersten, die das taten, gehörte ein Wissenschaftler mit Namen Francis Galton (1822–1911). Wie es bei vielen ehrenwerten Forschern aus der Vergangenheit der Fall ist, wirkt er ebenso brillant wie närrisch, wenn wir ihn mit dem Blick eines Menschen aus dem 21. Jahrhundert betrachten. Und der, als Zeichen des Privilegs, das ihm und seinesgleichen gewährt wurde, eine scheinbar völlig planlose Karriere verfolgte.

Von seinem Vater zur Medizin gedrängt, wandte sich der junge Galton (in Prä-Anästhesie-Zeiten) entnervt von den Schreien auf den Operationstischen ab und der Mathematik zu. Nach einem Nervenzusammenbruch brach er gen Afrika auf und nahm sich das, was wir heute ein Jahr Auszeit nennen würden. Er nahm gleich ein paar mehr. Am Nil schoss er Flusspferde und ritt Kamele durch die Wüste. Er brachte sich selbst Arabisch bei und nahm vom Besuch bei einer Prostituierten eine Geschlechtskrankheit mit.

Auf seiner Reise führte Galton eine Spielzeugkrone mit, das Requisit einer Londoner Bühne, das er der »größten oder am weitesten entfernten Person«, die er unterwegs traf, überreichen wollte. Die Krone landete schließlich auf dem Kopf eines Stammeskönigs im Gebiet des heutigen Namibia. Galton beschrieb den Mann als den dicksten der ganzen Welt. (Der König schickte abends seine nackte Nichte in Galtons Zelt, um sich für die Auszeichnung zu bedanken, doch Galton war derart besorgt, die Butter und das rote Ocker, die sich die Nackte auf den Körper gerieben hatte, könnte Flecken auf seinem weißen Leinenanzug hinterlassen, dass er sie unverrichteter Dinge wieder fortschickte.)

Zurück in London, schrieb er ein Buch, wie man den afrikanischen Busch überleben kann, und entschloss sich dann, er würde doch gerne Wissenschaftler werden. Schon immer hatte Galton leidenschaftlich Dinge vermessen (in Afrika nutzte er einmal einen Sextanten, um die Figur einer Eingeborenen aus der Ferne zu beurteilen), und zudem Formeln abgeleitet, etwa, wie man die perfekte Tasse Tee aufbrühen müsse – noch heute eine beliebte wissenschaftliche Obsession. Er zeichnete die erste richtige Wetterkarte und das erste (und hoffentlich letzte) Diagramm über die Verteilung hässlicher Frauen in Großbritannien. (Sorry, Aberdeen.)

Seine Messbegeisterung wandte sich schließlich den Menschen zu, als Charles Darwin – ein Cousin – seine Theorie über die Evolution veröffentlichte. Die Entwicklung von Schildkröten und Finken war schön und gut, aber Galton war von der Vererbung und Auswahl menschlicher Charakteristiken fasziniert. Er wollte die Ursprünge nachzeichnen, und zwar nicht die irgendeiner Spezies, sondern die der menschlichen Gehirnleistung.

Zu seinen Verstößen gegen moderne Werte gehörte auch, dass Galton zweifellos ein Sexist in einer sexistischen Gesellschaft war. Er wies darauf hin, dass die gut bezahlten Arbeiten auf sensorischem Urteilsvermögen basierten, so seien ausschließlich Männer tätig als Klavierstimmer, Weinverkoster und Wollsortierer. Die (unhinterfragte) mentale Überlegenheit der Männer, so argumentierte er, zeige sich wohl in feineren Augen, Ohren, Nasen und den anderen Sinnen. Am anderen Ende der Skala fand Galton die langsamen und schwerfälligen Antworten mental verzögerter Menschen, die seiner Meinung nach auf fehlerhafte sensorische Funktionen zurückzuführen seien.

»Die einzigen Informationen, die uns über äußere Ereignisse erreichen, scheinen durch die Wege unserer Sinnesorgane zu kommen«, schrieb er. »Und je empfindsamer unsere Sinnesorgane sind, umso größer das Gebiet, auf dem unser Urteilsvermögen und Intellekt handeln kann.«

Folglich bestand seine Art, Intelligenz zu testen, darin, die Sinnesorgane zu testen. Er entwarf und baute hölzerne und metallene Vorrichtungen, mit denen er Reflexe und Reaktionszeiten messen konnte. Er brauchte Freiwillige – und es kamen Tausende –, um auf Zielscheiben zu boxen, aus großer Entfernung zu lesen, ähnliche Farben zu unterscheiden, um zu ziehen, zu drücken und kräftig auszuatmen.

Während sie das taten, notierte Galton sich ihren Kopfumfang, ihre Körpergröße und den Beruf, und er zeigte sich überzeugt, so den Zusammenhang zwischen Sinnesorganen von hoher Qualität und Menschen, die er als von hoher Qualität empfand, zu belegen. (Seinerzeit gehörte auch Premierminister William Gladstone zu den Freiwilligen, die Galtons vornehm betiteltes Anthropometric Laboratory in London besuchten.) Die Ergebnisse weigerten sich allerdings standhaft, seine Idee zu bestätigen. Das war eines der Probleme mit Galtons Wissenschaft. Ihr standen immer wieder Tatsachen im Weg.

Galton legte einige wackelige Fundamente für die Suche nach menschlicher Intelligenz. Und obwohl es ihm nie gelang, eine Erklärung für die Unterschiede zwischen Menschen zu finden, war er doch überzeugt, etwas Großem auf der Spur zu sein. Das waren andere auch, und die hatten das Glück, es auch beweisen zu können.

*

Charles Spearman (1863–1945) wurde zu einem der bekanntesten Wissenschaftler seiner Generation. Dabei begann er als Soldat. Obwohl er eine Auszeichnung für seine Dienste in Burma erhielt, beschrieb er im Rückblick seine Armeezeit als »den größten Fehler meines Lebens, der auf der jugendlichen Wahnvorstellung [beruhte], das Leben sei lang«.

Spearmans wahre Berufung war die Psychologie und das Studium der Intelligenz. Er wollte für die Intelligenzforschung einiges von der Reputation zurückgewinnen, die ihr verloren gegangen war, als Philosophen der Aufklärung sie »für die Straßenpsychologie verlassen hatten«, so Spearman.

Er baute auf Galtons Test des sensorischen Unterscheidungsvermögens und der intellektuellen Leistungen auf und konzentrierte sich dabei, wie Alfred Binet, auf Kinder. Auch seine Herangehensweise wirkt willkürlich, doch er lebte zu Beginn des 20. Jahrhunderts, als die Methoden der Wissenschaft und Forschung noch andere waren. Heute werden Wissenschaftler meist von staatlichen Stellen bezahlt und sind mehreren Ebenen der Bürokratie rechenschaftspflichtig. Jedes Projekt zieht einen Aktenschwanz hinter sich her – Anträge für Fördermittel, Bewertungen, ethische Zustimmung und Einverständniserklärungen, die jeder Freiwillige auszufüllen hat. Spearman hatte es da leichter. Wenn er für seine Versuche ein paar Kinder brauchte, ging er hundert Meter um die Ecke bis zur Dorfschule und bat dort darum, sich einige ausleihen zu dürfen.

Mehrere Monate lang besuchten zwei Dutzend der ältesten Schulkinder Spearmans Haus im Dorf Appleton bei Oxford. Hier testete er 15 Minuten lang ihre Augen, ihr Gehör, und wie gut sie das Gewicht zweier Objekte unterscheiden konnten. Der Sehtest war besonders schwierig aufzubauen. Spearman wollte von den Schülern wissen, welche von zwei Karten einen dunkleren Schatten habe, und um den Test so gerecht wie möglich zu gestalten, musste er die Karten jedes Mal von Hand in der gleichen Entfernung und im gleichen Winkel von der Mitte eines gleichmäßig beleuchteten Fensters halten.

Dann versammelte Spearman drei Dutzend der zweitältesten Schüler in einem der Klassenräume und spielte ihnen auf einem selbst gebauten Instrument mit Namen Monochord eine Reihe von Tönen vor. Bei jedem Tonpaar sollten die Kinder eine Eins oder eine Zwei notieren, je nachdem, welcher der beiden Klänge höher war.

Da saßen sie nun. Ein Raum, vollgestopft mit Sechs- bis Zehnjährigen, die stillsitzen und zuhören sollten, während ein ehemaliger Soldat mit schütterem Haar auf einem selbst gebauten Instrument die langweiligste Musik ganz Englands spielte. Was konnte da schon schiefgehen? Wie Spearman in seinem nachträglichen Bericht (der in der Psychologie noch immer als Klassiker gehandelt wird) trocken festhielt: »Energische Maßnahmen wurden notwendig, um dem Abkupfern zuvor zu kommen.« Mithilfe des Schuldirektors, mehrerer Lehrer und »einem kleinen Preis, der die Aufmerksamkeit stimulieren sollte«, gelang es Spearman, die Klasse lange genug ruhig zu halten, bis er seine Ergebnisse beisammenhatte.

Als Nächstes eilte Spearman auf die andere Seite des Dorfes und damit die soziale Leiter hinauf, zu einer zweiten Schule, in der er Schüler eines höheren Kalibers zu finden hoffte. Hierbei handelte es sich um eine »Vorbereitungsschule für die höchste Klasse«, die Jungs für die beste Privatschule in Harrow trainierte. Seine Sitzung war nur kurzfristig anberaumt worden und wurde zu einem Desaster. Ohne Zeit, sie einzeln zu prüfen, musste Spearman entgeistert zusehen, wie die Jungen um seine kostbaren Gewichte herumliefen und seine farbigen Karten in völlig unterschiedlichen Lichtgegebenheiten in Augenschein nahmen. Er musste die Klasse alleine beaufsichtigen, konnte sie nicht davon abhalten, ihre Beobachtungen untereinander zu vergleichen, und hatte Mühe damit, ihnen den Ernst der Angelegenheit nahezubringen.

Als er mit seinem Monochord zurückkam, hatte er mehr Glück. Dieses Mal blieben einige Lehrer dabei, um für Ordnung zu sorgen. Der »soziale Stand und die allgemeine Kultur« des Ortes, notierte Spearman zustimmend, seien nun »der äußerste Gegensatz zu denen der Dorfschule«.

Zwar führte Spearman seine sensorischen Messungen nun durch, doch ihm fehlte noch immer ein Weg, die Messergebnisse mit der Intelligenz jedes Schülers zu vergleichen. Man hatte ihm wohl ihre Prüfungsergebnisse zur Verfügung gestellt, was für den Anfang schon einmal sehr gut war, doch er wollte auch berücksichtigen, ob die Lehrer sie für »klug«,

»durchschnittlich« oder »dumm« hielten, und bat die Lehrkräfte, die Kinder entsprechend in eine Reihenfolge zu bringen. Das sei unmöglich, erklärten ihm die Lehrer. Macht nichts, erwiderte Spearman: Sagen Sie mir einfach, welches Ihrer Kinder das klügste ist. Das taten die Lehrer gern, und nachdem er das erfahren hatte, wollte Spearman wissen, welcher Schüler der Nächstklügste sei. So fuhr er fort, bis er bekommen hatte, was er wollte. Schließlich bat er die beiden ältesten Kinder der Schule, unabhängig voneinander ihre Freunde danach zu beurteilen, wie es um ihren »Scharfsinn und gesunden Menschenverstand außerhalb der Schule« bestellt sei.

Francis Galtons anthropometrisches Laboratorium wollte die Verbindung zwischen Intelligenz und Leistung herstellen und war gescheitert. Spearman hatte damit Erfolg, denn er ging einen Schritt weiter. Er dachte sich eine statistische Methode aus, um mathematisch zu beweisen, was auf den ersten Blick offensichtlich aussah: Es tauchten immer wieder dieselben Namen auf den unterschiedlichen Listen ganz oben auf. Ein Schüler, der gut in Altphilologie war, stand wahrscheinlich auch in Französisch gut da. Und Spearman fand heraus: Je mehr »Nachdenken« bei dem Test gefragt war, umso enger wurde diese Bündelung. Die gleiche Gruppierung ergab sich auch am anderen Ende der Skala. Kinder, die in Musik Schwierigkeiten hatten, erhielten mit hoher Wahrscheinlichkeit auch schlechte Noten in Englisch. Was wie unterschiedliche Messungen aussah, waren doch nur Tests ein und derselben Sache, erkannte Spearman.

Immer, wenn Nachdenken gefordert war, schlussfolgerte er, nahmen die Kinder gewisse Kräfte in Anspruch. Die klügeren Schüler hatten mehr davon, was ihre bessere kognitive Leistung erklären konnte. Heute würden wir vielleicht sagen, diese Kinder hatten mehr von dem gewissen Etwas. Spearman bezeichnete diese Fähigkeit als die »allgemeine Intelligenz«. Später benannte er sie um in den »allgemeinen Faktor der Intelligenz« und noch später schlicht in »g-Faktor«.

In Erinnerung an seine Armeezeit zeigte sich Spearman überzeugt, seine Entdeckung werde nützlich sein. Sie könne eingesetzt werden, um, von den Schulleistungen eines Menschen ausgehend, wichtige Urteile über seine weiteren Fähigkeiten zu fällen. Als er 1904 seine Ergebnisse veröffentlichte, erklärte er:

> Anstatt wirkungslos weiterhin dagegen zu protestieren, dass gute Noten in griechischer Syntax kein Maßstab dafür sind, ob jemand geeignet ist, ein militärisches Kommando zu führen oder Provinzen zu verwalten, sollten wir endlich die präzise Korrektheit der unterschiedlichen Mittel beim Test der Allgemeinen Intelligenz erfassen. Dann sollten wir in ebenso positiv objektiver Art und Weise die exakte relative Bedeutung dieser Allgemeinen Intelligenz feststellen und mit den anderen Charakteristika vergleichen, die für die bestimmte Stellung, die der jeweilige Kandidat einnehmen soll, wünschenswert sind.

Spearmans Beobachtung klingt alltäglich, ist aber alles andere als das. Tatsächlich wurde über keine andere wissenschaftliche Entdeckung zu menschlichen Fähigkeiten derart kontrovers gestritten. Auf einen Schlag wurden viele weitverbreitete Auffassungen über Intelligenz, Fähigkeiten und Bildung unterhöhlt und stattdessen das mitleidlose Desinteresse von Mutter Natur an einem gerechten Leben für all ihre Kinder betont. Diese Erkenntnis musste für die Rechtfertigung aller Arten unerfreulicher, unwissenschaftlicher und ungesetzlicher Formen von Diskriminierung herhalten und half dabei, Hass, Vorurteile und Snobismus zu schüren. Sie wurde hochgehalten, um das Töten und die gewaltsame Verstümmelung von Menschen zu rechtfertigen, mit ihr wurde das Auseinanderreißen von Familien, die Inhaftierung von schutzlosen Menschen und deren öffentliche Schmähung entschuldigt. Noch ein Jahrhundert nach ihrer Veröffentlichung wird Spearmans Entdeckung missbraucht, um

Menschen zu demütigen und ihre Schichtzugehörigkeit zu bewahren.

Mit richtigem Namen heißt Spearmans große Entdeckung »positive manifold« (positive Mannigfaltigkeit) und meint das positive Korrelieren mehrerer Leistungen miteinander. Sie kennen dies besser in Gestalt Ihrer Klassenkameraden, die in allem gut waren. Mathe, Englisch, Französisch, Geschichte – egal, in welchem Fach, sie waren ganz vorn dabei. Musik, Kunst und sogar Sport – wahrscheinlich brillierten sie auch hier.

Zur indifferenten Dominanz des »positive manifold« gehört, dass mentale Spitzenleistung sowohl in der Menge begrenzt als auch ungleichmäßig verteilt ist. Genau wie das Versagen. Es ist tatsächlich so, dass der Zusammenhang zwischen den Ergebnissen am unteren Ende der Skala noch enger ist. Dieselben Menschen sind schlecht in allem, genauso, wie die üblichen Verdächtigen diejenigen sind, die alles am besten machen und die Einser bekommen.

Spearmans g-Faktor ist vermutlich die wichtigste wissenschaftliche Theorie, von der Sie noch nie gehört haben. Ein Grund, weshalb sie kaum bekannt ist, liegt darin, dass sie rein theoretischer Natur ist. Der g-Faktor eines Menschen – sein allgemeiner Faktor der Intelligenz – kann nicht gemessen werden, beziehungsweise Psychologen und Neurowissenschaftler haben bislang keine Möglichkeit gefunden, ihn direkt festzustellen. IQ-Ergebnisse sind die beste Annäherung, und genau aus diesem Grund wird der IQ von so vielen gehasst. All der soziale und politische Ballast, den die Idee einer unveränderlichen allgemeinen Intelligenz mit sich trägt, geht auf das Konto des IQ.

Zu dieser schweren Last gehört auch die stillschweigende Annahme, dass Intelligenz wertvoll sei, und die, die mehr von dieser Eigenschaft besitzen, irgendwie besser seien als andere. Dass es gut sei, intelligent zu sein, und dass menschlicher Fortschritt uns in die richtige Richtung bringen sollte. Denn gibt es ein größeres Verbrechen als verschwendetes Talent und ungenutzte Möglichkeiten?

Nur wenige Menschen werden ihre Voreingenommenheit diesbezüglich eingestehen, und noch weniger Menschen werden zulassen, dass diese Befangenheit Verhalten und Einstellungen lenkt, aber es gibt sie dennoch. Wir erkennen sie in unserem Verhältnis zu Tieren. Ein Argument gegen das Verspeisen von Hunden ist für manche Menschen, dass Hunde intelligente Wesen seien – viel intelligenter als die doofen Schafe und Kühe, die sie vergnügt kochen. Dabei trifft das in viel größerem Maße auch auf Oktopusse zu. Weshalb viele Tierfreunde erklären, ein Tier, das klug genug ist, sich selbst im Spiegel zu erkennen, habe keinen Platz in einer Paella.

Wichtig ist zu betonen, dass die Natur der Intelligenz mehr umfasst als nur philosophische Definitionen und akademisches Kinnkratzen. Das, was Menschen über die Funktionsweise von Intelligenz glauben, was sie von der Verbesserung von Intelligenz wissen und wie sie sich ihr gegenüber verhalten, wirkt sich darauf aus, wie sie ihre eigene Leistung und Möglichkeiten sowie die Leistung und Möglichkeiten anderer Menschen einschätzen.

Ganz grundsätzlich sorgt die Überzeugung, Intelligenz sei eine feste Größe, die nicht gesteigert werden kann, bei Kindern für eine schlechtere Schulleistung. Außerdem beeinflusst sie, wie gut Kinder sich für das Leben aufstellen.

In einer typischen Gruppe mit zehn Schulkindern sind vier überzeugt, dass Intelligenz unveränderlich sei. Was immer sie tun, sie glauben, dass sie ihre geistigen Fähigkeiten nicht verändern können. Weitere vier denken das Gegenteil – ihre Intelligenz könne verbessert werden, und zwar am besten durch harte Arbeit. (Die beiden fehlenden Schüler der zehn entscheiden sich für keine der beiden Optionen.) Die Noten der Schüler sind ganz egal bei der Frage, welche Gruppe recht hat – ob Intelligenz veränderlich ist oder nicht –, allein die Überzeugung steuert ihre Haltung, Bemühung und Leistung.

Es ist besser, zu glauben, dass die eigene Intelligenz zunehmen kann. Diejenigen Kinder, die vom Gegenteil überzeugt sind (dass Intelligenz unveränderlich sei – man nennt dies die Einheitstheorie), sind viel ängstlicher in Bezug darauf, wie intelligent sie sind und ob sie ausreichend klug seien, um erfolgreich zu werden. Diese Kinder schlagen Lerngelegenheiten aus, wenn sie das Risiko sehen, zu scheitern. Sie verstecken ihre Schwäche oder lügen entsprechend, anstatt sie zu identifizieren und an ihr zu arbeiten. Und sie sind in einer Weise nachgiebig, die Psychologen Self-Handicapping (»Selbstbehinderung«) nennen – am Vorabend eines Tests lernen sie nicht, sondern lassen sich ablenken oder schauen Fernsehen. Das liefert ihnen dann eine passende Entschuldigung, sollten sie dann tatsächlich nicht so gut abschneiden.

Und es geht noch weiter. Diese Gruppe ist der Meinung, dass Fähigkeit allein schon ausreichend sein sollte, um Erfolg zu haben. So glauben sie, Anstrengung und Ausdauer seien Zeichen von niedriger Intelligenz, und sie ziehen daher weder das eine noch das andere in Betracht. Wenn es schwierig wird, geben die Anhänger dieser Gruppe schnell auf, schummeln, verlieren ihre Selbstachtung und liefern dann eine noch schlechtere Leistung ab. Und das, weil sie glauben, mit ihrem Kopf gegen eine undurchdringliche intellektuelle Decke zu stoßen.

Im Gegensatz dazu zeigen Kinder, die glauben, ihre Intelligenz könne gesteigert werden (man nennt dies die Wachstumstheorie), eine gesündere Einstellung ihrem Lernen gegenüber. Sie wertschätzen Anstrengung ebenso wie Leistung und beginnen nach einer Niederlage mit neuer Entschlossenheit. Alles ist möglich.

Zwischen den tatsächlichen intellektuellen Fähigkeiten der beiden Gruppen scheint dabei kein großer Unterschied zu bestehen, was den Mangel an Anstrengung bei denen, die an die Unveränderlichkeit der Intelligenz glauben, umso ärgerlicher macht. Sie verschwenden ihr Talent, wohingegen weniger fähige Kinder durch ihre positive Einstellung aufblühen können.

Aus nachvollziehbaren Gründen würden Experten gerne verstehen, warum diese Kindergruppen das glauben, was sie glauben. Eine Erklärung könnten leichte Formulierungsunterschiede sein, wenn sie als jüngere Kinder gelobt wurden. Ein kleines Kind, das für seine Fähigkeit gelobt wird – »Was für ein tolles Bild, wie schlau du doch bist!« –, könnte nach und nach Fähigkeit als fixen Wesenszug begreifen. Ein Kind, das hingegen für seine Fortschritte gelobt wird – »Was für ein tolles Bild, da hast du dir aber viel Mühe gegeben, oder?« –, könnte den gegenteiligen und fruchtbareren Weg wählen und glauben, dass sich Erfolg durch Anstrengung und Übung einstellt. Es könnte auch einen Unterschied machen, ob das Lob eher allgemein oder spezifisch gehalten ist. »Das hier hast du bei diesem Bild aber prima gemacht« dürfte einem Kind eher vermitteln, dass Intelligenz steigerbar ist und ihm damit helfen, als das ebenfalls gut gemeinte: »Schau an, du kannst aber gut malen.«

Es sind jedoch nicht nur die Schulkinder, die über die Natur der Intelligenz unterschiedliche Auffassungen haben, sondern auch Lehrer. Wenn Sie im Mathematikunterricht Schwierigkeiten hatten, und sei es auch nur bei einem Rechentest, und der Lehrer wollte Sie mit der Aussage beruhigen, Sie sollten sich keine Sorgen machen, schließlich könne nicht jeder in Mathe gut sein, dann vertrat Ihr Lehrer wohl leider die Einheitstheorie Ihrer Intelligenz und beurteilte Sie als unzureichend für Mathematik. Er hat seitdem vermutlich keinen zweiten Gedanken daran verschwendet, aber dies dürfte ziemlich sicher die Art und Weise verändert haben, wie er Sie unterrichtete. Und wer weiß, was außerdem noch.

4

Behandeln und Betrügen

Mein Interesse für Neuroenhancement begann, als man es als experimentelle Behandlungsmethode für mentale Störungen erforschte und diskutierte. Bei meinem eigenen psychischen Problem hatte ich Glück, denn ich bekam professionelle Hilfe, doch ich habe viele Menschen mit Zwangsstörungen (OCD) und anderen Störungen getroffen, die nicht so viel Glück hatten. Es dürfte daher nicht überraschen, dass einige unter ihnen zu Maßnahmen greifen, die wie verzweifelt wirken.

Die Behandlungserfolge bei OCD und anderen psychischen Störungen sind heutzutage größer als früher, doch in den letzten Jahren kam der Fortschritt fast vollständig zum Stillstand. Meist wird ein zweigleisiges Verfahren gewählt, das Medikamente zur Veränderung der Gehirnchemie mit einer Psychotherapie verbindet. Letztere soll die Betroffenen ermutigen, ihre Haltungen, Gedanken und Verhaltensweisen anzugehen und infrage zu stellen. Korrekt und gleichzeitig angewendet, hilft diese Kombination in den meisten Fällen und den meisten Betroffenen. Doch es ist noch reichlich Luft nach oben.

Es verwirrt dabei besonders, dass Patienten auf diese psychologische Behandlung, die sogenannten Gesprächstherapien, so unterschiedlich anspringen. Diese Therapien, in der Regel eine Form der kognitiven Verhaltenstherapie, werden häufig als Folge von Sitzungen angeboten, vielleicht einige Stunden in der Woche, drei Monate lang, und normalerweise in Gruppen. Das Ziel ist, den Teilnehmern ihre Gedankenmuster, also die schlechten kognitiven Gewohnheiten bewusst zu machen und dann Übungen und Verhaltensreaktionen einzuführen, um diese zu überschreiben.

Es ist für Psychiater verblüffend und frustrierend, zu sehen, dass sich Erfolge bei der Kognitiven Verhaltenstherapie für OCD, bei Depression und bei anderen geistigen Störungen stoßweise einstellen. Momente der Klarheit, Erleuchtungen, »Heureka-Momente« – nennen Sie es, wie Sie wollen –, solche Höhepunkte des Fortschritts tauchen bei verschiedenen Patienten in unterschiedlicher Geschwindigkeit und zu unterschiedlichen Zeitpunkten auf. In einigen Fällen ist der Erfolg vorübergehend und muss mühsam immer wieder herausgekitzelt werden, bei anderen Erkrankten ist der Wandel hingegen dauerhafter.

Ein Grund, weshalb Patienten bei der Verhaltenstherapie keinen Erfolg verspüren – und das kommt häufig vor –, ist, dass ihre Gehirne einfach »verklebt« sind. Sie reagieren vielleicht einfach langsamer, das Schloss vor der Kiste ist einfach dicker. Und womöglich könnte eine einzelne Medikamentengabe für mentales Enhancement oder auch ein schwacher Elektroreiz sie anstupsen, ihnen helfen, das Gehirn aufzuschließen und in den Zustand zu bringen, nach dem sie sich so sehnen.

Psychiatrischen Patienten einen Elektroreiz zu versetzen, ruft Bilder einer Schocktherapie wach; diese quasi als Bestrafung durchgeführte Elektroschocktherapie (auch Elektrokonvulsionstherapie, EKT) gelangte durch den Film ›Einer flog übers Kuckucksnest‹ zu trauriger Berühmtheit. Ursprünglich ohne Betäubung durchgeführt, sollten die massiven Stromstöße Krämpfe hervorrufen, unvorhersehbare und unkontrollierbare Stürme elektrischer Aktivität im Gehirn. Die Muskeln am anderen Ende der Nervenbahnen, verwirrt durch das Botschaftsgewitter aus dem Gehirn, zogen sich zusammen, und der unglückliche Patient schlug um sich, wobei er sich nicht selten Arme oder Beine brach. Warum Krämpfe provozieren, um Depressionen oder eine Psychose zu behandeln? Aus dem gleichen Grund, aus dem Computer-Experten empfehlen, einen lahmenden PC einmal aus- und dann wieder anzuschalten. Der Krampf ist der Reset-Knopf, die Strg-Alt-Entf-Taste für den Geist.

Die Elektrokonvulsionstherapie gibt es noch immer, und sie wird auch noch immer eingesetzt, um Depressionen zu behandeln, offenbar mit Erfolg. Doch sie ist extrem und unpopulär. Die elektrischen Ströme, mit denen Psychiater derzeit experimentieren, sind schwächer und zielen auf etwas anderes. Anstatt das gesamte Gehirn neu zu starten, glauben Psychiater heute, dass Elektrizität gewisse individuelle Bugs beheben kann. Direkt an den Schädel angelegt, kann die Aktivität des Gehirns direkt unterhalb des Schädelknochens, so die Überzeugung, hoch- und runtergeregelt, ja sogar an- und ausgeschaltet werden. Falls – und dies ist ein recht großes Falls – die mentale Störung auf ungewöhnlich hohe oder ungewöhnlich niedrige Aktivität in einem zugänglichen Gehirnbereich zurückgeführt werden kann, dann soll, so die Theorie, diese neue Form von elektrische Kontrolle dabei helfen, die Symptome zu lindern. Sie könnte Aktivität im Gehirn entfesseln und latentes Potenzial freilegen. Sie könnte noch mehr Menschen helfen, Erleichterung zu verspüren.

In den letzten Jahren wurde versucht, zahlreiche Menschen mit unterschiedlichen mentalen Problemen mit einem schwachen elektrischen Strom direkt in den Schädel zu behandeln. Die Ergebnisse sind ermutigend, wenn auch kaum beweiskräftig. Es lassen sich viele Berichte von Gesundungen finden, die schon an Wunder grenzen. In zumindest einem Fall wurde eine Schwangere mit dieser experimentellen Behandlung versorgt, um ihr die möglichen Komplikationen psychoaktiver Substanzen wie Antidepressiva zu ersparen. Solche Fallstudien sind interessant, unterliegen allerdings einer einzigartigen akademischen Vorliebe: Berichte von erstaunlichen Heilungen werden verfasst und veröffentlicht, wohingegen Patienten, die mit derselben Behandlung keine Fortschritte machten, stillschweigend vergessen werden. Während Ärzte und Chirurgen ihre Fehler begraben müssen, können Psychiater und klinische Psychologen ihre Misserfolge einfach in einer Schreibtischschublade ablegen.

Kontrollierte Studien und Versuche sind seltener, werden langsam aber doch durchgeführt. Eine 2016 veröffentlichte Übersicht über diese Studien fand Hinweise darauf, dass elektrische Gehirnstimulation helfen kann, Symptome der Depression und Schizophrenie zu lindern, außerdem gab es vielversprechende Anzeichen bei Ess-, Angst- und Zwangsstörungen.

Die Autoren des im ›Journal of Psychiatric Research‹ erschienenen Artikels schlussfolgerten, wiederholte Dosen der Elektrotherapie können »Symptome mehrerer bedeutender psychiatrischer Funktionsstörungen verbessern«. Sie warnen zugleich, »das Forschungsgebiet steckt noch in den Kinderschuhen, und es müssen noch mehrere methodologische und ethische Fragen geklärt werden, bevor die klinische Effizienz mit Sicherheit bestimmt werden kann«.

Nicht alle Beteiligten hören auf solche Warnungen. Im Regelfall wird ein neues medizinisches Behandlungsmodell – sagen wir, eine experimentelle Arznei – in solchen Versuchen getestet, normalerweise an Hunderten von Menschen, um sicherzustellen, dass es sowohl sicher als auch wirksam ist. Bis es zugelassen wird, ist das Medikament auch für die Leute unerreichbar, denen es helfen soll. Anders im Fall der elektrischen Gehirnstimulation. Sie kann mit einer Batterie durchgeführt werden – gern auch mit der dicken viereckigen aus dem Rauchmelder, ein paar Kabeln und ein wenig Wissen oder Hilfestellung. Je bekannter es wurde und sich wissenschaftliche und medizinische Zeitschriften mit erfolgreichen Fallstudien füllten, umso mehr Menschen mit OCD, Depression oder einer bipolaren Störung – verzweifelte Menschen, die womöglich darum gekämpft hatten, eine gute konventionelle Behandlung zu bekommen oder bei denen diese nicht angeschlagen hatte – finden einen Weg, bei sich selbst mit Elektrostimulation zu experimentieren, die Funktionsweise ihrer eigenen ungeordneten Gehirne zu manipulieren. Ähnlich verzweifelte Eltern versuchten es bei ihren Kindern, um damit den sozialen Schleier des Autismus zu lüften.

Es geht nicht nur um mentale Störungen. Auch andere Fehlfunktionen und ungenügend feuernde Nervenbahnen im Gehirn können mit Elektrostimulation angegangen werden. 2013 massierte man Kindern an einer Sonderschule in London mit Elektrizität sanft die Kopfhaut, um zu sehen, ob damit ihre Lernschwierigkeiten überwunden werden könnten. Ein halbes Dutzend acht- bis zehnjähriger Schüler, die große Schwierigkeiten in Mathematik hatten, wurden in der Fairley House School neun Mal 20 Minuten lang elektrisch stimuliert. Sie trugen dazu Kappen, die speziell auf ihre Köpfe angepasst waren, genau wie eine parallele Kontrollgruppe, bei der jedoch der Strom nicht eingeschaltet wurde. Die Gehirnstimulation half den Kindern signifikant, bei einer Prüfung in allgemeiner Mathematik besser abzuschneiden.

Während über solche Studien berichtet und geforscht wird, schwappt der Einsatz von Neuroenhancement über den reinen medizinischen Bereich hinaus in die breitere Öffentlichkeit. All diese kosmetischen neurowissenschaftlichen Techniken haben eines gemeinsam: Im Gegensatz etwa zur Schönheitschirurgie versuchen sie nicht, etwas Neues hinzuzufügen. Sie wollen das schon vorhandene Gehirnpotenzial freisetzen oder anschalten. Das heißt, die wachsende Anzahl von Menschen, die diese Techniken anwenden, nutzt sie, um die in ihnen verborgenen Kräfte aufzustöbern und freizulegen. Und indem sie das tun, folgen sie den Fußspuren vieler, vieler Menschen, die diesen Weg schon vor ihnen gegangen sind.

Der britische Radprofi Tom Simpson wollte verborgene Kräfte in sich aufspüren und freisetzen. Er wollte die Fähigkeit aufspüren, das bekannteste Radrennen der Welt, die Tour de France, zu gewinnen. So schluckte er eines Morgens im Sommer 1967 ein paar Amphetamine, spülte sie mit Brandy herunter und machte sich an den schwierigsten Anstieg der Radwelt: den Mont Ventoux in der Provence. Er ist nie oben angekommen.

Ein paar Monate, nachdem ich die Mensa-Ergebnisse erhalten hatte, fuhr ich mit meinem Rad auf dem Mont Ventoux an jenem Denkmal vorbei, das den Sterbeort von Tom Simpson markiert. Besser gesagt, kam ich zwei Mal daran vorbei – ein Mal sehr langsam auf dem Weg nach oben, ein Mal sehr schnell auf dem Weg nach unten. Das Denkmal steht ein paar Hundert Meter unterhalb des Gipfels am Straßenrand. Der rohe, rechteckige Klotz ist nicht nur mit den üblichen Blumen und den handgeschriebenen Botschaften geschmückt, sondern auch mit zwei Regalreihen bunter Trinkflaschen anderer Radfahrer; das Denkmal passt genau in die Umgebung. Ein Grund, weshalb Radfahrer den Mont Ventoux so fürchten, sind die völlig vegetationslosen oberen Kurven des Berges, an denen man den orkanartigen Winden ungeschützt ausgesetzt ist. Die Landschaft aus zerklüftetem Kalkstein sieht von Weitem wie Schnee und aus der Nähe wie eine Mondlandschaft aus. Ein großer rot-weißer Turm auf dem Gipfel verhöhnt den Fahrer, der bei jedem Tritt in die Pedale wünscht, er würde größer werden.

Die Amphetamine in Tom Simpsons Körper verhinderten die Schweißbildung. Während er sich in Richtung Gipfel vorwärts kämpfte, überhitzte er regelrecht. Im Delirium schwankte er hin und her. Als er vom Rad fiel, bat er in seiner berühmt gewordenen Reaktion die Zuschauer, ihn wieder aufs Rad zu heben. Als er zum letzten Mal vom Sattel fiel, schwieg er für immer.

Simpsons Tod sorgte für so manche Gewissensprüfung bei Profifahrern, von denen viele zu dieser Zeit ebenfalls Drogen und Aufputschmittel nahmen. Zusammen mit neuen Regeln, was erlaubt sein sollte – und was zum ersten Mal verboten wurde –, führte er Radfahrer und andere Athleten zu einer neuen Form von Doping, eines, das auf Wissenschaft und neuen Arzneimitteln basierte.

Wir kennen diese Art von schleichender Ausweitung einer physischen Behandlungsmethode hin zum Enhancement durch Medikamente, die für die Heilung von Kranken entworfen und entwickelt wurden, dann aber von einer Elite ausgenutzt werden, um ihre körperliche Leistung zu steigern. Ausdauerathleten sind nur das offensichtlichste Beispiel. Anabolika, die heute zu Muskelaufbau missbraucht werden, wurden ursprünglich erforscht, um bei geschwächten Menschen, darunter Krebskranken, Wachstum und Appetit anzuregen. Synthetisches Erythropoetin (EPO) – jahrelang das Mittel der Wahl für Radprofis, inzwischen verboten – wird bei der Behandlung einer Anämie eingesetzt, wie sie sich immer wieder als Komplikation bei Nieren- und Darmerkrankungen ergibt.

Trotz aller Vorschriften und Regeln hat es sich als unaufhaltsam herausgestellt, dass gesunde Menschen Medikamente zur Leistungssteigerung einsetzen. Und dies gilt auch für Techniken zum Neuroenhancement, die zur Behandlung von geistigen Krankheiten erforscht und entwickelt wurden.

Wie zahlreiche andere Spezial- und Pionier-Wissenschaften der Vergangenheit, die sich nach und nach durchsetzten, wurde auch das Neuroenhancement in dem Moment am intensivsten diskutiert, in dem es als Thema der Science-Fiction auftauchte. Das vermutlich beste Beispiel dafür ist das 1966 erschienene Buch ›Blumen für Algernon‹ von Daniel Keys. In einer Reihe von Tagebucheinträgen schildert darin Charlie Gordon, ein geistig zurückgebliebener Gebäudereiniger, wie er durch eine experimentelle Behandlung zum Genie wurde. In dem Maße, in dem seine kognitiven Fähigkeiten wachsen, übernimmt er zunehmend das Forschungsprojekt, das ihn so veränderte, und muss dabei bestürzt erkennen, dass seine neu erlangte Gehirnleistung schon bald wieder nachlassen wird. (Algernon aus dem Titel ist eine Maus, an der diese Behandlung zuerst durchgeführt wurde und die einen vergleichbaren

Aufstieg und Fall von Gehirnleistung zeigte, der schließlich tödlich endete.) Da Charlies Selbsterkenntnis mit seiner Intelligenz größer wird, realisiert er wütend und dann beschämt, dass die Menschen, die er vor seiner Behandlung als Freunde bezeichnet hätte, ihn tatsächlich nur verspottet haben.

»Wie sonderbar, dass anständig denkende und empfindende Leute, die einem ohne Arme oder Beine oder Augen geborenen Menschen gegenüber niemals ihre Überlegenheit ausspielen würden, nichts dabei finden, einen mit geringer Intelligenz geborenen Menschen zu verspotten.«[4] Die Geschichte wurde 1968 unter dem Titel ›Charly‹ verfilmt und brachte seinem Hauptdarsteller Cliff Robertson einen Oscar als bester Schauspieler ein.

Ein von der Kritik eher verschmäter, dafür aber kommerziell erfolgreicher Film, ›Ohne Limit‹, basiert ebenfalls auf einer Buchvorlage, dem Roman ›Stoff‹ von Alan Glynn, im Original 2001 erschienen. Hier geht es um Eddie Spinola, der mithilfe einer experimentellen Droge seine intellektuellen, kreativen und Lernfähigkeiten steigert. Nachdem er in wenigen Tagen ein Buchprojekt beendet hat, beginnt er eine lukrative Karriere in der Finanzwelt. Eddies Transformation wird von seiner neuen Fähigkeit befeuert, auch in großen Informationsmengen bestimmte Muster zu erkennen.

Eddie sagt: »[D]er vorherrschende Eindruck jener Zeit war, wie gut es sich anfühlte, immer so beschäftigt zu sein. Ich war nicht eine Sekunde lang untätig. Ich las neue Biografien von Stalin, Henry James und Irving Thalberg. Mit mehreren Büchern und Kassetten lernte ich Japanisch. Ich spielte Online-Schach und löste unzählige kryptische Rätsel. Einmal rief ich bei einem lokalen Radiosender an, um an einem Quiz teilzunehmen, und gewann Haarpflegeprodukte für ein Jahr. Stundenlang surfte ich im Internet und eignete mir die verschiedensten Dinge an – obwohl es keinen Anlass dafür gab. Ich

---

4 Daniel Keys: ›Blumen für Algernon‹, aus dem Englischen von Eva-Maria Burgerer, Klett-Cotta, Stuttgart 2006, S. 155.

lernte beispielsweise, wie man Blumen bindet, Risotto kocht, Bienen züchtet und einen Automotor zerlegt.«[5]

Die Trilogie guter Bücher über kognitives Enhancement wird vervollständigt durch ›Verstehen‹, eine Kurzgeschichte von Ted Chiang. Hier bekommt Leon, ein Mann, der nach einem Badeunfall einen Gehirnschaden davongetragen hat, ebenfalls eine experimentelle Droge verabreicht. Sie soll verloren gegangene Funktionen wiederherstellen, sorgt aber dafür, dass sich seine Intelligenz massiv steigert. Leon erklärt:

> Während mein Verstand sich weiterentwickelt, wächst auch die Kontrolle, die ich über meinen Körper habe. Es ist ein Missverständnis, zu glauben, dass die Menschen im Verlauf der Evolution ihre körperlichen Fähigkeiten der Intelligenz geopfert hätten: Jede körperliche Bewegung ist auch ein mentaler Akt. Ich habe zwar nicht mehr Muskelkraft, doch meine Koordination liegt jetzt weit über dem Durchschnitt; ich werde sogar gerade beidhändig. Darüber hinaus werden durch meine Konzentrationsfähigkeit Biofeedback-Techniken sehr effektiv. Nach vergleichsweise kurzem Üben bin ich in der Lage, meinen Herzschlag zu verlangsamen oder zu beschleunigen und meinen Blutdruck zu senken oder ansteigen zu lassen.[6]

Diese drei Geschichten klingen ähnlich, doch es ist genau der wichtige Unterschied zwischen ihnen, der den entscheidenden Punkt in der Diskussion über kognitives Enhancement verdeutlicht. Charlie ist mental beeinträchtigt, und in der Folge leidet seine Lebensqualität. Hier hat die Gesellschaft die Pflicht, einzuschreiten, wenn sie dazu in der Lage ist, könnten

---

5 Alan Glynn: ›Stoff‹, aus dem Englischen von Andrea Fischer, Ullstein, Berlin 2006, S. 113.
6 Ted Chiang: »Verstehen«, in: ders.: ›Das wahre Wesen der Dinge‹, aus dem Englischen von Karin Will, Golkonda, Berlin 2014, S. 24 f.

Ethiker argumentieren. Das gilt auch für Leon, der Lebensqualität verloren hat und vermutlich möchte, dass er sie zurückerhält. Eddie hingegen, der Protagonist aus ›Ohne Limit‹, ist bereits eher ein Erfolgstyp. Seine Intelligenz zu steigern, ist für sein Bankkonto hilfreicher als für seine grundlegenden Menschenrechte. Charlie und Leon mit kognitivem Enhancement zu helfen, ist eine Behandlung. Aber es einzusetzen, damit Eddie betrügen kann?

Die Bioethik hat die Unterscheidung zwischen Behandlung und Enhancement jahrelang anhand körperlicher Merkmale diskutiert. Wann darf eine Medizin einer gesunden Person verabreicht werden, um sie über die natürlichen Grenzen hinaus zu verbessern? Es ist nicht immer leicht, hier eine Linie zu ziehen. Ein häufig herangezogenes Beispiel des Dilemmas berichtet von einer Wachstumshormontherapie für zwei Jungs, die kleiner sind als der Durchschnitt. Der eine der beiden ist kleiner, da er an einem Gehirntumor leidet, der zu einer Unterversorgung mit Hormonen führt. Der zweite Junge ist klein, da auch seine Eltern klein sind.

Das konventionelle ethische Modell würde nur dem ersten Jungen die Therapie mit den Wachstumshormonen zugestehen, da sie hier als Behandlung gilt. Bei dem zweiten Jungen wäre sie ein Enhancement, das nicht erlaubt ist. Ist das gerecht? Nicht für den zweiten Jungen. Viele Studien belegen, dass eine geringe Körpergröße die Lebensqualität von Männern beeinträchtigt. Sie leiden häufiger unter Diskriminierung durch Frauen und Arbeitgeber. Und wofür nutzt man eine Therapie, wenn nicht für die Verbesserung der Lebensqualität?

Bevor entdeckt wurde, welch famosen Effekte Viagra hat, tauchte in keinem ärztlichen Wortschatz die Diagnose »erektile Dysfunktion« auf. War ein Siebzigjähriger nicht mehr so potent wie einst, war dies ein Lifestyle-Problem und kein medizinisches Thema, und es zu beheben war ein Bonus, ein Enhancement, keine Behandlung. Die Pharmaunternehmen versuchten nicht einmal, eine Lösung dafür zu finden – Viagra sollte Angina und Bluthochdruck behandeln. In diesem Bereich leistet es nur wenig, doch ein Nebeneffekt sorgt für den millionenfachen Verkauf.

Welche Definition man auch immer zur Unterscheidung zwischen Behandlung und Enhancement findet, so hat die Logik die gemeine Angewohnheit, die beiden wieder ununterscheidbar zu machen. Betrachten wir Behandlung als Umkehr hin zu einem »normalen« oder »durchschnittlichen« Zustand, würde man damit Herztransplantationen und den weitverbreiteten Einsatz von Lipidsenkern ausschließen, mit denen man den Cholesterinspiegel von Männern im besten Alter weit unter das Niveau drücken kann, das man auf anderen Wegen erreichen könnte.

Hier geht es um mehr als nur eine semantische oder philosophische Frage. Der Unterschied zwischen Therapie und Enhancement bestimmt Themen der realen Welt wie Preis und Verfügbarkeit. Angesichts endlicher Ressourcen tendiert die Standardposition dazu, Therapien zu bevorzugen, denn sie machen etwas Falsches wieder richtig. Doch genau wie bei »normal« verändert sich mit dem Wandel der Technologien und dem Anstieg der Erwartungen auch das, was wir unter »falsch« verstehen.

Der Boden wird noch dünner, wenn die menschlichen Verbesserungen, um die es geht – sowohl durch Therapie als auch durch Enhancement –, eine kognitive *und* eine körperliche Seite haben, denn »normal« ist dann noch schwieriger zu definieren, und die wahrscheinlichen Vorteile haben größere alltägliche Auswirkungen. Die Politik wiederholt es immer wieder, wir leben in einer Wissensgesellschaft. Wissen ist Macht. Und wenig zu wissen, bleibt gefährlich, vor allem, wenn ein politischer, militärischer oder wirtschaftlicher Konkurrent ein klein wenig mehr weiß. Oder wenn er ein klein wenig schneller auf den Buzzer drückt.

Behandeln und Betrügen 79

Völlig unerwartet erhielt ich im Herbst 2012 eine Einladung, an der Weihnachtsausgabe der Fernseh-Quizshow für Hochschulabsolventen ›University Challenge‹ teilzunehmen. Noch heute weiß ich nicht genau, wie sie auf mich gekommen sind. Neben mir standen verdächtig viele Journalisten auf der Einladungsliste, aber ich war entschlossen und sagte schnell zu, bevor sie ihren Fehler bemerken und mich wieder ausladen konnten.

›University Challenge‹ ist zum einen dafür bekannt, derart rätselhafte Fragen zu stellen, dass es häufig nicht einmal hilft, die Antwort zu hören, um die Frage zu verstehen. Und zum anderen, dass die Teams auf dem Bildschirm übereinander gezeigt werden. (Wie ich an diesem Tag erfuhr, hatten die Produzenten einer unglückseligen Serie das Bühnenbild tatsächlich so gebaut.)

Und noch etwas erfuhr ich an diesem Tag: Was für ein Gesicht ich mache, wenn ich frustriert feststelle, dass ich eine Antwort weiß, sie aber leider nicht schnell genug weiß oder nicht in der Lage bin, sie überhaupt in meinem Gedächtnis zu finden.

Ich kannte den Satz »Ich bremse auch für Tiere«, der die Antwort auf eine der Frage war. Ich hatte ihn auf zahllosen Autoaufklebern in meiner Kindheit gesehen, sodass die Worte irgendwo in mein Gehirn eingebrannt waren. Ich wusste, Georgia ist der US-Bundesstaat nördlich von Florida. Doch in beiden Fällen, konnte ich, als es so weit war, Jeremy Paxman nicht korrekt antworten.[7]

Wäre es Betrug gewesen, wenn ein kleiner Stromschlag in mein alterndes Gehirn oder der durch eine Smart Drug verbesserte Datenabruf mir beim Erinnern geholfen hätte? Der Fortschritt in der Neurowissenschaft führt dazu, dass dies keine rein theoretische Frage mehr ist. Wissenschaftler in New York haben belegt, dass die elektrische Gehirnstimulation einer

---

[7] Unser Team gewann, jedoch nicht mit ausreichend Punkten, um in die nächste Runde zu kommen.

Region, die man den vorderen Temporallappen nennt, die Ergebnisse von Studenten in Allgemeinbildungstests verbessert. Vermutlich half sie ihnen auch, sich an die Antwort auf Fragen wie diese zu erinnern: Was ist das größte Organ des menschlichen Körpers? (Antwort: die Haut.)

Ist das schon »Enhancement«, wenn man Studenten hilft, sich an Dinge zu erinnern, die sie bereits wussten? Wenn ja, unterscheidet sich diese Art von kognitiver Manipulation dann von den Auswirkungen einer Tasse starken Kaffees? Oder der Pro-Plus-Koffeintabletten, die wir als Studenten vor Jahren geschluckt haben? Oder den Effekten einer ausgeglichenen und nährstoffreichen Ernährung, ohne Suff und ausreichend Schlaf?

Aus dieser wissenschaftlichen Frage wird rasch eine philosophische, und zwar eine, die die Diskussion auf die Definition von Intelligenz zurückführt. Ist kognitive Fähigkeit das, was wir wissen, oder das, was wir tun? Lagert Intelligenz Informationen ein, oder nutzt sie sie? Gewiss, einige Intelligenztests gehen utilitaristisch an die Sache heran und bewerten Handlungen. Akademische Prüfungen zielen hingegen mehr auf die Untersuchung von Wissen ab. Der Unterschied zwischen diesen beiden ist häufig keine Frage von verschiedener Intelligenz, sondern unterschiedlicher Persönlichkeiten oder einfach von Biochemie. Der Einsatz von Wissen kann jedoch beispielsweise von schwachen Nerven oder Schüchternheit gebremst werden. Selbstvertrauen kann Menschen helfen, ihr Wissen zu präsentieren. Sind Medikamente, die Unruhe dämpfen und damit bangen Kandidaten helfen, ihre Fähigkeiten bei Prüfungen – oder in Fernsehshows – unter Beweis zu stellen, schon kognitive Enhancer? Wenn ja, ist das dann schon Betrug und den anderen gegenüber unfair? Wenn ja, was ist dann mit der Unfairness, dass man eine Prüfung am Vormittag anstatt am Nachmittag ansetzt, was einigen Menschen unweigerlich zugutekommt und andere benachteiligt, je nach den Auswirkungen des täglichen Yin und Yang des Biorhythmus?

Oder sollten wir davon ausgehen, dass eine bessere Kontrolle über die Physiologie bereits ein weiteres Zeichen und ein Vorteil höherer Intelligenz ist? Schließlich hilft sie den Organismen, das zu bekommen, was sie wollen.

Diese Unsicherheiten führen dazu, dass Meinungen zu den kognitiven Enhancern – ob sie kontrolliert, erlaubt, reguliert, verboten, empfohlen oder einfach nur erforscht werden sollten – weit auseinandergehen. Das eine Extrem sind Menschen, die sich selbst Transhumanisten nennen, in deren Augen wir das Recht, ja sogar die Verpflichtung haben, uns, und damit auch die Gesellschaft als Ganzes, zu verbessern, soweit es nur möglich ist. Das Modell für ihre neurowissenschaftliche Revolution ist Leo Trotzkis Philosophie der Permanenten Revolution.

Vorsichtiger sind jene, die kognitive Enhancer als riskant und moralisch bedenklich bezeichnen. Zu diesem Lager gehört die Verwaltung der Duke University im US-Bundesstaat North Carolina, die den eigenmächtigen Gebrauch von verschreibungspflichtigen Medikamenten wie Modafinil von Studenten als Betrug verboten hat. Ursprünglich entwickelt, um Menschen mit Narkolepsie oder anderen Schlafstörungen wacher werden zu lassen, kann Modafinil bei gesunden Menschen die Konzentrationsfähigkeit und Reaktionsgeschwindigkeit verbessern und Ermüdungserscheinungen vertreiben und wird somit zu einer Lernhilfe für Studenten. Wenn solche Mittel verboten werden, wie lange dauert es dann noch, bis Studenten vor jeder Prüfung in ein Gläschen pullern müssen, damit man sie auf Drogen testen kann? Und ist es ebenfalls Betrug, wenn sie diese Mittel in den Wochen vor der Prüfung nutzen, um länger lernen zu können, und dann »sauber« in das Examen gehen?

Wenn Modafinil und andere Smart Drugs Studenten dabei helfen, sich zu konzentrieren, um so all den Stoff abrufen zu können, den sie bereits gelernt haben, dann wird dennoch in der Regel argumentiert, ihr Einsatz sei Betrug, da die anderen

Studenten nicht die gleiche Hilfe hätten. Aber ist es nicht so, dass diese Smart Drugs nur helfen, das Beste aus uns herauszuholen, etwas, das im Allgemeinen immer wieder als Ziel unserer Bildung hervorgehoben wird?

Tatsächlich weisen Forschungsergebnisse darauf hin, dass Modafinil genau das erreicht, was Bildungsexperten erreichen möchten: Kinder bekommen einen fairen und gleichen Start ins Leben. Je geringer die kognitive Leistung eines Menschen ist, mit der er beginnt, umso mehr scheint Modafinil zu helfen. *Das* ist nun mal eine interessante ethische Frage. Smart Drugs scheinen nur dann fair zu sein, wenn jeder die Gelegenheit hat, sie zu nutzen. Aber was ist, wenn nicht jeder im gleichen Ausmaß davon profitiert, und vor allem, was ist, wenn diejenigen mit geringerer Intelligenz näher an den Rest heranrücken? Letzteres klingt zunächst sehr gut, aber es ist nicht schwer, vorherzusagen, dass einige Menschen mit dieser Veränderung unzufrieden sein werden – nicht zuletzt jene, die derzeit die sozialen und finanziellen Vorteile nutzen, die ein verbessertes Test- und Examensergebnis bringen, indem sie für private Bildung bezahlen.

Wer sollte dann zu kognitivem Enhancement Zugang erhalten? Alle, die wollen? Aber was ist dann mit dem Druck durch Klassenkameraden oder die Konkurrenz auf jene Schüler und Arbeitskollegen, die es eher nicht nutzen wollen, aber wissen, dass alle anderen es machen? Oder mit dem eher offensichtlichen Druck durch Eltern und den Arbeitgeber? Sollten wir nicht erwarten, dass Menschen, die das Leben anderer in ihrer Hand halten, die ganze Zeit die volle mentale Power haben? Und ihnen dazu verhelfen? Piloten und Chirurgen machen mehr Fehler, wenn sie erschöpft sind. Und es ist erwiesen, dass Richter ihre Entscheidungen recht unterschiedlich treffen – ganz früh am Morgen und gleich nach der Mittagspause verhängen sie eher mildere Strafen, zum Beispiel Bewährungsstrafen, als am Rest des Tages. Bei allen, die versuchen, die Sache zu ihren Gunsten ausgehen zu lassen, hängt die Gerechtigkeit also davon ab, was der Richter gefrühstückt hat. Sollte die Gesellschaft nicht mehr gleiche Behandlung für alle verlangen, und wenn kognitives Enhancement dafür sorgt, es dann auch nutzen? Sind wir nicht sogar dazu verpflichtet?

Wie sieht es andererseits aus, wenn Menschen die notwendigen Prüfungen für ihren Beruf – etwa ein Flugzeug zu steuern oder einen Blinddarmdurchbruch zu operieren – dank künstlicher Hilfe bestehen, sich dann aber eines Tages entschließen, diese cleveren Pillen nicht mehr zu nehmen? Verlieren sie damit ihre Zulassung für den Beruf und ihren Auftrag? Und wenn ja, was unterscheidet sie von einem Arzt, der nach einer durchfeierten Nacht aufwacht und sich trotz Müdigkeit entschließt, zur Arbeit zu gehen?

Wir haben also eine Menge Fragen und nur wenige Antworten. Alles, was wir mit Sicherheit sagen können, ist, dass kognitives Enhancement nicht verschwinden wird. Smart Drugs wie Modafinil, das schon heute jeder haben kann, der über eine Internetverbindung und einen PayPal-Account verfügt, sind erst der Anfang. Wissenschaftler und Pharmaunternehmen arbeiten im Verborgenen bereits an verbesserten, effektiveren Mitteln zum kognitiven Enhancement. Und auch deshalb ist es elementar wichtig, die oben erwähnten ethischen Fragen, zusammen mit grundsätzlich wissenschaftlichen Problemen wie der langfristigen Sicherheit, der Zuverlässigkeit und der Stärke der Auswirkungen, zu untersuchen.

Um sie für mich selbst zu untersuchen, habe ich eine Webseite aufgestöbert, die mir Schwarzmarkt-Modafinil anbot. Ich habe meine Kreditkartennummer eingetippt und welches bestellt.

5

Pillen und Willen

Heute, da Selbstmordattentate erschreckend häufig zur Taktik von Extremisten gehören, fällt es schwerer, sich vorzustellen, welchen Schock, welches Grauen und welche Verwirrung US-Matrosen erlebten, als sich ihnen während des Zweiten Weltkriegs japanische Kamikaze-Flieger näherten. Ein Feind, der bereit war zu sterben, wenn er dabei seinen Gegner töten konnte, ein Pilot, der sein Flugzeug eben nicht so steuerte, dass er mit hoher Geschwindigkeit angreifen und dann wieder abdrehen konnte, um am nächsten Tag wieder zu fliegen, war eine neue Waffe, die man kaum stoppen konnte.

Was brachte die Kamikaze-Piloten dazu, freiwillig in den Tod zu gehen? Sicher spielte bei den japanischen Soldaten ihre Verehrung für den göttlichen Kaiser eine Rolle sowie die drohende kulturelle Schande, sich ergeben zu müssen. Der Ring der überlegenen US-Armee schloss sich immer enger um die Heimatinseln, und so waren die Kamikaze-Einheiten ein letztes Abenteuer, ein heroisches Opfer von mutigen Idealisten, die den Feind mehr hassten, als sie ihr eigenes Leben liebten. Sie waren edle Patrioten, die einem höheren Ziel dienten. Weniger bekannt dürfte sein, dass sie mit Methamphetaminen abgefüllt waren. In manchen Fällen mussten Kamikaze-Piloten stundenlang fliegen, um ihr Ziel zu erreichen, und durften in der Zwischenzeit nicht müde werden. Ihre Offiziere nahmen an, dass die lang anhaltende Euphorie der Droge verhinderte, dass sie unterwegs ihre Meinung änderten.

In den 1940er-Jahren war Meth in Japan weitverbreitet. 1919

synthetisierte der japanische Chemiker Ogata Akira die Droge, die als psychiatrische Medizin für lethargische oder depressive Menschen ausgegeben wurde. Nach Kriegsausbruch glaubte die japanische Militärregierung, Meth könne dabei helfen, Soldaten und Arbeiter geistig wachsam zu halten. Daher befahl sie einen massiven und schnellen Produktionsanstieg der Droge und machte sie unter dem Namen Hiropon als Tablette leicht zugänglich. Schläfrigkeit war nicht erlaubt. Zum Einsatz von schwerem Gerät wurde hier nun aktiv ermuntert, als die Regierung für ihre Gar-nicht-geheim-Waffe warb.

»Für Nachtarbeit und andere Zeiten, in denen geistige Wachsamkeit gefragt ist. Für Überanstrengung. Das mächtigste neue Amphetamin auf dem Markt! – Hiropon-Tabletten.«

Auch nach dem Krieg wurde Meth in Japan als kognitiver Enhancer mit offizieller Billigung weiter verabreicht, und Pharmaunternehmen warben bei erschöpften Arbeitern, Kriegsveteranen und all jenen, die mit dem sozialen Wandel nach Hiroshima, Nagasaki und der Niederlage des Landes 1945 nicht fertigwurden. Als sich jedoch Berichte über Abhängigkeiten und Kriminalität im Zusammenhang mit der Droge häuften, verschärfte sich die Haltung der Regierung. 1951 schließlich wurde Meth zum Medikament erklärt und der bis dahin übliche Gebrauch verboten.

Besonders eine Gruppe zeigte sich widerspenstig, den leichten Pfad zu geistiger Wachsamkeit zu verlassen. Abiturienten, die vor den Aufnahmeprüfungen an den Universitäten standen, und Studenten, die sich auf ihre Examen vorbereiteten, kauften weiterhin die Droge, jetzt eben auf dem Schwarzmarkt. Die Situation verschlimmerte sich derart, dass der stellvertretende Bildungsminister 1954 die Direktoren aller Universitäten und Oberschulen anflehte, mehr zu unternehmen, um dem Drogenmissbrauch, wie ihn die japanische Regierung nun nannte, ein Ende zu machen. Diese japanischen Schüler und Studenten waren die Ersten, die das nutzten, was wir heute Smart Drugs nennen. Und diese Mittel sind, sechzig Jahre später, alles andere als verschwunden. Im Gegenteil, sie waren wohl noch nie so beliebt wie heute.

Im Herbst 2014 inspizierten britische Beamte eine Einzelgarage in der für ihr Brauwesen bekannten Midlands-Stadt Burton. Sie stießen auf 20 000 Tabletten von mehr als einem Dutzend unterschiedlicher Drogen – der nach den Angaben bislang größte Einzelfund von Smart Drugs. Die britischen Behörden waren nach einem Hinweis des norwegischen Zolls aufmerksam geworden, der zuvor mehrere Pakete abgefangen und konfisziert hatte.

Alastair Jeffrey, Vollzugsdirektor der Medicines and Healthcare Products Regulatory Agency (MHRA, die Zulassungs- und Aufsichtsbehörde für Arzneimittel im britischen Gesundheitsministerium), erklärte den Journalisten bei der Vorstellung dieser Beute: »Dies ist ein anhaltender und sehr beunruhigender Trend. Die Vorstellung, dass Menschen bereit sind, ihre gesamte Gesundheit zu riskieren, um andere intellektuell zu übertrumpfen, ist äußerst verstörend.« Und sehr lukrativ: Umgerechnet rund 216 000 Euro waren laut MHRA die in der Garage gelagerten Drogen wert, welche man billig in ausländischen Drogenküchen gekauft hatte und an Studenten weiterverkaufen wollte.

Trotz der erhöhten Aufmerksamkeit der Behörden gelangen weiterhin Smart Drugs nach Großbritannien. Ich weiß dies, da einige davon in meinem Briefkasten gelandet sind. Ein paar Monate nach der Razzia in Burton brachte mir die Post einen anonymen braunen Umschlag. Die Tabletten, die ich online gekauft hatte, waren Modafinil. Der Verkäufer versprach, sie würden meine kognitiven Fähigkeiten massiv erhöhen.

Wie andere Techniken zum kognitiven Enhancement wurde Modafinil zunächst zur medizinischen Behandlung eingeführt. Es tauchte in den 1970er-Jahren in Frankreich auf, als man nach sicheren Alternativen für Stimulanzien wie Amphetaminen suchte, mit denen Schlafstörungen, darunter Narkolepsie, behandelt wurden, die jedoch Nebenwirkungen hatten. Als immer mehr Modafinil verschrieben wurde, überlegten Ärzte, ob das Mittel gegen Müdigkeit nicht auch bei weiteren Gegebenheiten Erschöpfungszustände und Ähnliches bekämpfen könnte. Sie verordneten es immer häufiger bei anderen als den auf dem Beipackzettel erläuterten Beschwerden, also solchen, die nicht offiziell dafür genehmigt waren, etwa bei Multipler Sklerose, Myotoner Dystrophie und anderem. Und neben der zunehmenden Wachsamkeit der Patienten untersuchten Wissenschaftler auch die Verbesserungen ihrer kognitiven Funktionen.

In den letzten Jahren explodierte der Off-Label-Einsatz, also die nicht zugelassene Arzneimittelanwendung von Modafinil. Man erforschte es von medizinischer Seite aus als Ersatz für amphetaminähnliche Stimulanzien bei einer Reihe von anderen Problemen, darunter behandlungsresistenter Depression und Aufmerksamkeitsdefizit-Hyperaktivitätsstörung (ADHS). Außerhalb der Medizin stellten es die Streitkräfte mehrerer Länder ihren Infanterien und Soldaten der Luftwaffen zur Verfügung. Man hielt Modafinil für derart weitverbreitet und wirksam, dass die World Bridge Federation 2015 damit anfing, ihre Bridge-Spieler bei internationalen Turnieren auf diese Substanz zu testen, da sie zu den verbotenen Stimulanzien zählte. Genauso gingen die Organisatoren des ESL One Cologne vor, eines Computerspiel-Turniers für Profis. Und dann sind da noch die Studenten. Es lassen sich nur schwer belastbare Zahlen dazu finden, doch einige Umfragen legen nahe, dass rund ein Viertel aller britischer Studenten vor dem Vordiplom Modafinil oder Ähnliches zur Verbesserung ihrer Arbeit schluckt. Ein Fünftel aller Chirurgen und eine vergleichbare Zahl professioneller Wissenschaftler sagen das ebenfalls.

Die Verfügbarkeit und gesetzlichen Regeln zu Smart Drugs sind von Land zu Land unterschiedlich. In Kolumbien kann man Modafinil offiziell in Apotheken kaufen. In Russland ist der Besitz verboten. In Deutschland und Großbritannien ist es ein verschreibungspflichtiges Arzneimittel, das man legal besitzen, jedoch nicht verkaufen oder für andere beschaffen darf. Ist es also okay, sich ein paar Dutzend per Post aus Indien kommen zu lassen? Sagen wir mal, das ist eine Grauzone.

Der Online-Verkauf von Modafinil und anderen Smart Drugs boomt, doch Käufer sollten auf der Hut sein – es gibt mehr zu bedenken als nur Rechtliches. Die MHRA formuliert es so: »Ein Großteil der online verkauften Arzneimittel ist gefälscht, minderwertig oder verunreinigt. Es gibt keine Garantie, dass das Produkt, das Sie erhalten, nicht mit irgendeiner Menge einer gefährlichen Substanz durchsetzt ist.«

Der Markt für gefälschte Medikamente ist riesig und regelmäßig für den Tod von Menschen verantwortlich, von Herzpatienten in Pakistan bis hin zu den US-Amerikanern, die verschmutzte Steroide oder Blutverdünner nahmen. Noch wahrscheinlicher ist jedoch, dass die Mittel überhaupt nicht wirken. Gefälschtes Modafinil ist häufig nichts anderes als eine Koffeintablette. Daher wollte ich sicherstellen, dass meine online gekauften Smart Drugs echt waren. Es stellte sich jedoch heraus, dass es wesentlich leichter und billiger ist, diese Mittel zu kaufen, als zu überprüfen, ob sie seriös sind.

Der braune Umschlag, in dem sie bei mir landeten, war mit dem Namen und der Adresse einer Firma aus dem Stadtteil Fort im indischen Mumbai versehen. Derselbe Name und dieselbe Adresse standen auf dem weißen Aufkleber auf der Rückseite, der Zollerklärung. Unter »Anzahl und detaillierte Beschreibung des Inhalts (z. B. zwei Männerhemden)« war aufgedruckt: »Probe unbedenklicher Medizin«. Ein Häkchen in einem Kästchen gab an, dass die Medizin als Geschenk gedacht war. (Wie toll dann, dass sie unbedenklich ist.) Ein schneller Blick ins Internet zeigte, dass die Firma in Mumbai als Reisebüro firmiert, das Hochzeitsreisen und Rundtouren anbietet. Kein sehr vielversprechender Anfang.

Im Umschlag waren Blisterpackungen der mit Modvigil gestempelten Tabletten – ein Markenname für Modafinil – sowie der Name und die Adresse von zwei weiteren Firmen in Mumbai. Beide gaben sich als pharmazeutische Unternehmen aus, und einige Suchanfragen im Internet brachten zutage, dass beide wohl über die Ausstattung verfügten, mit deren Hilfe sie, sofern sie wollten und das Wissen dazu besaßen, eine ordentliche Menge von Modafinil herstellen konnten.

Jede Blisterpackung war mit einer Chargennummer gestempelt, bei der auch das Herstellungsdatum (Januar 2015) und das Verfallsdatum (Dezember 2017) standen. Ich vermute, dank dieser gesammelten Angaben dürften sich die meisten Käufer überzeugt zeigen. Doch eigentlich geht ja Probieren über Studieren, nur war ich noch nicht bereit, eine dieser kleinen weißen Scheiben zu schlucken.

Bei den Dutzenden von Webseiten, die Smart Drugs gewidmet sind, gehört die Frage, ob online gekaufte Pillen echt sind, zu den meistdiskutierten Themen überhaupt. Bei Modafinil gibt es keinen eindeutigen Weg, das zu überprüfen. Ein paar User schlugen vor, die Tablette in Essig zu werfen und nach Bläschen Ausschau zu halten. Doch angesichts der möglicherweise zugefügten Inhaltsstoffe ist das keine eindeutige Lösung. Echtes Modafinil würde angeblich dafür sorgen, dass mein Pipi faulig rieche, aber diese Methode klingt für mich nicht sehr wissenschaftlich.

Ich brauchte professionellen Rat, doch Profis schienen unwillig zu sein, mir zu helfen. Ich schrieb große Vertragslabore an, die mir erklärten, nicht mit Privatpersonen zusammenzuarbeiten. Ich dachte kurz darüber nach, mich als Hochzeitsreisen-Agentur zu deklarieren, die unbedenkliche Medikamente rund um den Globus verschickt, doch es erschien mir einfacher, befreundete Chemiker zu fragen, die an Universitäten arbeiteten. Ich nahm an, auch sie wären an den Ergebnissen interessiert. Auch wenn es zahlreiche Warnungen von Hochschullehrern gab, dass Studenten ihre Gesundheit riskierten, wenn sie ungeprüfte importierte Mittel schluckten, hatte doch niemand, den ich befragte, sie nun auch tatsächlich einmal getestet.

Zunächst wurden meine E-Mails höflich zurückgewiesen, an Kollegen weitergeleitet oder schlicht ignoriert. »Das ist eine interessante Frage, aber leider keine, bei der ich helfen kann«, lautete die typische Antwort. Nach einigen Monaten voller Korrespondenz bekam ich etwas Handfestes: Eine geschäftstüchtige Uni-Fakultät verkaufte Zeitfenster in ihren Laboren, um sich zu den Forschungsgeldern noch etwas hinzuzuverdienen. Doch bevor der Deal abgeschlossen werden konnte, musste ich die Pressesprecherin überzeugen: Nein, ich schrieb keinen Text über die Verbreitung dieser Droge unter ihren Studierenden. Und ich musste der Fakultät einen Blankoscheck ausstellen. Sie würden so wenig ausgeben wie nur möglich, hieß es. Und ich musste ihnen mein indisches Modafinil schicken. Im Prinzip wurde ich damit zum illegalen Lieferanten, denn ich ging davon aus, dass der Stoff echt war. Auch wenn ich nicht fürchtete, dass nach alldem die Wissenschaftler der Universität sie schlucken würden.

Für 250 Euro bekam ich rund eine Stunde Arbeitszeit eines erfahrenen Laboranten, der mein angebliches Modafinil in ein Massenspektrometer steckte und einer Monokristall-Röntgenstrahlbeugung unterzog. Die Ergebnisse zeigten, dass es »ohne jeden Zweifel« echt sei, sagte man mir. Sie fanden ausreichend Wirkstoff in der Tablette, um bestätigen zu können, dass sie weder gestreckt noch mit etwas anderem versetzt sei. Die Tabletten seien, soweit dies wissenschaftlich nachweisbar war, echt. Nun wurde die Universität zum illegalen Lieferanten und schickte den Rest der Tabletten wieder an mich zurück. Sie landeten ein weiteres Mal in meinem Briefkasten.

Meine erste Modafinil nahm ich um acht Uhr morgens. Ich aß zunächst eine Schüssel Cornflakes und einen Toast und spülte dann die kleine weiße, gekreuzte Pille mit viel Wasser herunter. Zwei Stunden später saß ich in meinem üblichen

Coffee Shop und schrieb auf meinem Laptop (ich arbeitete an diesem Buch). Ich wartete darauf, mich anders zu fühlen. Ich hatte mir Mühe gegeben, im Vorfeld nicht allzu viel darüber zu lesen, wie es anderen Menschen mit Modafinil ergangen war, denn ich wollte keine fremden Ideen übernehmen. Aber ich hatte gelesen, dass es einige Stunden dauern kann, bis die Wirkung einsetzt. Und dass sie sechzehn Stunden und länger anhalten kann. Ich wollte nicht unbedingt bis lange nach Mitternacht aufbleiben müssen, aber deswegen früher aufstehen und frühstücken wollte ich auch nicht.

Doch nun fühlte ich mich anders: wirklich anders. Ich fühlte mich gut, als würde ich die Worte, die ich schrieb, nun viel intensiver abwägen. Ich spürte eine Verbindung zu meinem Text und dem Bildschirm meines Laptops. Die Musik (Weihnachtshits in Dauerschleife), andere Menschen und herumtollende Kinder lenkten mich deutlich weniger ab. Ich dachte diese Sätze so schnell, dass ich kaum mit dem Tippen hinterherkam. Ich besuchte diesen Coffee Shop, da man sich den Kaffee kostenlos nachfüllen lassen konnte. Doch nach einer halben Stunde stand meine erste Tasse noch unbeachtet auf dem Tisch; ich hatte kaum daran genippt, und der Kaffee darin war längst kalt.

Bildete ich mir dieses Gefühl nur ein, dachte ich mir etwas aus? War dies ein Placebo-Effekt, die Macht der Einbildung? Spielte das überhaupt eine Rolle? Ich hatte eine Droge genommen, die meine Sinne schärfen und meine Wahrnehmung befreien sollte, und meine Sinne fühlten sich scharf an, mein Verstand frei. Ich wollte einfach weiterschreiben. Und das tat ich auch. Ich konnte mich KONZENTRIEREN und fühlte mich MOTIVIERT.

Ich saß inzwischen fast zwei Stunden vor dem Computer, wohingegen an früheren Tagen zwei Stunden Arbeit an meinem Buch genug für eine ganze Sitzung gewesen waren. Ich würde mich selbst belügen, würde ich behaupten, nach dieser Zeit noch Fortschritte machen zu können, denn gewöhnlich fängt meine Aufmerksamkeit dann an abzuschweifen und mein Schreiben verlangsamt sich. Nicht jedoch an diesem Tag. Der Bildschirm wirkte größer und schien mich immer noch willkommen zu heißen. Es kam mir vor, als würde ich mich nach vorne lehnen, denn die Worte, die sich von selbst einstellten, schienen mir viel näher und bewegten sich elegant und flüssig. Es war *unglaublich*. Wenn das der Placebo-Effekt war, dann nur immer weiter so.

Wenn Piloten unter dieser Droge Hubschrauber fliegen und Kampfflugzeuge steuern, halte ich das allerdings für keine so gute Idee. Neben der willkommenen Schärfung meiner Sinne kam ich mir impulsiv vor, und meine Finger zuckten beständig, wenn sie nicht die Tastatur berührten. Ich strich immer wieder über mein stoppeliges Kinn. Ich wäre in diesem Moment nicht gern Auto gefahren. Zwei Stunden lang hatte ich kein Wort gesagt und war nicht aufgestanden. Ich wollte es einfach nicht. Es fühlte sich an, als würde sich alles nur in meinem Kopf abspielen.

Ich nahm die Modafinil an einem Dienstag, da ich normalerweise dienstags Squash spiele und normalerweise verliere. Ich trete seit Jahren immer gegen meinen Freund Mike an. Falls Sie noch nie Squash gespielt haben, empfehle ich Ihnen das Buch *Saturday* von Ian McEwan als erstklassige Beschreibung des Sports.

Squash ist, anders als Tennis, ein heftiger Sport, der viel Einsatz verlangt und bei dem man mit seinem Gegner direkt um Raum und die richtige Stellung auf dem Platz kämpft. Squash ist intim. Man spürt, wie der Platz bebt, wenn man umherstürmt. Mike und ich stoßen uns gegenseitig aus dem Weg, um den Ball zu treffen.

Ein Grund, weshalb Mike regelmäßig gewinnt, ist etwas, das Sportpsychologen TCUP nennen: Thinking Clearly Under Pressure (Klares Denken unter Druck). Erregt, angestrengt und frustriert verliere ich die Konzentration, und ich dresche auf den Ball ein und hole zu Schlägen aus, bei denen ich augenblicklich weiß, dass sie schiefgehen. Ich mache mentale Fehler. Aber was noch wichtiger ist, ich mache mehr mentale Fehler als Mike. Ein zweiter Grund ist die Motivation. Er hasst die Niederlage mehr, als ich den Sieg liebe. Ich würde ein hart umkämpftes Match lieber glücklich 3:2 verlieren, als ihn mit 3:0 abzuservieren. Er nicht. (Und er würde mit gutem Recht hinzufügen, ich sei gar nicht in der Lage, das zu beurteilen, da ich ihn noch nie 3:0 abserviert habe.) Modafinil sollte mir helfen, mentale Fehler zu beseitigen, was auch der Grund ist, weshalb es im Wettkampfsport verboten ist.

Im Prinzip werde ich heute Abend ein Betrüger, ein Dopingsünder, ein Schwindler sein, der den edlen Geist und die Reinheit des Sports entehrt. Doch ich bin bereit, meine Sportlerseele für die Wissenschaft zu verkaufen. Wenn Modafinil mir den Extra-Schub mentaler Stärke verleiht, den ich für einen Sieg über Mike brauche, dann ist es wirklich eine Smart Drug. Und dann werde ich auch am Freitag eine nehmen. Da gehe ich mit Jim eine Runde golfen.

Ich kehrte an diesem Abend mit dem gewohnten Gefühl der Niederlage nach Hause zurück. Mistkerl. Ich habe verloren. Wieder mal. Aber immerhin … war ich eine Weile lang brillant. Ich hatte richtige Entscheidungen getroffen. Ich war fokussiert. Ich fühlte mich GROSSARTIG. Ich hatte nichts Besonderes getan, nur den Ball an die richtige Stelle geschlagen, knapp über der Linie und eng an der Wand und dann dem Ehrgeiz widerstanden. Ich ließ ihn die Fehler machen. Der erste Satz ging an mich.

Im zweiten spielte ich einen meiner besten Schläge aller Zeiten. Sein Return auf meinen Aufschlag war schwach und ging hoch gegen die Wand, sodass der Ball von oben zu mir herunterfiel. Ich stürzte mich auf ihn, um den Ball tief in die rechte vordere Ecke zu spielen. Einen solchen Schlag richtig auszuführen, ist schwierig – trifft man beim Squash den Ball zu fest, sodass er weit von der Wand zurückprallt, macht man es dem Gegner leicht. Oder man trifft so in die Ecke, an der sich die

Vorder- und Seitenwand treffen, dass der Ball bequem für den Gegner in die Mitte springt. Einen solchen Schlag versemmele ich regelmäßig, doch ich hatte das Gefühl, ich sollte es trotzdem versuchen.

Nur dieses Mal tat ich es nicht. Ich sah in die Zukunft voraus und änderte sie. Ich dachte unter dem Druck ganz klar und wählte einen anderen, sichereren Schlag. Anstatt den Ball von oberhalb meines Kopfes herunterzuangeln, drehte ich den Kopf meines Schlägers unter dem Ball, der dann nicht nach unten, sondern in einem Bogen über meine linke Schulter nach oben flog und die linke hintere Ecke traf. Mike war genauso überrascht wie ich. Er hatte meinen festen Schlag erwartet, war nach vorn gestürzt und konnte, auf dem falschen Fuß erwischt, jetzt nur zusehen, wie der Ball außerhalb seiner Reichweite landete. Ich gewann auch den zweiten Satz. Als Mike außer Atem nach seiner Wasserflasche griff, murmelte er etwas in sich hinein und brüllte dann laut heraus – »KONZENTRATION«. Ich erlaubte mir ein Lächeln.

Die ersten drei Punkte im dritten Satz gingen an mich. Unglaublich. Ich hatte mal ein ganz besonderes Spiel gegen Mike gewonnen, aber noch nie 3:0. Was für ein Resultat. Was für eine Geschichte. Was für eine METAPHER. Ich fühlte mich wie Malcolm Gladwell, jener kanadische Journalist, der Bestseller darüber schreibt, wie man für komplizierte Probleme einfache Lösungen findet. Das würde die perfekte Eröffnungsszene für mein Buch werden. Natürlich würden mir die Leute nicht glauben, also müsste ich Mike bitten, mir per E-Mail zu bestätigen, was geschehen war und wie überraschend mein cooles, klinisches, konzentriertes Spiel an jenem Abend war. Die könnte ich dann als Fußnote unterbringen. Nein, besser im Anhang.

»6 zu 3.«

Was?

»Der Spielstand. Es steht 6 zu 3 für mich«, sagte Mike und schlug auf. Ich versuchte einen cleveren Return an die Seitenwand, der dann vor der Vorderwand verhungern sollte. Riskant, aber etwas, das er nicht erwartete. Der Ball traf die Linie. Aus.

»7 zu 3.«

Was auch immer mit mir geschehen war, der mentale Schub durch ein verbotenes Stimulans, das Selbstvertrauen eines Placebo-Effekts oder einfach nur die verbesserte Konzentration durch das Nachdenken über den mentalen Aspekt des Spieles, ich hatte es verloren. Das schlechte alte Ich kehrte auf den Platz zurück. Das TCUP ließ schlicht und ergreifend nach. Mike gewann die folgenden drei Sätze und siegte. In diesem Thriller gewann er und verlor ich 3:2, also hatten wir im Grund beide erreicht, was wir wollten.

Die ersten beiden Sätze waren seltsam, erklärte mir Mike anschließend im Pub. Es ging nichts vorwärts, und ich traf immer wieder die falschen Entscheidungen. Du hingegen hast kaum einen Fehler gemacht. Fast hätte ich ihm jetzt die Wahrheit gesagt, doch stattdessen schob ich mir noch einen Chip in den Mund. Nächsten Dienstag, schwor ich mir, nehme ich das Modafinil eine Stunde später.

Verurteilen Sie mich nicht. Zwischen 1984 und 2004 hätten viele von uns als Drogensünder gegolten. Auf der WADA-Liste der verbotenen Substanzen stand damals auch Koffein, und zwei Teilnehmer an Olympischen Spielen wurden erwischt und verurteilt, weil sie es zu sich genommen hatten. Dem mongolischen Judo-Star Bachaawaagiin Bujadaa wurde die Silbermedaille, die er 1972 in München erkämpft hatte, wegen übermäßigen Koffeingenusses aberkannt, und der australische Moderne Fünfkämpfer Alex Watson wurde 1988 in Seoul disqualifiziert. (Später wurde sein Name von der Dopingliste gestrichen, und er nahm 1992 in Barcelona wieder an den Spielen teil.)

Der Freizeitgebrauch von Koffein – die gute alte Tasse Kaffee – war okay, doch sobald das Niveau über ein gewisses Maß stieg, nahmen die Sportfunktionäre an, dass jemand sich auf unfairem Weg einen Vorteil verschaffen wollte. Die Grenze war hoch angesetzt, aber auch nicht *so* hoch. In die Gefahrenzone geriet man mit etwa sechs Tassen starkem Kaffee.

Schon seit Jahrhunderten nutzen Menschen Koffein, um wach zu bleiben. Von den Dichtern Voltaire und Balzac heißt es, sie hätten Dutzende Tassen Kaffee am Tag getrunken. Als ich in den 1990ern studierte, gab es Koffein in konzentrierten Tabletten, die jedoch ziemlich schwach waren: Jede enthielt etwa 50 mg Koffein, etwa halb so viel wie eine Tasse starker Kaffee. Heute fahren Studenten stärkere Geschütze auf, denn es gibt Koffeintabletten mit 200 mg Wirkstoff. (In Deutschland sind sie apothekenpflichtig, werden gegen Erschöpfungszustände eingenommen und heißen unter anderem allen Ernstes Coffeinum.)

Ärzte empfehlen eine maximale Tagesdosis von 400 mg Koffein (also weniger als die etwa 500 mg, die man im größten Starbucks-Becher findet), doch es gibt hin und wieder auch Menschen, die wesentlich mehr zu sich genommen haben. Im US-Bundesstaat Ohio schluckte ein 42-jähriger Mann bei einem Selbstmordversuch 120 Koffeintabletten à 200 mg. Er überlebte, musste sich jedoch vier Tage lang unkontrolliert übergeben, litt an Durchfall und war immer wieder bewusstlos. Er hatte rekordverdächtige 24 g (24 000 mg) Koffein in seinem Körper.

Wenn es darum geht, Aufmerksamkeit wiederherzustellen, hat Modafinil pro Milligramm einfach mehr Durchschlagskraft als Koffein, vermuten Wissenschaftler. Rund 400 mg Modafinil sorgen für den gleichen Effekt wie 600 mg Koffein. Was für meine Tablette mit 200 mg Modafinil bedeutet, dass sie etwa drei Tassen starkem schwarzen Kaffee entspricht, auf einen Zug getrunken. Oder der Einnahme von sechs Pro Plus.

Trotzdem gibt es einen wichtigen Unterschied. Während Koffein als sanfter kognitiver Enhancer gilt, der Reaktionszeiten verkürzen kann, wirkt es fast ausschließlich so, dass erschöpfte Menschen sich wieder normal fühlen, anstatt dass normale Menschen sich super fühlen. Wie übrigens auch Nikotin. Bei Modafinil ist das anders. Kaffee kann müden Menschen helfen, sich wacher zu fühlen, wohingegen Modafinil von vornherein dafür sorgt, dass sie sich überhaupt nie müde fühlen. Es geht nicht nur darum, dass Menschen sich wieder normal fühlen; Modafinil kann sie weit darüber hinaus führen.

Die Wirkung von Smart Drugs wird häufig aufgebauscht und übertrieben. Verlässliche Studien legen jedoch nahe, dass Modafinil einen positiven und signifikanten Effekt auf die Wahrnehmung hat. Es ließ sich zeigen, dass es die Leistungsfähigkeit gesunder Probanden bei mehreren Aufgaben verbesserte – unter anderem bei dem Erinnern einer Zahlenreihe, dem Treffen von Entscheidungen, dem Problemlösen oder auch der Raumordnung. Im August 2015 stellten Wissenschaftler der Universitäten Harvard und Oxford die verlässlichsten Experimente dazu zusammen und konnten aus ihrer Analyse schließen, dass Modafinil die weltweit erste sichere und effektive Smart Drug ist.

Wobei »sicher« nur auf kurze Sicht gemeint ist. Niemand kennt die langfristigen Auswirkungen von Modafinil, zum einen, da Wissenschaftler noch nie den chronischen Einsatz der Droge verfolgt haben, zum anderen, da sie nicht wissen, wie die Droge wirkt oder was genau sie im menschlichen Gehirn auslöst. Es ist grundsätzlich schwierig, zu erkennen, wie Medizin im Gehirn wirkt, da es, im Gegensatz zu anderen Organen, mit konventionellen Tests wie Blutproben nur schwer zu erkennen ist, was im Gehirn vor sich geht. Das Gehirn schwimmt in seiner eigenen, siruparigen Flüssigkeit, die über ein eigenes und damit von der übrigen Blutversorgung getrenntes Kreislaufsystem verfügt. Und es wird durch die Blut-Hirn-Schranke vom Rest isoliert.

Der einzige echte Weg, um direkt die Menge an Chemikalien und Drogen zu messen, und wie sie sich in dieser Zerebrospinalflüssigkeit verändern, ist, weiter unten im Körper in das Leitungssystem einzudringen, doch solche Lumbalpunktionen sind riskant und werden daher nie leichtfertig durchgeführt. Das schließt sie für Studien aus, die messen wollen, ob Smart Drugs dazu führen, dass sich Studenten Zahlenreihen besser merken können.

Aus Experimenten mit Tieren und Zellkulturen sowie aus der Untersuchung von Gehirn-Scans glauben Neurowissenschaftler, ableiten zu können, dass Modafinil die Aktivität von Neurotransmittern verändert, was sich direkt auf die Gehirnaktivität auswirkt, da diese den einzelnen Neuronen bei der Kommunikation helfen. Genauer gesagt, scheint Modafinil auf das Katecholaminsystem zu wirken, das die Neurotransmitter (Botenstoffe) Dopamin und Noradrenalin freisetzt. Dies könnte dazu führen, dass sich Aktivitäten im Frontalkortex konzentrieren, der für höhere geistige Funktionen zuständig ist, und die Arbeit in benachbarten Gehirnfunktionen eingeschränkt wird. So reduziert sich der Wettstreit um die benötigten kognitiven Ressourcen im Gehirn. (Und genau so fühlt es sich auch an – Modafinil hilft dem Gehirn, sich auf die vorliegende Aufgabe zu konzentrieren und immun gegen Ablenkungen zu werden.)

Wissenschaftler sind skeptisch, inwiefern Modafinil wirklich hilft, bei Tests besser abzuschneiden. Das Mittel sorge nicht dafür, dass sich die »Rädchen« im Gehirn schneller drehen, sondern steigere schlicht Aufmerksamkeit und Motivation. Nachdem ich die Droge selbst genommen habe, kann ich diese Argumentation verstehen. Ich kann vermutlich die meisten bei mir aufgetretenen Effekte auf erhöhte Motivation zurückführen oder zumindest mit dem deutlich verringerten Wunsch in Verbindung bringen, aufzustehen und etwas anderes zu tun.

Doch wenn wir Intelligenz als den Output eines Gehirns verstehen wollen und nicht als dessen interne Arbeitsvorgänge, ist dieses Argument dann nicht rein akademisch? Wie wir schon besprochen haben, berücksichtigen wir schwache Nerven oder fehlendes Selbstvertrauen auch nicht, wenn wir einen IQ-Test schreiben. Und haben diese nicht eine ebenso große (negative) Auswirkung auf das Ergebnis eines Prüflings, wie die erhöhte Motivation es verbessern dürfte?

Obwohl Modafinil im Großen und Ganzen als sicher angesehen wird, scheinen manche Menschen doch negativ darauf zu reagieren. Für mich war vor der Einnahme besonders besorgniserregend, dass ich Berichte von Patienten mit Zwangsstörungen gefunden hatte – Menschen, die erfolgreich behandelt worden waren und mindestens ein Jahr lang ihren Zustand im Griff hatten –, die nach dem Einsatz von Modafinil einen dramatischen Rückfall erlebten. Psychiater waren nicht sicher, wie es dazu kommen konnte; womöglich sorgte der Wirkstoff dafür, dass der von der Zwangsstörung betroffene Teil des Gehirns wieder stärker aufflackerte.

Und 2015 beschrieben türkische Psychiater den Fall einer Patientin, der wegen ausgeprägter Schläfrigkeit Modafinil verschrieben worden war – sie hatte das Gefühl, jeden Nachmittag ein bis zwei Stunden schlafen zu müssen – und die in der Folge eine Hypersexualität entwickelte. Nun wollte sie immer noch jeden Tag ins Bett, nur nicht mehr des Schlafs wegen. Für die zweifache, fünfundvierzigjährige Mutter war ihr massiv gesteigerter Sexualtrieb ein Problem. Für ihren Ehemann, 75, ebenfalls.

Modafinil hatte bei mir, so viel darf ich verraten, keinen dieser Effekte.

Abgesehen von Modafinil, gibt es andere Medikamente, die von gesunden Menschen zur Steigerung ihrer kognitiven Leistungsfähigkeit eingenommen werden – und es kommen immer weitere hinzu. Medizinische Amphetamine, darunter Benzedrin, sind seit Jahrzehnten auf dem Markt (und wurden den Piloten der britischen Royal Air Force in den 1940er-Jahren verabreicht), wohingegen neuere Mittel, wie das gegen Alzheimer eingesetzte Donepezil, entwickelt wurden, um der sich abzeichnenden Demenz-Krise zu begegnen. Zu den bekanntesten sogenannten Studienpräparaten gehört Ritalin, ein

Metylphenidat-Präparat, das Kindern und anderen Patienten mit der Diagnose Aufmerksamkeitsdefizit-Hyperaktivitätsstörung (ADHS) verschrieben (manche sagen auch: übermäßig verschrieben) wird. Es hilft ihnen, sich zu fokussieren und aufmerksam zu bleiben. Als solches ist Ritalin im Wettkampfsport ebenfalls verboten. In den großen Baseball-Ligen in den USA ist sein Gebrauch untersagt, es sei denn, bei einem Baseball-Spieler wurde ADHS diagnostiziert, woraufhin er eine therapeutische Ausnahmegenehmigung erhält. Das Ergebnis ist ein epidemisches Ausmaß an ADHS unter Baseball-Spielern, deren Diagnoserate doppelt so hoch ist wie unter dem Rest der Bevölkerung.

Kognitive Enhancer sind auch unter Amateursportlern sehr beliebt. Bei einer anonymen Umfrage unter 3000 Teilnehmern eines Triathlons in Deutschland haben 13 Prozent körperliches Doping in den vorhergehenden zwölf Monaten zugegeben, außerdem gaben 15 Prozent an, mit kognitivem Doping experimentiert zu haben. (Da hierzulande Koffeintabletten als Doping gelten, fielen auch sie darunter.)

Nicht nur die Athleten selbst verfallen der Anziehungskraft von Smart Drugs. Ein Leitartikel des ›British Journal of Sports Medicine‹ wies 2016 darauf hin, dass zunehmend auch Teammanager und Trainer, von denen erwartet wird, dass sie komplexe Statistiken lesen und aufgrund einer Vielzahl von Informationen schnelle Entscheidungen treffen können, von Gehirn-Doping profitierten. Da dies ihrem Team einen unfairen Vorteil verschaffe, sollten auch alle Betreuer auf Drogen kontrolliert werden.

Smart Drugs sind eigentlich ziemlich dumm. Sie überschwemmen das Gehirn mit aktiven Inhaltsstoffen und hoffen dann, dass es einigen davon gelingt, ein passendes Ziel zu finden. Es ist unmöglich, sie so einzusetzen, dass man bestimmte Gehirnregionen und damit auch eine bestimmte Funktion stimuliert – zum Beispiel das Erinnerungs- oder das Problemlösungsvermögen. Damit das gelingt, müssten wir etwas näher herangehen, das ganze Gehirn in seine Bestandteile zerlegen und dann die Teile identifizieren, an denen wir besonders interessiert sind. Nämlich jene, die Intelligenz kontrollieren und produzieren.

Das kann man mit Drogen nicht erreichen. Es verlangt einen konzentrierteren und praktischeren Zugang. Und dies ist, bei der Suche nach den Geheimnissen der Intelligenz, die übliche Strategie. Denn tatsächlich drängen Intelligenzforscher schon eine sehr lange Zeit darauf, endlich praktisch zu werden.

6

Die Société d'autopsie mutuelle

Als der US-Dichter Walt Whitman 1892 starb, vermachte er sein Gehirn der Wissenschaft. Zum Glück musste er nicht mehr mit ansehen, was als Nächstes geschah. Denn die Wissenschaft ließ es fallen. Whitmans Gehirn, die Quelle einiger der bekanntesten Texte in der US-Literatur, schlug auf den Boden auf und zerbrach. Auch wenn es so klingt, dürfte Whitman sich nicht dies vorgestellt haben, als er seine berühmte Zeile schrieb: »Wenn du mich wieder brauchst, so suche mich unter deinen Stiefelsohlen.«[8]

Egal, es lagen noch genug andere gute Gehirne herum. Denn dies war die Zeit des Gentleman-Wissenschaftlers, und im späten 19. Jahrhundert gab es nichts, was einen Wissenschaftler deutlicher zum Gentleman qualifiziert hätte als die Erlaubnis für seine Freunde, nach dem Ableben in seinem Kopf herumstöbern zu dürfen.

Whitman hatte auf Großes gehofft. Er hatte darum gebeten, dass sein Gehirn im Rahmen der weltweiten wissenschaftlichen Bemühungen untersucht werde, mit denen man die anatomische Basis der Intelligenz verorten wollte. Diese frühen Neurowissenschaftler suchten im Gehirn nach Markern für die Intelligenz und folgten dabei einer ganz einfachen Annahme: je größer, desto besser.

Die Vermutung, ein größeres Gehirn weise auf größere Intel-

---

8   Walt Whitman: ›Grashalme. Gesang von mir selbst‹, aus dem Englischen von Johannes Schlaf.

ligenz hin, ist sinnvoll. Ihr Gehirn entspricht nur rund zwei Prozent Ihrer gesamten Körpermasse, verbraucht aber 20 Prozent des von Ihnen eingeatmeten Sauerstoffs. Und ein Fünftel der Nahrung wird gebraucht, um das Gehirn und seine Milliarden von Zellen zu befeuern. Je mehr Gehirnzellen es gibt, umso mehr können sie tun, und die zunehmende Größe des menschlichen Gehirns im Laufe der Evolution ist eng verbunden mit der Entwicklung eines komplexeren, intelligenteren Verhaltens. Wir lachen heute über die Dinosaurier, denn wir glauben, sie hätten Gehirne in der Größe von Walnüssen besessen. (In Wirklichkeit hatten sie durchaus angemessen große Gehirne.)

Wie auch die ersten Bemühungen zur Bestimmung des IQ, stammte die Inspiration für Walt Whitman und seine Freunde, Gehirne zu messen und zu vergleichen, um die Quelle der hohen Intelligenz zu finden, aus Frankreich. In Paris hatte sich eine Gruppe von Gelehrten, Hochschuldozenten und engagierten Säkularisten zu einer Gruppe mit dem brillanten Namen »Société d'autopsie mutuelle« zusammengefunden. Jedes Mitglied dieser »Gesellschaft zur gegenseitigen Autopsie« verpflichtete sich, dass nach seinem Tod die anderen den Schädel öffnen, das frische Gehirn entnehmen und es in der Öffentlichkeit ausstellen durften.

Im Tod versuchten die Mitglieder der Société d'autopsie mutuelle, etwas zu beweisen, was ihnen im Leben nicht gelang: dass es keine Seele gäbe und die Menschen daher, anders, als es die Religion lehrte, es nicht verdienten, auf eine höhere Stufe gestellt zu werden als irgendein Tier. Wer Mitglied in dieser Gesellschaft werden wollte, musste seinen Gehorsam mit einem feierlichen Eid beschwören: »Als Freidenker, der loyal zum wissenschaftlichen Materialismus und der radikalen Republik steht, möchte ich bei meinem Tod von keinem Priester und keiner Kirche gestört werden.«

Ähnliche Clubs zur Gehirnspende entstanden in Russland, Deutschland und Schweden. Doch vor allem in den Vereinigten Staaten von Amerika setzte sich diese Idee wirklich durch. Im Gegensatz zu den transatlantischen Akademikern in Frankreich wollten die gottesfürchtigen US-Amerikaner jedoch keineswegs die Nicht-Existenz einer höheren Macht beweisen. Sie wollten zeigen, dass sie *selbst* – und ihre werten Kollegen – eine höhere Macht seien. Mithilfe der Größe und Form ihres Gehirns sollte bewiesen werden, dass ihre Art intelligenter sei als der Rest.

Mehr als ein Jahrhundert später haben wir nun Scanner, die dem Gehirn bei der Arbeit zusehen können. Doch ein Großteil dessen, was wir über die Gehirnfunktionen wissen, stammt noch immer aus Whitmans Tagen und den damals durchgeführten natürlichen Experimenten, bei denen man die Auswirkungen von Gehirnverletzungen und Krankheiten beobachtete. Die einflussreichsten Arbeiten reichen bis in die 1860er-Jahre zurück. Der Neurowissenschaftler Paul Broca entdeckte anhand von Schlaganfallpatienten, die ihr Sprachvermögen eingebüßt hatten, dass die Sprachbildung und -kontrolle im Frontallappen des Gehirns geschehen muss, denn dieser Teil des Hirns war bei den Patienten am schlimmsten geschädigt. Dieser Teil des Gehirns heißt heute Broca-Areal.

Sollte es also nicht möglich sein, auch die Kontrolle der kognitiven Fähigkeiten – den Sitz der Intelligenz – zu finden? Einige Wissenschaftler waren davon überzeugt, und eine Forschungsrichtung, die als Phrenologie bekannt wurde, identifizierte den Intellekt als zentrale menschliche Eigenschaft, die sich durch das Beurteilen von sichtbaren Beulen und Buckeln auf der Oberfläche des Schädels abschätzen ließ. Die Phrenologen argumentierten, eine größere Intelligenz lasse die entsprechende Region des Gehirns anschwellen und dieser innere Wuchs zeige sich dann an der äußeren Form des Schädels. In manche Sprachen sind Begriffe zur Beschreibung von Intelligenz eingegangen, die noch aus dieser Zeit stammen. Das englische »highbrow« beispielsweise war ursprünglich eine physische Beschreibung, denn die Phrenologen assoziierten eine hohe Stirn (engl. *brow*) mit Klugheit (und »lowbrow« war folglich das Gegenteil). Im Deutschen hat sich aus jener Zeit der Begriff der »Denkerstirn« erhalten. Jemandem zu raten, er solle mal seinen Kopf untersuchen lassen, war zunächst keine Aufforderung, einen Psychiater aufzusuchen, wie wir es heute verstehen würden, sondern bei einem Phrenologen vorbeizuschauen.

Als die Phrenologie aus der Mode kam, verlagerte sich die Suche nach der Intelligenz von der Außen- auf die Innenseite des Schädels. Die neue Generation von Forschern arbeitete mit Leichen. Als Erstes entsorgten sie die Gehirne. Dann kochten sie die leeren Schädel aus und verstopften die Augenlöcher mit Stoff und Tüchern. Um die Größe des weggeworfenen Gehirns zu bestimmen, und damit zusammenhängend die Intelligenz seines Besitzers, füllten sie den ehemals eingenommenen Raum mit Wasser, Senfkörnern oder Bleikugeln, kippten den Inhalt dann wieder aus und vermaßen ihn. Schädel waren einfach zu sammeln und aufzubewahren. Es entstanden Sammlungen, einige mit Hunderten von Köpfen.

Wurden die Schädel vordergründig im Namen der Wissenschaft vermessen, so verbarg sich dahinter oft ein dunkleres Motiv. In den meisten Fällen sollten die Schädelsammlungen den behaupteten Unterschied zwischen den Rassen belegen. Genauer gesagt, wurden sie von weißen Männern angelegt, die beweisen wollten, dass andere Rassen ihnen unterlegen seien.

Zu den eifrigsten dieser Sammler gehörte der Anthropologe Samuel George Morton, der mehr als tausend Schädel aus allen Teilen der Welt, darunter auch Knochen aus Südafrika und Australien, hortete und ausmaß. Morton behauptete, weiße Menschen hätten in ihren Köpfen deutlich mehr Raum für das Gehirn als schwarze. Das passte zu der damaligen Ansicht, Schwarze und Weiße seien unterschiedliche Arten und die Weißen wegen ihrer größeren Gehirne überlegen.

Die Köpfe und Schädel, die für solche Vergleiche herangezogen wurden, waren anonym, und man hatte sie von Schlachtfeldern aufgesammelt, was ihre Verwendung einschränkte. Abgesehen von der Ethnie, sagten die Überreste nichts darüber was, wie die verstorbene Person zu Lebzeiten gewesen war – was sie getan hatte und wie intelligent sie gewesen war.

Um zu beweisen, dass ein größeres Gehirn zu größerer Intelligenz führt, mussten diese ersten Wissenschaftler einen Schritt weiter gehen. Sie mussten die größeren Köpfe und Gehirne, die sie vermessen hatten, mit den großartigen Fähigkeiten und Leistungen ihrer ehemaligen Besitzer in Verbindung bringen. Hier sahen Walt Whitman und seine Freunde eine Chance.

Angeregt durch Frankreich und die Société d'autopsie mutuelle, bildete eine Gruppe sehr von sich selbst überzeugter Männer aus dem Nordosten der USA das, was später unter dem Titel »Brain Club« (»Gehirn-Club«) bekannt wurde. Sie selbst gaben sich den erhabeneren Namen »The American Anthropometric Society« (»Die anthropometrische Gesellschaft Amerikas«). Ähnlich wie in Frankreich versprach jedes Mitglied, dass die anderen nach seinem Tod das Gehirn entnehmen und es nach Spuren seiner Großartigkeit untersuchen durften.

Man glaubt, bis zu 300 Männer traten dieser Gesellschaft bei, doch nur wenige taten es öffentlich kund, und noch weniger machten sich die Mühe, dies auch in ihrem Testament festzuhalten. Walt Whitman jedenfalls tat es nicht. Historiker denken, der Dichter – lange Zeit am Gehirn interessiert und mit vielen befreundet, die es untersuchten – habe vermutlich sein Gehirn gespendet, seiner Familie davon aber nichts gesagt. Denn ganz gewiss wäre sein Bruder, George Whitman, von dieser Vorstellung entsetzt gewesen, und er verweigerte nach Walts Tod auch dessen Autopsie.

Die Idee der »Brain Club«-Mitglieder war simpel: Auf die Größe kommt es an. Größere, schwerere Gehirne, so ihre Vorstellung, bargen mehr Potential und mehr Fähigkeiten und verliehen ihrem Besitzer damit einen höheren Status. Wie sie sich gegenseitig die Gehirne entfernten und vermaßen, überzeugten sie sich selbst von der Korrektheit dieser Idee. Sie veröffentlichten lange Tabellen mit Gehirngewichten, wobei die schwersten Gehirne ihrer professionellen Freunde und Kollegen – Physiker, Anwälte, Komponisten, Humoristen, Mathematiker, Politiker, Ökonomen, Verleger, Schriftsteller, Geologen und Richter – immer ganz oben in der Rangliste auftauchten. Der unbezwungene Gehirnschwergewichts-Champion war der russische Dichter und Romancier Iwan Turgenew, der ein Gehirn von 2012 g hinterließ und damit der Erste und Einzige war, der die Zwei-Kilogramm-Marke knackte.

Und auch der Umkehrschluss treffe zu, war der »Brain Club« überzeugt. Menschen mit niedrigerem Status – Maurer, Schmiede oder Tagelöhner – hätten kleinere und weniger kräftige Gehirne und tauchten daher eher in der Tabellenmitte auf.

Am Ende der Liste fanden sich jene mit den kleinsten und verkrüppelten Gehirnen wieder, deren Besitzer weder zur Intelligenz noch zu moralischen oder intellektuellen Leistungen fähig waren. Diese Menschen waren die Kriminellen, und von denen waren sehr viele Gehirne im Umlauf.

Eines der bekanntesten Kriminellen-Hirne jener Tage wurde dem Anarchisten Leon Czolgosz entnommen, der den US-Präsidenten William McKinley in der Nähe der Niagara-Fälle erschoss, als sich die beiden Männer zum Händeschütteln gegenüberstanden. Es dauerte rund eine Woche, bis Präsident McKinley seinen Wunden erlag. Am Ende des folgenden Monats war auch Czolgosz tot, nachdem man ihn in einem schnellen Gerichtsverfahren für schuldig erklärt und auf dem elektrischen Stuhl hingerichtet hatte.

Eine Stunde nach seinem Tod lag Czolgosz aufgeschnitten auf dem Autopsietisch. Sein Gehirn war begehrt, und es überraschte, dass angesichts des aufsehenerregenden Falls ein Medizinstudent im vierten Jahr es entnehmen und beschreiben durfte. Das Gehirn war normal, was all jene enttäuscht haben dürfte, die daran glaubten, dass kriminelle Tendenzen sich nicht nur in der kleinen Größe, sondern auch in physischen Merkmalen zeigten. »Es ist eine glaubhafte Tatsache, dass sich einige der häufig zitierten Abweichungen vom Standard der Gehirnstruktur bei manchen Kriminellen oder niedrigen Gesellschaftsschichten finden lassen«, schrieb der junge Student in seinem Autopsiebericht. »Doch diese strukturellen Abnormitäten, soweit sie für die Gehirne Krimineller beschrieben worden sind, lassen sich zu selten und nur unzureichend erhärten, um daraus verbürgte Schlussfolgerungen ziehen zu können.«

Der Medizinstudent kam zu dem Schluss, der Mörder sei sozial krank und pervertiert, aber nicht mental gestört. »Das wilde Tier schlummert in uns allen. Man muss nicht immer eine Geisteskrankheit geltend machen, um dessen Erwachen zu erklären.«

Der Name des Studenten lautete Edward Anthony Spitzka, und seine Karriere war fast schon wieder vorbei, ehe sie begonnen hatte. Ein skrupelloser Stenograf, der Spitzkas Analyse während Czolgosz' Obduktion transkribiert hatte, wollte sie an die Presse verkaufen. Der Student sah sich genötigt, medizinischen Zeitschriften die Warnung zukommen zu lassen, er werde alles abstreiten, sollten sie eine »entstellte Wiedergabe« abdrucken.

Womöglich durfte Spitzka trotz seiner Unerfahrenheit den Schädel eines Präsidentenmörders öffnen, da sein Vater gut vernetzt war. Edward Anthony Spitzkas Vater hieß Edward Charles Spitzka, und seine Karriere ähnelte der seines Sohnes, was die Neurologie und die Auswirkungen auf die Gesellschaft anging.

Spitzka Senior war vor allem dafür bekannt, dass er 1881 einen weiteren Präsidentenmörder – Charles Guiteau hatte Präsident James Garfield tödlich verwundet – für geistesgestört erklärt hatte. Während eines schlecht gelaunten Auftritts vor Gericht war Spitzka Senior gezwungen, die Anklage zurückzuweisen, dass eine akademische Stelle an der Columbia-Veterinärschule (Columbia Veterinary College) bedeutete, dass er kein Psychiater sei.

»Sind Sie nicht tierärztlicher Chirurg?«, wurde er gefragt.

»Ja, in dem Sinne, dass ich Esel behandele, die mir dumme Fragen stellen«, keifte er zurück. Trotz Spitzkas Aussage wurde Guiteau für schuldig befunden und gehängt.

Spitzka Senior war auch Zuschauer bei der Hinrichtung von William Kemmler, dessen Geschichte ich zu Beginn dieses Buches erzählt habe. Und er war eines der Gründungsmitglieder des US-»Brain Clubs«. Als er den Club-Vorsitz 1902 an seinen Sohn übergab, fand Spitzka Junior den stolzen Besitz seines Vaters in einem jämmerlichen Zustand vor. Drei der ersten Mitglieder waren zu diesem Zeitpunkt bereits verstorben, doch zwei der aufbewahrten Gehirne waren eingefallen und deformiert. Von den gespendeten Gehirnen anderer Mitglieder waren mindestens zwei zerbrochen, davon eines, weil es zehn Jahre in sich verfestigender Flüssigkeit geschwommen hatte. Und das von Walt Whitman fehlte natürlich.

Spitzka Junior holte die Gehirnuntersuchungen nach Zeichen der Intelligenz und Hochachtung aus dem Dunkel. Ermutigt durch seine gut aufgenommene Analyse des hingerichteten Czolgosz, erforschte er weitere Gehirne, sowohl von Kriminellen als auch von großen und guten Menschen. (Als sein Vater starb, übernahm Spitzka Junior die Entnahme und Vermessung von Spitzka Seniors Gehirn.)

Der junge Mann hatte beim Aufschneiden der Schädel und der Analyse der Gehirne klare wissenschaftliche Ziele: »Es reicht nicht aus, das Genie eines Archimedes oder eines Homer einfach nur zu verehren; wir möchten wissen, wie solche Denker zu diesen großartigen intellektuellen Leistungen in der Lage waren.« Und da so viele bedeutende Männer bereit waren, der Wissenschaft ihr Gehirn zu spenden, fügte er an: »Es ist unsere Aufgabe, mit vollem Bemühen festzustellen, warum manche mehr, manche weniger begabt sind als andere, und wie es dazu kommen kann.«

Die Untersuchungen der Gehirne waren jedoch plump, chaotisch und unzuverlässig. Hätte man sie wirklich wissenschaftlich angestellt, so hätte der Forscher nicht gewusst, ob das vor ihm liegende Gehirn einem geschätzten Kollegen oder einem gewöhnlichen Verbrecher gehört hatte. Diese frühen Wissenschaftler kehrten die Sache hingegen um. Sie wussten genau, wessen Gehirn sie analysierten, und da sie die Vorstellung hatten, dass erfolgreiche Männer größere Gehirne besäßen, überrascht es nicht, dass bei ihren Messungen genau dieses Ergebnis herauskam. Sie wollten, dass es so sei.

Widersprüchliche Resultate wurden unter den Tisch gekehrt oder mit Erklärungen beiseitegewischt. Ein ungewöhnlich leichtes Gehirn bei einem bedeutenden Mann wurde dadurch entschuldigt, dass dies sicherlich der Schrumpfung im Alter zuzurechnen sei oder weil ein tollpatschiger Mitarbeiter beim Ausschaben des Schädels wohl Reste übersehen hatte. Das zu schwere Gehirn eines unbedeutenden Mannes hatte danach seine Ursache in einer Krankheit oder den Chemikalien, in denen es aufbewahrt worden war. Die gemessenen Daten wurden so bearbeitet, dass sie in das Muster und das Weltbild passten, das sich die Wissenschaftler zurechtgelegt hatten. Diese Art der kognitiven Voreingenommenheit ist eine weitverbreitete Falle für Wissenschaftler, und die ersten Anthropologen waren weder die Ersten noch die Letzten, die hineinstolperten, als sie dem Mysterium der Intelligenz auf der Spur waren.

Spitzka Juniors eigene Untersuchungen an hingerichteten Kriminellen überzeugten ihn, dass ein ungewöhnlich schweres Gehirn bei weniger begabten Menschen mit Krankheiten oder Abnormalität erklärt werden könne. Es sei unfair, so Spitzka, das Gewicht dieser Gehirne bei einer wirklich wissenschaftlichen Analyse mit einzubeziehen.»Diese großen, wassergefüllten breiigen Massen in den ballonähnlichen Köpfen von Wasserkopfidioten konnten und könnten niemals die Gesetze der Schwerkraft entdecken, das Ophthalmoskop entwickeln, Hamlet schreiben oder die Grundlagen der modernen Naturkunde legen.«

Er fuhr fort: »Die Gehirne, mit denen wir uns hier beschäftigen, sind die von Männern mit gesundem Verstand, die zu ihren Lebzeiten in ihrem Fach, in der Kunst oder der Wissenschaft große Anerkennung erfahren haben oder deren energischer und erfolgreicher Betrag zur menschlichen Entwicklung Beachtung fand.«

Dieses Vorgehen klingt plump, doch gründlichere Untersuchungen und Unternehmungen der modernen Neurowissenschaft bestätigen, dass diese frühen Intelligenzforscher an etwas dran waren. Eine beachtliche Gehirngröße und eine hohe Intelligenz hängen *tatsächlich* zusammen. Nicht sehr stark, aber doch signifikant. Ähnliches gilt für die Kopfgröße, vermutlich, weil ein großes Gehirn auch einen großen Kopf braucht. So plump es klingt, aber der einfachste Weg, um das mentale Können eines Menschen abzuschätzen, ist, ihm ein Maßband um den Kopf zu halten.

Wissenschaftler aus Edinburgh griffen 2007 auf die Kopfgröße zurück, als sie die Intelligenz des schottischen Nationalhelden Robert Bruce ermitteln wollten. (Bruce besiegte 1314 in der Schlacht von Bannockburn die Engländer.) Dazu griffen sie auf ein Modell seines Schädels zurück, das bei der Exhumierung von Bruce' Körper 1819 angefertigt worden war.[9] Bruce habe, so gaben die Forscher bekannt, einen IQ von 128 gehabt, womöglich sogar noch höher. Das könne stimmen, behaupteten sie, für einen Mann, der maßgeblich hinter der Deklaration von Arbroath stand, mit der sich Schottland von England lossagte und die von einigen Historikern als Inspiration für die US-amerikanische Unabhängigkeitserklärung angesehen wird.

---

9 Der Körper von Bruce fand nie zu ewiger Ruhe. Nach seinem Tod entnahm man ihm das Herz und führte es auf einem Kreuzzug gegen die Mauren in Spanien mit. Zurück in Schottland, wurde es erneut bestattet, später jedoch bettete man den gesamten Körper noch mindestens zwei weitere Male um.

Diese bestätigte Verknüpfung zwischen Schädelgröße und Intelligenz hätte den Mitgliedern des Brain Club und der Société d'autopsie mutuelle sicherlich gefallen, zeigt sie doch, dass sie auf der richtigen Spur waren. Doch diese Verknüpfung hilft beim kognitiven Enhancement nicht weiter. Wir haben keine Möglichkeit, unseren Kopf breiter und unser Gehirn größer zu machen – und auch in der Zukunft dürfte dies kaum machbar sein.

Um einen Weg zu finden, die Arbeit des Gehirns anzukurbeln, müssen wir anspruchsvoller sein und in sein Inneres schauen. Könnten die Form und die Struktur des Gehirns womöglich einen Hinweis auf die Quelle der Intelligenz ermöglichen? Wenn dem so ist, dann sollte sich dies auch am Gehirn des Mannes zeigen, der heute als das Genie schlechthin gilt.

Die merkwürdige Geschichte, was nach seinem Tod mit Albert Einsteins Gehirn geschah, ist schon häufiger erzählt worden. Doch es lohnt sich, hier einige Höhepunkte zu wiederholen, und sei es nur, um zu demonstrieren, dass das Geheimnis der Intelligenz auch für moderne Wissenschaftler nichts von seiner Anziehungskraft verloren hat; ein Geheimnis, das Einstein nur widerstrebend preisgab.

Einstein wusste, dass sein Gehirn posthum ins Visier genommen werden würde. Anders als die Mitglieder der Société d'autopsie mutuelle verspürte er jedoch keinen Wunsch, als Ausstellungsstück im Labor zu enden. Daher gab er vor seinem Tod ziemlich eindeutige Anweisungen: Seine sterbliche Hülle sollte eingeäschert und an einem geheimen Ort verstreut werden.

Doch während der Autopsie, die 1955 Einsteins Tod klären sollte (eine geplatzte Aorta), entfernte ein Pathologe heimlich das Gehirn. Thomas Harvey hoffte, sich damit einen Namen machen zu können, und schnitt das Gehirn in mehr als zweihundert Scheiben und präparierte mehr als tausend Mikrotomschnitte, die alle aus einer hauchdünnen Gewebeschicht bestanden. Er verschickte diese quer durch die USA, um von führenden Forschern Meinungen dazu einzuholen. Den Rest des Gehirns behielt er in einem Gefäß in seinem Schrank an der Princeton University. Jahrzehntelang lehnte er jede Anfrage und Bitte ab, das Gehirn untersuchen zu dürfen, selbst als der Anruf von der US Army kam. In den Fällen, in denen die Scheiben tatsächlich untersucht wurden, zeigten die Ergebnisse nichts Außergewöhnliches, und die verstreuten Einzelteile von Einsteins Gehirn setzten in Schubläden und auch Dachböden langsam Staub an. Die meisten sind noch irgendwo da draußen.

Nachdem in den späten 1970er-Jahren ein Journalist über Harveys Arbeiten berichtete, erreichten ihn erneut Anfragen von weiteren Wissenschaftlern. Und wieder steckte der unternehmungslustige Pathologe ein paar Scheiben in die Post.

Zusammen mit detaillierten Fotografien, die Harvey aufgenommen hatte, führten diese Proben nun zu einer ganzen Reihe von Studien, von denen die meisten behaupteten, etwas Außergewöhnliches gefunden zu haben. Noch immer erscheinen hin und wieder Forschungsergebnisse, die auf diesen Stücken beruhen.

Einstein hatte, glaubt man denen, die sein Gehirn untersuchten, eine besonders hohe Anzahl von Gliazellen, die Neuronen versorgen und ihnen Halt geben. Seine Gehirnzellen im präfrontalen Cortex seien besonders dicht gepackt, wohingegen sein Lobulus parietalis inferior, sein unteres Scheitelläppchen, das mit räumlichem und mathematischem Denken in Verbindung gebracht wird, auffällig breit sei. Noch 2012 ergab eine neuere Untersuchung, dass Einsteins Gehirn eine zusätzliche Windung auf seinem mittleren Frontallappen hatte, einer Region, die man für Planung und Erinnerung relevant hält.

Doch in vielen Beziehungen war Einsteins Gehirn unauffällig. Es wog nur armselige 1230 Gramm – am unteren Ende des Normalgewichts für einen Mann in den Siebzigern.

Wenn es um Intelligenz geht, kann man nicht viel mehr aus toten Gehirnen herausholen, wie bedeutend und berühmt ihre Besitzer auch gewesen sein mochten. Deshalb setzt die moderne Neurowissenschaft so große Hoffnung in das Scannen der Köpfe von lebenden Menschen, wozu man in der Regel die Kernspintomografie (auch MRI abgekürzt, nach dem Englischen Magnetic Resonance Imaging, auf Dt. MRT) oder auch funktionelle Magnetresonanztomografie (fMRT) nutzt, deren Bilder zeigen, wie Teile des Gehirns besser durchblutet werden, wenn ihre Besitzer bestimmte Gedächtnisleistungen abrufen. Das wird gemeinhin als Zeichen für erhöhte Aktivität angesehen, woraufhin Neurowissenschaftler versuchen abzuleiten, welche Teile des Gehirns beteiligt und womöglich für bestimmte geistige Eigenschaften, von kognitiven Fähigkeiten und Gefühlen bis hin zur Entscheidungsfindung und dem Gedächtnis, verantwortlich sind.

Charles Spearmans allgemeine Intelligenz »g« kann man im Gehirn nicht finden beziehungsweise lässt sie sich nicht per Scan in einem bestimmten Teil des Gehirns lokalisieren. Es gibt sie, aber sie existiert nicht in einer Struktur, auf die man mit dem Finger zeigen könnte. Sie ist eher ein Maß für das, was das Gehirn tut; so, wie sportliche Leistungen ein echtes Maß dafür sind, wie sich physisches Können zwischen Individuen unterscheidet, aber ebenfalls nicht in einem Scan der Muskeln zu sehen ist.

Wenn wir Intelligenz in einige ihrer grundlegenden Bestandteile zerlegen – Erinnerung, Rechnen, Sprache, Logik etc. –, wird es bereits leichter, ihnen einen Ort innerhalb des Gehirns zuzuordnen. Wir wissen von einigen Bereichen des Parietallappens, dass sie uns bei der Identifizierung und Verarbeitung von visuellen Eindrücken helfen und dass der Hippocampus eng mit dem Gedächtnis verbunden ist. Doch auch wenn Untersuchungen mit Gehirn-Scans es erlauben, immer mehr Funktionen einer immer größeren Anzahl von spezialisierten Gebieten in unserem Kopf zuzuordnen, so können sie doch nicht erklären, warum das Gehirn des einen Menschen besser arbeitet als das eines anderen.

Das Gehirn besteht aus zwei Arten von Gewebe. Die Graue Substanz übernimmt den Großteil der Arbeit. Die Weiße Substanz stabilisiert die Graue und leitet die Signale weiter. Beide Substanzen scheinen für die Intelligenz relevant zu sein. Genau wie beim Gehirnvolumen scheint eine größere Menge an Grauer Substanz mit größerer Intelligenz einherzugehen, vor allem in Bereichen wie dem präfrontalen Cortex. Ähnliches gilt wohl auch für die Weiße Substanz, dem Verbindungsmaterial, auch wenn hier der Zusammenhang nicht so eindeutig zu erkennen ist. Entscheidend ist jedoch, dass die Weiße Substanz unverletzt bleibt, was angesichts ihrer Aufgabe verständlich ist. Unterbrochene Verbindungen stören ganz deutlich das gute Funktionieren eines Gehirns. (Der zunehmende Verlust der Verbindungen durch Weiße Substanz könnte erklären, weshalb im Alter die kognitive Leistung nachlässt.)

In Studien konnte gezeigt werden, dass Menschen mit einer speziellen mentalen Fähigkeit in ihrer Gehirnstruktur einen messbaren Unterschied zu Menschen ohne diese Fähigkeit vorweisen. Berühmt geworden ist vor allem das Beispiel, als Neurowissenschaftler bei 2000 Londoner Taxifahrern, die für ihre Lizenz ein enzyklopädisches Wissen über die Straßen der Stadt anhäufen müssen, herausfanden, dass sie mehr Graue Substanz im Hippocampus haben als andere Menschen.

Während das beweist, dass der wiederholte Einsatz und das Training einer bestimmten mentalen Fertigkeit zum Wachstum einer definierten Gehirnregion führen kann, funktioniert die Schlussfolgerung in der anderen Richtung nicht: Finden Sie bei einer Installateurin aus Aberdeen einen vergrößerten Hippocampus, wird sie Ihnen dennoch nicht sofort den schnellsten Weg von Wapping zum Bahnhof King's Cross zeigen können.

Die strukturellen Charakteristika von intelligenteren Gehirnen können dabei helfen, die neuronale Basis von kognitiven

Fähigkeiten zu bestimmen, doch sie bringen uns nicht weiter, wenn es um kognitives Enhancement geht. Wir können nicht eingreifen und Graue Substanz nachfüllen. Wenn wir die Arbeit eines Gehirns verbessern wollen, müssen wir an den Strukturen vorbei die Funktionsweise eines Gehirns steigern. Aber wie funktioniert denn nun ein intelligenteres Gehirn?

Anstatt das Ergebnis einer bestimmten Gehirnregion zu sein, scheint die allgemeine Intelligenz davon abzuhängen, wie effektiv unterschiedliche Gehirnregionen zusammenarbeiten. Um ein Problem zu lösen, nehmen Teile des Temporal- (Schläfen-) und des Okzipitallappens (Hinterhauptlappen) die unverarbeiteten Signale auf, die aus Augen und Ohren eintreffen, und verarbeiten sie. Diese Informationen werden dann an den Parietallappen (Scheitellappen) weitergeleitet, den großen Bogen Gehirngewebe unterhalb der Schädeldecke, wo die Informationen mit Erläuterungen versehen und mit Bedeutung aufgeladen werden. Dann rücken diese Informationen in den Bereich des präfrontalen Cortex vor, der sich direkt hinter unserer Stirn befindet, wo sie weiterverarbeitet und in mögliche Ideen oder Lösungen zusammengefasst und diese dann getestet werden. Stellt sich eine Lösung als zu bevorzugende heraus, wird ein anderer Teil des präfrontalen Cortex, der anteriore cinguläre Cortex herangezogen, um die anderen, falschen, Antworten auszusortieren.

Da die meiste intellektuelle Schwerstarbeit in dieser Reihe von Gehirnfunktionen dann stattfindet, nachdem die sensorischen Informationen vom hinteren Teil des Gehirns zum vorderen verschoben wurden, nennt man dieses Intelligenzmodell auch die parieto-frontale Integrationstheorie (P-FIT). Je besser diese P-FIT-Verbindung arbeitet, umso höher ist die allgemeine Intelligenz eines Gehirns – und damit einer Person.

So, nähern wir uns damit den aussichtsreicheren Möglichkeiten eines kognitiven Enhancement, wenn wir wissen, warum die P-FIT eines Menschen besser arbeitet als die eines anderen? Und wie lässt sich dies künstlich verbessern?

Wie bei einem Computer scheint die Verarbeitungsgeschwindigkeit der Rohdaten wichtig zu sein. Eine Möglichkeit, funktionale Unterschiede zwischen Gehirnen zu erforschen, ist, ihre neuronalen Aktivitäten zu überwachen. Da jedes Neuron feuert, wenn es zur Lösung eines Problems oder zur Übermittlung eines Signals herangezogen wurde, produziert es einen kleinen elektrischen Strom. Fügt man Millionen oder gar Milliarden dieser winzigen Signalstöße zusammen, wie es die Regel ist, wenn das Gehirn etwas erledigt, kann man den Stromstoß insgesamt messen. Diese Technologie – ein EEG, ein Elektroenzephalogramm – ist inzwischen Alltag: Man platziert sensible Elektroden auf dem Schädel und zeichnet die Veränderungen in der elektrischen Spannung auf.

Ein EEG kann die Schwankungen in der elektrischen Spannung nachvollziehen und damit helfen, alles, vom Schlaf bis zum epileptischen Anfall, zu erkunden. Das Prinzip dahinter ist denkbar einfach: Ist das Gehirn aktiv, erhöht sich auch seine elektrische Aktivität. EEGs zeichnen beispielsweise Leistungsspitzen auf, wenn das Gehirn an einem mathematischen Rätsel sitzt, ganz anders als im Schlaf.

Besonders interessant für Wissenschaftler ist es, dass ein EEG die Reaktion des Gehirns auf einen Stimulus, wie etwa ein seltenes Geräusch, aufzeichnen kann. In der ersten Zehntelsekunde nach dem Reiz stellt das EEG eine deutliche Gehirnaktivität fest. Dann kommt es zu einer kurzen Absenkung, um anschließend, wieder etwa eine Zehntelsekunde später, zu einer Erholung zu kommen. Das am deutlichsten sichtbare Zeichen einer Reaktion ereignet sich eine erneute Zehntelsekunde später – also insgesamt drei Zehntelsekunden nach dem Stimulus –, das als scharfer Ausschlag deutlich wird. Man nennt dies die P300-Antwort des Gehirns.

Die P300 ist in der Neurowissenschaft sehr angesagt. Einige Wissenschaftler hoffen, sie könne einen verlässlichen Hinweis darauf liefern, dass jemand lügt. Und Psychologen bringen sie mit der Intelligenz in Verbindung. Ihnen ist besonders aufgefallen, dass bei Menschen mit größeren geistigen Fähigkeiten die P300-Antwort ein klein wenig schneller kommt (der Unterschied beträgt vielleicht ein paar Tausendstelsekunden). Klügere Menschen scheinen über eine schnellere elektrische Antwort zu verfügen. Und einige Studien erkennen einen Zusammenhang zwischen besseren Ergebnissen in Tests zu fluider Intelligenz und einem größeren P300-Ausschlag.

Die Form der drei Ausschläge auf dem EEG kann je nach Intelligenz ebenfalls unterschiedlich sein. Einige Untersuchungen legen nahe, dass eine schwächere kognitive Leistung mit einer weniger scharfen, weniger komplexen Reaktion in Verbindung zu setzen ist. Die drei Beulen sind dann nicht so eindeutig zu erkennen. Denn die komplexen, vom EEG aufgezeichneten Spuren, die man mit höherer Intelligenz verbindet, würden, könnte man sie zu einer geraden Linie glätten, eine deutlich längere Linie bilden. Wie lang ist die Linie? Das hängt davon ab, wie klug Sie sind.

Ein sehr wichtiger Unterschied zeigt sich auch darin, wie kluge Menschen ihre Gehirnaktivitäten füttern. Scans zur Untersuchung, wie Glukose für die Energiefreisetzung im Gehirn genutzt wird – ein anderes Zeichen, das auf Gehirnaktivität hindeutet –, zeigen wie erwartet, dass der Energiebedarf steigt, wenn sich das Gehirn an die Arbeit macht. Bei Menschen mit einem besseren Ergebnis im IQ-Test ist dieser Anstieg geringer. Hohe Intelligenz hängt folglich mit Effizienz zusammen. Jemand mit einem weniger effizienten Gehirn verbrennt bei der Lösung eines Problems mehr Glukose, um mehr Neuronen anzuregen. Das könnte darauf hinweisen, dass intelligente Menschen für die gleiche Aufgabe weniger Neuronen einsetzen und weniger Gehirnverknüpfungen in Anspruch nehmen.

Wir kennen noch nicht alle Antworten auf die Frage, wie sich Intelligenz in der Gehirnaktivität zeigt – die Analyse der Gehirnverschaltung ist für die Neurowissenschaft ein recht neuer Schwerpunkt. Doch wir wissen sehr wohl, dass die Intelligenzverknüpfungen, wie alle anderen im Gehirn ebenfalls, von zwei Arten der Kommunikation abhängen: der chemischen und der elektrischen. Und die Neurowissenschaft hat, wie wir sehen werden, Möglichkeiten, um beide zu verbessern.

2015 bewiesen Neurowissenschaftler, dass die Art und Weise, wie diese Gehirnverknüpfungen funktionieren, sehr individuell ist. Auch wenn wir alle das P-FIT-System des Gehirns nutzen, um zu schlussfolgern und Probleme zu lösen, so tun wir es doch alle auf eine je etwas andere Art. Das geht sogar so weit, dass die Forscher an der Yale University in den USA derart einzigartige Muster in der Gehirnaktivität fanden, dass diese als neuronaler Fingerabdruck dienen konnten. Die Wissenschaftler erkannten in einer großen Gruppe von zuvor vermessenen Freiwilligen bestimmte Menschen, nur anhand der aussagekräftigen Muster ihrer Gehirnverknüpfungen, die sich bei der Lösung kognitiver Aufgaben ergaben.

Darüber hinaus erkannten die Neurowissenschaftler, dass diese Gehirn-Fingerabdrücke auch die Intelligenz einer Person verraten. Ein Computer verglich die Scans von Teilnehmern, die als intelligent bekannt waren, und bemerkte Gehirnverknüpfungen und Muster, die sie alle gemeinsam hatten. Damit konnte man diese Informationen so akkurat nutzen, dass sich die Intelligenz von unbekannten Menschen allein durch den Scan ihres verkabelten Gehirns bestimmen ließ. Wer braucht da noch IQ-Tests? In der Zukunft finden wir die Intelligentesten einer Gesellschaft, indem wir die Gehirnverknüpfungen im vollen Einsatz einfach scannen.

Was bestimmt die Anlage und Tätigkeiten dieser Gehirnverknüpfungen, die Ausrüstung und die Infrastruktur unseres P-FIT-Denkens und unseres Logik-Systems? Zum überwiegenden Teil ist unser Gehirn, genau wie unsere physische Architektur – von der Form der Nase bis zur Farbe der Augen – genetisch festgelegt und von unseren Vorfahren beeinflusst. Das ist ein einfaches Prinzip, aber zugleich eines, das die dunkelsten Triebe der menschlichen Natur anspricht.

In meinem Hauptberuf schreibe ich Artikel für das Wissenschaftsmagazin ›Nature‹. In der Regel richtet es sich an ein spezialisiertes Publikum, an Menschen, die in der Forschung arbeiten oder an der Finanzierung und Unterstützung der Wissenschaften beteiligt sind. Hin und wieder packen wir ein breiteres, gesellschaftlich relevantes Thema an – die Flüchtlingskrise im Spätsommer 2015 war eines, auf das ich recht stolz war. Die besten Leitartikel lassen sich dann schreiben, wenn der enge Fokus einer Wissenschaft auf ein breites gesellschaftliches Anliegen trifft, wie etwa bei den Themen Klimawandel oder den neuen biologischen Technologien, die Designer-Babys hervorbringen können.

›Nature‹ erscheint seit 1869, was ein ziemlicher Rekord für eine Zeitschrift sein dürfte, die wöchentlich sowohl informiert als auch unterhält. Die meisten großen Bibliotheken haben gebundene Sammlungen, die Jahrzehnte zurückreichen, und auch heute noch werden alte Artikel aus ›Nature‹ zitiert und diskutiert. Der Leitartikel 2015 zum Beispiel, der sich den Flüchtlingen widmete, war an einen ähnlichen Text aus einer ähnlichen Krisenzeit angelehnt. Er erschien 1939 in ›Nature‹. Die Positionen, die ›Nature‹ zu den großen Fragen unserer Zeit einnimmt, passen in der Regel zur Grundhaltung der meisten professionellen Wissenschaftler: humanitär und faktenbasiert. Manchmal jedoch lese ich Leitartikel aus älteren Ausgaben und frage mich, was um Himmels willen wir uns dabei gedacht haben.

Einer meiner Vorgänger übernahm im Februar 1926 ebenso wie ich heute die Aufgabe, für ›Nature‹ einen Artikel über die Intelligenz zu schreiben. Der Artikel trug die Überschrift: »Die Reinhaltung der Rassen«. Und, ja, es ging genauso übel weiter. Warnung an alle Zartbesaiteten: Hier nimmt die Geschichte der Intelligenz eine sehr unschöne Wendung.

7

Mit Hirn geboren

Geht die Intelligenz dank der Gene der Eltern auf ihre Kinder über? Davon waren offenbar jene Frauen überzeugt, die zu Hunderten je 50 US-Dollar an Robert Klark Graham bezahlten, um Sperma von ihm zu erhalten. In den 1980er- und 1990er-Jahren hatte Graham Nobelpreisträger und andere führende Intellektuelle um Spermaproben gebeten und diese im Namen seines sogenannten Repository for Germinal Choice (etwa: Depot für Samenwahl) verkauft. Im Volksmund hieß seine Organisation »Samenbank der Genies«.

Es kamen mehr als 200 Babys auf die Welt, bevor Grahams Lager 1997 kurz nach seinem Tod geschlossen wurde (in Vorbereitung auf eine Wissenschaftskonferenz, bei der er Spender rekrutieren wollte, rutschte er im Badezimmer aus und zog sich dabei eine tödliche Kopfverletzung zu). Von einigen der Kinder, die aus diesen Verbindungen hervorgegangen sind – aber bei Weitem nicht von allen – heißt es, sie seien hochbegabt. Doron Blake, das zweite Kind der Samenbank, erklärte als knapp 20-jähriger: »Ich habe mich sehr gut entwickelt, mein IQ ist hoch, und ich bin im Grunde genau das geworden, was Robert Graham sich wünschte. Mein ganzes Leben hatte ich das Gefühl, für die Dinge, die ich erreicht habe, nicht so hart arbeiten zu müssen wie die meisten meiner Altersgenossen.«

Auch wenn sie wahrscheinlich kein Sperma verkaufen, so wählen Wissenschaftler noch immer intelligente Menschen aus und arbeiten mit ihnen. Die längste Liste mit klugen Köpfen dürfte sich im Centre for Talented Youth (Zentrum für talentierte Jugendliche) an der Johns Hopkins University in Baltimore befinden, das jedes Jahr Schulzeugnisse analysiert, um talentierte Jugendliche zu identifizieren und sie in ihrer Entwicklung zu unterstützen. Stars wie Facebook-Gründer Mark Zuckerberg, Sergey Brin von Google oder Lady Gaga schrieben sich in die Kurse ein und nahmen an den Sommerkursen – auch liebevoll als »geek camps« (Streber-Camps) bezeichnet – teil. Inzwischen dürften die Wissenschaftler die Daten von etwa 1,5 Millionen intelligenten Menschen haben.

Die Talentiertesten unter ihnen – jene Unter-13-jährigen, die die besten Ergebnisse erreichen – werden zur Teilnahme an einem Eliteprojekt eingeladen, das ihre Fortschritte überwacht, um herauszufinden, was genau sie so besonders macht. Dieses seit den späten 1970er-Jahren laufende Study of Exceptional Talent Programme (Forschungsprogramm für außergewöhnliches Talent) führt auch auf, was die begabten Studenten später als Erwachsene erreicht haben: gewonnene Preise und Wettbewerbe, erteilte Patente und veröffentlichte Arbeiten.

Schon die Psychologie der Intelligenz – Charles Spearmans Entdeckung von g und seine Kodifizierung als IQ – wird kontrovers diskutiert. Doch das ist nichts im Vergleich zu den Argumenten und der Verbitterung, die die Genetik der Intelligenz hervorgerufen hat. Sie ist derart in Verruf geraten, dass viele Psychologen und Genetiker sich weigern, sie zu erforschen, und verlangen, auch andere sollten damit aufhören. Es gibt eine lange Geschichte hinter dieser Kontroverse, die erklärt, weshalb die meisten Universitäten die Grundlagen der Intelligenz im Psychologie-Grundstudium nicht mehr unterrichten – angesichts ihrer Bedeutung für viele menschliche Fähigkeiten und Verhaltensweisen eine erstaunliche Unterlassung.

Daher war den Verantwortlichen des Centre for Talented Youth auch klar, dass sie sich Ärger einhandeln könnten, als sich 2008 eine internationale Gruppe von Genetikern an sie wandte und darum bat, von den intelligentesten ihrer Schüler eine DNS-Probe nehmen und analysieren zu dürfen. Sie hatten recht, die Alarmglocken schrillten. Die für das Programm verantwortlichen Akademiker wussten nicht recht, wie sie reagieren sollten. Sie fürchteten nach eigenen Angaben »die furchtbaren Absichten, die sich in der Vergangenheit hinter der Genetik der Intelligenz verbargen«. Diese furchtbaren Absichten hatten sich vor Jahrzehnten offenbart. Und die meisten von uns haben die Konsequenzen zu spüren bekommen.

Die Probleme und die Kontroverse um die Genetik der Intelligenz begannen zu der Zeit, als Alfred Binets frühe Intelligenztests dem Weg der Freiheitsstatue von Frankreich in die USA folgten. Zu diesem Zeitpunkt wollte der damalige US-Präsident Woodrow Wilson sein Land unbedingt aus dem Ersten Weltkrieg heraushalten. Er rief zur Neutralität »in Worten und Taten« auf und blieb seiner Linie treu, trotz der öffentlichen Empörung zu Hause und weltweit, als die Deutschen den Passagierdampfer »Lusitania« versenkten, wobei mehr als Tausend Menschen, darunter 128 US-Amerikaner, ertranken. Als 1917 deutsche U-Boote alle feindlichen Schiffe im Atlantik angriffen, was Wilson schließlich dazu zwang, den Krieg zu erklären, mussten die Vereinigten Staaten sehr schnell Hunderttausende von Soldaten organisieren und rekrutieren.

Noch nie zuvor wurden derart viele Soldaten in so kurzer Zeit mobilisiert, und Psychologen, die an IQ-Tests arbeiteten, erkannten hier ihre Chance. Sie übernahmen Binets Idee, passten die Fragen an und ließen seine Warnungen und Bitten um Vorsicht außer acht. Und anstatt jenen Hilfe anzubieten, die sich dann am unteren Ende der Skala befanden, interessierten sich die US-Psychologen mehr dafür, die abzugreifen, die an der Spitze landeten. Sie bewarben ihre neuen Intelligenztests als entscheidende Methode, mit der das Militär das Potenzial der Rekruten erkennen, sie dementsprechend trainieren und so mit Aufgaben versorgen könne, dass eine optimale Mischung an Soldaten unterschiedlicher Fähigkeiten in den Regimentern entstünde.

Bei diesen frühen Psychologietests wurden die jungen Rekruten zu Dingen befragt wie nach dem wichtigsten Industriegut der Stadt Minneapolis (Weizen), oder warum ein Haus besser sei als ein Zelt (es ist bequemer). Trotz anderslautender Behauptungen war dies nicht die Geburtsstunde groß angelegter IQ-Tests, schließlich stand die Armee den Ergebnissen skeptisch gegenüber und ignorierte sie weitgehend. Erst später nahm man die Ergebnisse ernst. Und als Psychologen sich nach dem Krieg dann die Werte genauer ansahen, waren sie schockiert. Die US-Soldaten – ein Abbild der US-Gesellschaft im Kleinen und damit die Grundlage für die industrielle Zukunft ihrer Nation – hatten im Durchschnitt das mentale Alter eines 13-jährigen. Eine gesamte Generation junger US-Amerikaner, so lautete die Schlussfolgerung, war geistig zurückgeblieben.

Diese Schlussfolgerung war vollkommen falsch. So, wie er durchgeführt worden war, hatte der Armee-Test nicht Intelligenz, sondern Bildung gemessen. So gab es Fragen nach der typischen Farbe von Granat (Rot) und dem Namen einer bekannten Seifenfabrik. Aber der Schaden war nun einmal in der Welt.

Nun mussten Psychologen nicht mehr nur für ihre Tests und ihre Expertise werben, sie konnten auch gegen etwas kämpfen. Sie warnten jeden, der ihnen zuhören mochte, vor den Gefahren einer schwachsinnigen Generation. Aufgeschreckte Behörden im ganzen Land, später in der ganzen Welt, setzten zunehmend auf IQ-Tests, auch in Schulen, um wegen ihrer niedrigen Intelligenz potenziell problematische Kinder zu identifizieren und auszusondern. Das Problem, das sie darstellten, lag nach Meinung der Wissenschaftler in ihren Genen. Die Lösung bestand daher darin, sie an der Weitergabe der Gene zu hindern, also dafür zu sorgen, dass sie selbst keine Kinder bekommen konnten. Viele dieser Kinder sind heute tot, doch Denkmäler für sie finden sich überall.

Der Abschnitt der Fernstraße A50 zwischen den Städten Knutsford und Holmes Chapel in Cheshire (England) ist keine bekannte Strecke, doch eine Freundin erzählte mir einmal von einem seltsamen Vorfall, der sich dort zugetragen habe. Eine ihrer Freundinnen sei eines Winterabends die A50 entlanggefahren, als sie mitten auf der Straße einen Karton stehen sah. Aus Angst, dieser Karton könnte einen Unfall verursachen, hielt sie an, öffnete die Wagentür und ging zu dem Karton, um ihn auf die Straßenseite zu schieben.

Dabei klappte einer der dünnen Deckel auf. Im Inneren der Kiste lag eine Puppe. Jemand hatte sie wie einen Clown angezogen, ihre glasigen Augen waren mit weißem Make-up verschmiert, und die Nase mit etwas gefärbt, das wie dunkelrotes Blut aussah. Die Frau war erleichtert, die Kiste an den Rand schieben und zu ihrem Auto zurückkehren zu können. Sie schloss die Tür, um den aufsteigenden Winternebel außen vor zu lassen, und setzte ihren Heimweg fort.

Gerade war sie angefahren, da erhellte ein Licht das Innere des Wagens. Ein zweites Auto fuhr direkt hinter ihr ganz dicht auf, das Fernlicht voll aufgeblendet. Verärgert darüber, dass sie beim Anfahren nicht mehr auf die Straße geachtet hatte – offenbar hatte der Inhalt des Kartons sie weit mehr verwirrt, als sie selbst ahnte –, hob die Fahrerin für den Fahrer hinter ihr entschuldigend die Hand und gab Gas. Doch je schneller sie fuhr, desto schneller fuhr auch der Wagen hinter ihr. Sie beschleunigte noch ein wenig mehr, das andere Auto tat es ihr gleich. Dann begann es zudem noch mit der Lichthupe.

Die Frau ärgerte sich über dieses aggressive Verhalten und machte ein Zeichen, dass sie bei der nächsten Gelegenheit zur Seite fahren und den ungeduldigen Fahrer vorbeifahren lassen werde. Sie hatte schon genug Schrecken erlebt für diesen Abend. Doch als sie an den Rand fuhr, folgte ihr das zweite Auto. Immer schneller kamen jetzt die Lichtblitze von hinten.

Sie fürchtete einen Straßenraub und ließ daher schnell die

Zentralverriegelung zuschnappen. Erleichtert nahm sie das Klacken wahr, das ihr bestätigte, sie sei nun sicher. Gerade noch rechtzeitig – denn nun sprang ein Mann aus dem Auto hinter ihr, kam zu ihrem Auto, riss am Türgriff und begann, das Gesicht direkt vor dem Fenster, auf sie einzubrüllen.

»RAUS AUS DEM AUTO!«

Sie ignorierte ihn und blickte starr nach vorne.

»BITTE, STEIGEN SIE AUS DEM AUTO. SCHNELL!«

Verwundert drehte sie sich zu ihm um. Er deutete auf den Rücksitz.

»JEMAND IST DA BEI IHNEN. ICH HABE GESEHEN, WIE ER EINGESTIEGEN IST. BITTE, STEIGEN SIE AUS.«

»Was?«

»ALS SIE ANGEHALTEN HABEN, IST JEMAND BEI IHNEN EINGESTIEGEN.«

Die Frau wandte den Kopf nach hinten.

»SIE SIND AUF DEM RÜCKSITZ.«

Etwas streichelte über ihren Nacken.

Sie entriegelte das Auto und sprang ins Freie. Der Mann draußen leuchtete mit einer Taschenlampe auf den Rücksitz, und das Gesicht eines jungen Mannes lächelte zurück. Er war mager und lag auf dem Rücken. Weiße Kreise zogen sich um seine Augen, seine Nase war rot bemalt.

Meine Freundin schwor, diese Geschichte sei wahr, doch natürlich handelte es sich um eine »urban legend«, einen modernen Mythos. In dieser Version erhält er durch den Ort zusätzliche Würze, denn die A50 führt an einem jahrhundertealten Landhaus vorbei, Cranage Hall. Bis vor wenigen Jahren wurde Cranage als psychiatrische Klinik geführt.

Ich bin in jener Gegend aufgewachsen, und für uns war Cranage keine psychiatrische Klinik. Cranage war eine Nervenheilanstalt, ein Irrenhaus, der Ort, zu dem dich Männer in weißen Kitteln – und, wer weiß, warum, mit gelben Lieferwagen – hinbrachten, wenn man etwas Seltsames getan oder gesagt hatte. Und damit genau der Ort, von dem ein junger

Mann mit einer als Clown verkleideten Puppe fliehen würde, indem er in das Auto einer Fremden kletterte.

Heute ist Cranage Hall ein edel wirkendes Hotel. Ich fuhr hin, um Angestellte und Gäste zu befragen, was sie über die Vergangenheit des Hauses wussten. Auf der Webseite hatte ich nichts über die ehemalige Nutzung finden können, und ich wollte herausfinden, ob die neuen Eigentümer zu verhindern versuchten, dass ihre Gäste von dieser Geschichte erfuhren.

Doch im Gegenteil war Andrea, die freundliche Dame hinter dem Tresen, sogar froh darüber, mit mir sprechen zu können. Sie erklärte, ein Tunnel im Keller führe fast anderthalb Kilometer ins benachbarte Dorf. Man hatte ihn früher benutzt, um Patienten in die Klinik zu bringen und deren Familien damit forschende Blicke und Stigmata zu ersparen. Ich wollte ihn sehen, doch sie ließ mich wissen, dass der Durchgang inzwischen zugemauert sei.

Andrea erzählte weiter, viele neugierige Besucher kämen der Vergangenheit wegen nach Cranage Hall. Dabei gab es nur noch wenig zu sehen: Die neuen Möbel hatten alles Außergewöhnliche verschwinden lassen; ein paar der Klinikanbauten waren inzwischen abgerissen und ein neuer Hotelflügel errichtet worden. Irgendwo habe sie noch einen Zettel mit der detaillierten Geschichte des Hauses. Sie würde mir eine Kopie zukommen lassen.

Cranage Hall war eine von Hunderten psychiatrischer Kliniken, die in den Nachkriegsjahren in Großbritannien existierten. Jedes County, jede Grafschaft hatte mindestens eine. Und in Tausenden von unterschiedlichen Schulen in Großbritannien kursierten andere, lokale Versionen von den Männern aus Cranage, die einen holen würden. Doch in den meisten Fällen waren diese Orte gar nicht als Klinik gedacht. Sie begannen als Gefängnisse. Gefängnisse, die Menschen – also Bürger des eigenen Landes – aufnehmen sollten, die nach Meinung der britischen Regierung nicht intelligent genug waren, um Kinder zu bekommen.

Sehr viele dieser Gefängnisse arbeiteten zwischen den Weltkriegen, also in der Zeit der Eugenik. Alarmiert von der offenbar weitverbreiteten Schwachsinnigkeit, die die fehlerhaften frühen IQ-Tests diagnostiziert hatten, verlangten Psychologen und andere Wissenschaftler Maßnahmen, um die intellektuelle Qualität der Bevölkerung zu schützen. Sie wollten die Intelligenz der menschlichen Rasse dadurch bewahren, dass sie kontrollierten, wer Nachkommen bekam und mit wem. (Das war auch Robert Klark Grahams Ziel. Mit seinem Repository for Germinal Choice wollte er der unkontrollierten Vermehrung von Menschen begegnen, die er als zu unintelligent und rückschrittlich empfand.)

Die Eugenik stand mit der Annahme, dass einfache Züchtung komplexe Wesenszüge kontrollieren könne, auf sehr dünnen wissenschaftlichen Beinen. Doch sie war einflussreich und damit in der Lage, großen Schaden anzurichten. Denn sie sagte jenen zu, die mit dem steigenden politischen und gesellschaftlichen Druck fertigwerden mussten. Die Tragödien des Ersten Weltkriegs führten zu einer Flüchtlingskrise, in deren Verlauf Millionen von Vertriebenen an anderen Orten Schutz suchten. Natürlich kamen einige von ihnen auch nach Großbritannien und in die USA, wo sie die rassischen und ethnischen Spannungen verschärften.

Die nach ethnischer Herkunft aufgeschlüsselten (fehlerhaften) Ergebnisse der Psychologietests der US-Armee vor dem Ersten Weltkrieg schienen zu belegen, dass Immigranten einen niedrigeren IQ hatten, was die Forderungen nach der Kontrolle ihres Zuzugs nur beförderte. Der Leitartikel aus der ›Nature‹-Ausgabe von 1926 über die Reinhaltung der Rassen, mit dem das letzte Kapitel endete, empfahl beispielsweise, Immigranten müssten beweisen, dass sie »25 Prozent über dem mentalen und physischen Durchschnitt der einheimischen Bevölkerung« lagen, um nach Großbritannien einreisen zu dürfen. Und angesichts der Probleme mit der Geistesschwäche der einheimischen Bevölkerung empfahl der Artikel der Regierung, sie solle über Sterilisierungen nachdenken. Solch drastische Maßnahmen würden, so sagte er voraus, »in der Öffentlichkeit gut aufgenommen« werden.

Ich weiß nicht, wer diesen Text verfasst hat. Damals wie heute erscheinen die Leitartikel in ›Nature‹ ohne Namensnennung. Doch in einer Hinsicht hatte der Verfasser (und es war mit großer Sicherheit ein Er) recht: Für solche Maßnahmen bekam man in der Öffentlichkeit Unterstützung. Wir kennen heute alle die modernen Informationskampagnen, die Werbeplakate, die uns auffordern, Obst zu essen, nicht zu rauchen und die Treppe anstelle des Fahrstuhls zu nehmen. Zur gleichen Zeit, in der dieser furchtbare ›Nature‹-Artikel erschien, bereitete die britische Regierung Poster vor, die Menschen zum Zähneputzen anhielten, aber sie auch daran erinnerten, sich »klug zu verheiraten, um eine bessere Nation entstehen zu lassen«, und dass »die Untauglichen Last und Behinderung für die Gesunden sind«.

Heute wirken die Ziele der Eugenik entsetzlich, doch zu Beginn des 20. Jahrhunderts waren sie ein weitverbreitetes politisches Thema und wurden öffentlich beworben. Auch Winston Churchill spielte mit solchen Gedanken. 1910, Churchill war gerade Innenminister der britischen Regierung unter Herbert Asquith, erfuhr er, dass in den USA Bundesstaaten geisteskranke Häftlinge sterilisierten, und fragte in der Folge bei den britischen Behörden an, ob man diesem Beispiel nicht folgen könne.

Dr. Horation Donkin, der oberste medizinische Berater der Haftanstalten, erwiderte, diese Idee sei »ein Wahrzeichen der Unwissenheit und hoffnungsloser geistiger Verwirrung«, doch Churchill ließ nicht locker. »Trotz vieler parlamentarischer Zweifel halte ich an diesem Thema fest«, erklärte er. »Es wird ganz sicher eines Tages dazu kommen.« Andere gingen noch weiter und unterstützten die Einführung des staatlich erlaubten Mordes, der euphemistisch Euthanasie genannt wurde. Der Schriftsteller D. H. Lawrence schrieb 1908:

> Ginge es nach mir, so würde ich eine Todeskammer bauen, so groß wie der Crystal Palace, in der eine Militärkapelle sanft Musik spielt und ein Kinematograf seine Arbeit tut; dann würde ich hinausgehen in all die Hinterhöfe und Hauptstraßen und sie alle mitnehmen, die Kranken, die Lahmen und die Verkrüppelten. Ich würde sie sanft führen, und sie würden mich mit erschöpftem Dank anlächeln; und die Kapelle würde leise ein Halleluja sprudeln lassen.

Viele Berichte über die Eugenik behaupten, Großbritannien habe es unterlassen, diskriminierende Gesetze gegen Menschen nur aufgrund der angenommenen Qualität ihrer Erbanlagen zu verabschieden, und sie folglich auch nicht daran gehindert, Kinder zu bekommen, doch das ist falsch. Anstatt Menschen mit niedrigerer Intelligenz zu sterilisieren, hatte sich Großbritannien entschlossen, sie einfach zu trennen, Männer und Frauen (und Jungs und Mädchen) körperlich voneinander fernzuhalten.

Als es im Juli 1913 so weit war, dass das für diese Trennung notwendige Gesetz verabschiedet werden sollte, waren die parlamentarischen Zweifel, die Churchill angeführt hatte, verschwunden. Nur drei Abgeordnete stimmten gegen das neue »Mental Deficiency Bill« (»Gesetz über den Schwachsinn«), darunter ein Parlamentarier der Liberalen, Josiah Wedgwood. Als entfernter Verwandter sowohl von Charles Darwin als auch von Francis Galton und Ur-Urenkel des Begründers der berühmten, gleichnamigen Porzellanfabrik Wedgwood, führte der Abgeordnete aus Newcastle-under-Lyme einen Ein-Mann-Feldzug gegen das Gesetz, das er als Werk von »Eugenik-Sonderlingen« bezeichnete. Zwei Nachtsitzungen des britischen Unterhauses hindurch, die er mit Schokolade und Gerstenwasser überstand, brachte er 120 Änderungsanträge ein und griff 150 Mal in die Debatte ein, im fruchtlosen Versuch, das Gesetz zu blockieren. »Ich bin damals fast durchgedreht«, sagte er später.

Nach der Verabschiedung forderte das Gesetz von den örtlichen Behörden, jene Menschen aufzustöbern und einzusperren, die nun legal als schwachsinnig bezeichnet werden konnten. Besondere Aufmerksamkeit wurde den Kindern geschenkt; um diese Menschen von der Fortpflanzung abzuhalten, war es besonders wichtig, ihrer noch vor Erreichen der Pubertät habhaft zu werden und sie zu separieren.

Wie konnten diese frühen Eugeniker in Großbritannien und anderswo ihre Opfer finden? Wie konnten sie die Bedrohung durch die Schwachsinnigen, vor der sie solche Angst hatten, identifizieren? Denn schließlich sahen viele der als unintelligent bezeichneten Menschen ganz normal aus und verhielten sich auch dementsprechend. (Was auch so sein müsse, argumentierten die Eugeniker eher unglaubwürdig, denn das Problem läge ja im Inneren.) Bei einem Besuch der »New York State Custodial Institution for Feeble-minded Women« (»Staatliche Verwahranstalt für schwachsinnige Frauen«) in Newark 1905 hatten britische Experten Mühe, Zeichen von niedrigem Intellekt festzustellen. Die Insassinnen, hielten sie fest, konnten »sich vernünftig unterhalten«. Erst als die Gastgeber erklärten, dass viele der Frauen Nymphomaninnen seien, konnten die britischen Besucher »bei genauer Betrachtung« schließlich die Fehler erkennen.

Die Diagnose wurde häufig von einem »School Medical Officer« erstellt. Hier nun ein typisches Beispiel, wie ein solcher Arzt die Untersuchung eines möglicherweise schwachsinnigen Jungen beschrieb:

> Stellen Sie sich bitte vor, wie ein Vater seinen acht- oder zehnjährigen Jungen zu unserer Institution bringt. In den Augen des Vaters ist das Kind ein liebenswerter Kerl, bei dem der Vater nichts Falsches erkennen kann, sieht man einmal davon ab, dass er etwas spät zahnte und zu reden und zu laufen anfing.

Im 21. Jahrhundert wäre die vernünftige Antwort auf diese Feststellung: Das klingt doch alles ganz normal, lieber Herr Doktor, was soll's also? Der Fortgang der Untersuchung offenbart jedoch eine rätselhafte Eile, während dieser Fremde den Achtjährigen nur oberflächlich untersucht, wobei ihm auch jegliches Wissen über ein solches Kind zu fehlen scheint:

> Dann schauen Sie sich den Jungen rasch an. Sie erkennen, dass er für sein Alter klein ist, dass er dicke Lippen hat und sein Mund recht weit offen steht. Seine Zunge ist dick, er hat abnorm große Ohren und sein Kopf ist an den Schläfen eher flach und schmal, wohingegen die Stirn prominent nach vorn tritt. ... Er spricht durchaus, wenn ihm danach ist. Doch häufig ist er dickköpfig und will gar nicht reden. ...

Die übereilte Untersuchung endet mit einer abrupten Schlussfolgerung:

> Aller Wahrscheinlichkeit nach wird sich das Kind nie entwickeln, weshalb es angebracht und im Interesse des Kindes, der Familie und der Gesellschaft zu sein scheint, es für immer in unserer Institution zu belassen. ... Wir müssen uns daran erinnern, dass nicht alle Menschen unsere diesbezügliche Überzeugung teilen. ... [Doch] es erscheint mir klar, dass aufgrund unserer persönlichen Erfahrung niemand besser qualifiziert dafür ist als wir.

Und das war es dann. Nach einer kürzest denkbaren Untersuchung und mit einem Federstrich wurden Zehntausende von Kindern als schwachsinnig diagnostiziert. Sie wurden aus ihren Familien gerissen, ihrer Zukunft beraubt und waren damit bar jeder Möglichkeit, den selbst ernannten Experten das Gegenteil zu beweisen. Es gab keine Gelegenheit zur Beschwerde oder zweite Chancen.

Manche Kinder wurden bei diesen Einrichtungen von Familien abgeliefert, die sich nicht mehr um sie kümmern konnten oder wollten. Andere wurden im wahrsten Sinne des Wortes entführt – einfach auf offener Straße mitgenommen (ironischerweise häufig auf dem Weg zur oder von der Arbeit in den Mühlen, wo doch die Politik eigentlich eine angebliche gesellschaftliche Last durch diese Unfähigen reduzieren wollte).

Einige dort eingeschlossene Kinder zeigten tatsächlich Formen der geistigen Zurückgebliebenheit und dürften von der Sicherheit einer Anstalt profitiert haben, doch viele eben auch nicht. Manche waren einfach nur taub; andere zeigten sich widerspenstig oder legten ein Verhalten an den Tag, das die Aufmerksamkeit der Verantwortlichen erregte und ihnen missfiel.

In einer TV-Dokumentation aus dem Jahr 1993, die das Ende der Irrenanstalten in Großbritannien und den Beginn einer neuen Form von gemeinschaftlicher Betreuung beleuchtete, äußerten sich viele frühere Insassen in sorgfältig artikulierten und gewählten Ausdrücken, wie ihnen fälschlicherweise, und mitunter gar aus Bosheit, eine niedrige Intelligenz diagnostiziert wurde und das System jahrzehntelang ihre Appelle ignoriert hatte. Die Filmemacher schätzten, dass ein Drittel der jahrzehntelang von der britischen Regierung Weggeschlossenen irrtümlich als schwachsinnig klassifiziert worden war. Das wären 40 000 Menschen.

Je mehr ich für dieses Buch recherchierte und je mehr ich darüber lernte, desto wütender wurde ich. Ich konnte nicht verstehen, warum sich heute nicht mehr Menschen über die Ungerechtigkeiten aufregen, die im Namen des Staates und der Wissenschaften begangen wurden – angeblich zu unser aller Nutzen, für zukünftige Generationen, die vor diesen intellektuellen Schwächlingen und ihrer Nachkommenschaft beschützt werden mussten.

Dann wurde mir klar, warum diese Menschen keine Stimme haben; warum niemand da ist, der für sie spricht, der die Ungerechtigkeiten anklagt. All jene, die als Schwachsinnige diagnostiziert, falls man die oben beschriebene Prozedur und Tausende ähnliche überhaupt Diagnose nennen kann, und anschließend so furchtbar behandelt wurden, durften ja per Definition keine Kinder haben. Eltern und Geschwister waren oft schon lange verstorben. Nichten, Neffen oder Cousinen und Cousins wussten vielfach überhaupt nichts davon oder schwiegen über die geheime Schande eines Menschen, den sie nur als verrückten Onkel Jack oder die irre Tante Jean kannten.

Außerhalb Großbritanniens führten auch andere Länder ihre eigene Politik ein, um die Schwachsinnigen von der Fortpflanzung abzuhalten. Eine der ersten Maßnahmen, die die Nationalsozialisten 1933 in Deutschland einführten, war die Eugenik-Gesetzgebung, die von den Ärzten verlangte, »untaugliche« Patienten, darunter fielen auch die geistig Behinderten, speziellen Gerichten, den Erbgesundheitsgerichten, zu melden. Damit war der erste Schritt des grausamen Weges beschritten, der zu den Gräueltaten des »Dritten Reichs« führte. Und doch waren diese Gesetze keine Erfindung des NS-Regimes. Die ihnen zugrundeliegenden Ideen basierten auch auf einer Vorlage, die Harry Laughlin 1922 in Cold Spring Harbour, New York, vorlegte. Zwischen 1907 und 1944 sterilisierten die USA mindestens 42 616 Menschen.

Häufig wird die gestiegene Popularität von IQ-Tests in den ersten Jahrzehnten des 20. Jahrhunderts beschuldigt, für die Zunahme der Eugenik und die Diskriminierung all jener verantwortlich zu sein, die man als wenig intelligent verurteilte. Das stimmt so nicht ganz – dieser Aufstieg wurde eher von dem Rassismus und Elitismus jener Zeiten angetrieben sowie der Art und Weise, wie diese Haltungen als politische Verstärker für den Blick auf und die Sorge um die Massenbewegung der Völker genutzt wurde. Man brauchte nicht immer einen IQ-Test, um jemanden als unintelligent zu diagnostizieren und zu verurteilen. Doch die zunehmende Bekanntheit von IQ-Tests gab diesen Entscheidungen einen wissenschaftlichen Anstrich und verlieh ihnen den Mantel der Legitimität. Sie gliederten die Begründung aus, weshalb jemand eingesperrt, sterilisiert oder gar exekutiert werden sollte, weg vom Individuum, das Entscheidungen trifft, hin zu einer Zahlenreihe, die neutral und wertfrei wirkte. Die Eugenik hing nicht vom IQ ab, aber um seine weitverbreitete Infamie zu erreichen, hing der IQ von den Eugenikern ab. Und auch wenn die Eugeniker die IQ-Tests nicht brauchten, damit ihre Ideen aufblühen konnten, so brauchten sie doch etwas anderes. Ein niedriger IQ und Schwachsinn mussten sich in ganzen Familien zeigen. Die Eugeniker brauchten die Genetik. Also schauen wir uns diese einmal an.

Von allen Bösewichten Shakespeares ist es Caliban, der geistig minderbemittelte Sklave des Zauberers Prospero aus ›Der Sturm‹, über den die Meinungen wohl am weitesten auseinandergehen. Trotz seiner Intrigen und des Versuchs, Prosperos Tochter Miranda zu vergewaltigen, verstehen nicht alle Interpreten Caliban als Schurken. Er sei, so seine Verteidiger, genauso ein Opfer wie alle anderen Charaktere in diesem Stück – ein Waise, ein Gefangener und empfänglich für die Schönheit und Magie seiner Inselheimat, derer er beraubt wurde.

Shakespeare wollte seinen Zuschauern sicherlich auch die positive Seite seines Caliban zeigen und schrieb für ihn einige der bemerkenswertesten Zeilen des Dramas – sein Monolog über die Geräusche der Insel war (im Vortrag des als der Ingenieur Isambard Kingdom Brunel verkleideten Kenneth Branagh) ein Höhepunkt der Eröffnungsfeierlichkeiten der Olympischen Spiele 2012 in London.

Caliban erntet vor allem wegen seiner Eltern Verständnis. Seine Mutter war eine bösartige Hexe, die aus ihrer Heimat verbannt wurde, und sein Vater, glaubt man Prospero, war ein Dämon. Wenn Caliban böse ist, dann, weil er so geboren wurde. Er ist ein gutes Beispiel eines reinen, biologischen Determinismus. Prospero drückt es so ähnlich aus, wenn er einen Satz formuliert, der auch mehrere Jahrhunderte später nichts von seiner akuten Relevanz verloren hat, was für Shakespeares Werk insgesamt ebenfalls gilt.

Über Caliban urteilt der Zauberer: »Ein Teufel, ein geborner Teufel ist's, / an dessen Art die Pflege nimmer haftet.«[10]

Er ist also ein hoffnungsloser Fall – keine noch so umfangreiche Betreuung, Erziehung oder Inspiration kann ihn von seinen angeborenen Fehlern abhalten, warum es also überhaupt probieren?

Für Francis Galton und andere Eugeniker, die die Welt von der Bedrohung durch niedrige Intelligenz und die Schwachsinnigen befreien wollten, könnte Prosperos Meinung über Caliban eine Art Motto gewesen sein. Es ist daher vielleicht kein Zufall, dass Galton Shakespeares Unterscheidung zwischen Anlage und Umwelt für den Konflikt zwischen den Geburtsumständen eines Menschen und seiner Umgebung adaptierte. (Daher erklärt es sich auch, dass Galton häufig die Erfindung des Dualismus »Anlage versus Umwelt« zugesprochen wird.) Genau wie für die von Geburt an bösen Menschen gebe es auch für die weniger intelligenten Menschen keine Hoffnung. Sie und ihre Last für die Gesellschaft müssten aufgehalten werden, was bedeutet – in den Augen der Eugeniker –, dass ihnen verboten wird, Kinder zu bekommen.

Dabei ging man natürlich davon aus, dass schwachsinnige Eltern schwachsinnige Kinder bekommen; dass kognitive Fähigkeit oder Unfähigkeit sich über Generationen genauso leicht fortpflanze wie rote Haare oder blaue Augen. Diese Annahme trafen die Eugeniker frohen Mutes, und sie verfassten unzählige Bücher und Pamphlete dazu, um dies zu belegen, womit sie zugleich Familien und ganze Gemeinschaften ungerechterweise dämonisierten.

Indem sie auf die gerade wieder entdeckten Arbeiten zur Genetik des Mönchs Gregor Mendel zurückgriffen – der Bohnenpflanzen gekreuzt und dabei die grundlegenden Gesetze

---

10 Vierter Aufzug, 1. Szene. Übersetzung: Schlegel.

der Vererbung formuliert hatte –, erklärten die Eugeniker des frühen 20. Jahrhunderts, Intelligenz werde wie eine Eigenschaft von den Eltern auf ihre Kinder weitergegeben. In dieser Hinsicht hatten sie sogar weitgehend recht. Bei allem Streit um die Genetik der Intelligenz, damals wie heute, so ist doch die Grundlage ziemlich einfach. Der IQ *ist* ein erblicher Zug – Intelligenz *vererbt sich* über die Gene. Wenn Sie intelligente Eltern haben, *ist* die Wahrscheinlichkeit sehr hoch, dass Sie ebenfalls intelligent sind.

Der belastbarste Beleg dafür stammt aus Studien mit eineiigen Zwillingen. In der Vergangenheit wurden solche Zwillinge bei einer Adoption häufig getrennt, und die Kinder wuchsen in unterschiedlichen Umgebungen auf. Indem sie diese Menschen aufspürten, erlangten Wissenschaftler die Möglichkeit, zwischen dem Einfluss der Gene und den Auswirkungen der Umwelt unterscheiden zu können.

Intelligenzforschungen an getrennt aufgewachsenen Zwillingen haben ergeben, dass sich Zwillinge in ihren kognitiven Fähigkeiten einander deutlich ähnlicher sind als im Verhältnis zu den Familien, in deren Umgebung sie aufwuchsen. Intelligenz hängt nicht *allein* von den Genen ab (und sogar jene Elemente, die doch davon abhängen, können durch äußere Faktoren wie mangelnde Ernährung ausgebremst werden), doch die richtigen Gene können zu einem deutlichen Vorsprung verhelfen.

Ein Hauptgrund, weshalb diese relativ einfache Feststellung derart heiß umstritten ist und warum Genetiker, die sich mit dieser Frage beschäftigen wollen, auf heftige Kritik stoßen, liegt darin, dass die Genetik der Intelligenz in ein weiteres, sozial und politisch aufgeladenes Thema eingebunden ist: Rasse.

Auch wenn sich die Kluft schließt, so haben mehrere Studien gezeigt, dass Gruppen von Schwarzen in den USA im Durchschnitt ein deutlich schlechteres Ergebnis in IQ-Tests erreichen als Gruppen von Weißen. (Die wiederum von Ostasiaten übertrumpft werden.) Zu diesem Punkt wurden etliche Bücher veröffentlicht, man untersuchte unzählige Gründe dafür und diskutierte das Ergebnis, mal sachlich, mal weniger sachlich. Worauf sich wohl alle verständigen können, ist, dass es dort einen echten Unterschied gibt – mit anderen Worten, sosehr wir es auch wegdiskutieren möchten: Die IQ-Kluft lässt sich nicht dadurch erklären, dass der IQ-Test durch die Art der gestellten Fragen Schwarze kulturell benachteiligt.

Was eine Reihe von anderen möglichen Antworten eröffnet, von denen keine beruhigend ist. James Watson, einer der Entdecker der DNS, gehört zu jenen, die behaupten, der genetische Unterschied (»Anlage«) zwischen den Rassen liefere eine Erklärung dafür. Andere Intelligenzforscher weisen auf unterschiedliche Lebenswelten (»Umwelt«) hin, die Kinder von ethnischen Minderheiten in den USA in der Regel prägen: tief greifende Ungleichheiten im sozioökonomischen Background und der Bildung, unterschiedliche kulturelle Erwartungen und deutlich eingeschränktere Entfaltungsmöglichkeiten. Wie die Forschungen an eineiigen Zwillingen gezeigt haben, können schwierige Umwelteinflüsse die kognitiven Fähigkeiten von Menschen einschränken, obwohl ihre Gene ihnen eigentlich eine deutlich bessere Leistung ermöglichen würden.

Über die Ursache dieser schwarz-weißen IQ-Kluft wird viel spekuliert, Hinweise darauf gibt es wenige und eindeutige Beweise für bestimmte Schlussfolgerungen gar nicht. Daher tendieren die meisten neutralen Forscher für eine Position der Mitte. Und Kommentatoren wie Watson, die sich für eine Seite entschieden haben, zeigen damit, dass sie nicht mehr neutral sind.

Die Kontroverse flammt immer wieder mal auf. 1994 wurde sie beispielsweise angefacht durch das Buch *The Bell Curve*, in dem der Psychologe Richard Herrnstein und der Politikwissenschaftler Charles Murray behaupten, die ethnischen Differenzen bei den IQ-Ergebnissen ließen sich durch die Genetik erklären und man könne wenig tun, um jenen zu helfen, die mit den falschen Genen auf die Welt gekommen seien.

Forscher sprechen von mentalen Unterschieden nicht nur zwischen diesen ethnischen Gruppen. Ein kleiner Kern von Wissenschaftlern hat sich der Aufgabe verschrieben, zwischen allen möglichen Bevölkerungsgruppen Unterschiede im IQ-Durchschnitt festzustellen – zwischen Männern und Frauen, zwischen Norditalienern und Süditalienern, zwischen Iren und dem Rest der Welt. Einige der Forscher konzentrierten sich weiterhin auf die Schädelkapazität und fingen ein zweites Mal an, all die Schädel aus dem 19. Jahrhundert neu zu vermessen.

Berühmt-berüchtigt wurde der britische Psychologe John Philippe Rushton (1943–2012), der seine akademische Karriere an der University of Western Ontario in Kanada mit einer Reihe seltsamer Forschungen vorantrieb, bei denen er zu beweisen versuchte, dass Intelligenz über die Größe der Genitalien mit der Rasse verknüpft sei. (Als Rushton 2012 starb, beschrieb sein universitärer Vorgesetzter dessen Arbeiten als solche, auf die man »keine großen Stücke hält«. Andere bezeichneten ihn geradeheraus als akademischen Rassisten.)

Rushton (der selbst kein Genetiker war) glaubte fest daran, dass die schwarz-weiße IQ-Kluft in der Genetik begründet liege – zumindest die Hälfte davon, schätzte er –, und hielt die öffentliche Förderung schwarzer Schulkinder daher für verschwendete Zeit. Rushton war also, so viel muss man zugestehen, nicht neutral. Seine Politik war eindeutig. Die letzten zehn Jahre seines Lebens leitete er den Pioneer Fund, eine 1937 zur Förderung der Eugenik gegründete Organisation, deren Gründer die Nationalsozialisten hofierten und die später Menschen dafür bezahlte, politischen Widerstand gegen die US-Bürgerrechtsbewegung zu leisten.

Angesichts dieser Umstände versteht man schnell, warum allein die Erwähnung von Forschung zur Genetik der Intelligenz Menschen unruhig werden lässt. Und ganz sicher wurden die Verantwortlichen am Centre for Talented Youth unruhig – und zwar so sehr, dass sie die Diskussion um die Herausgabe ihrer Daten, die das oben erwähnte Projekt nutzen wollte, so lange führte, dass das Projekt bereits beendet war, noch bevor eine Entscheidung getroffen worden war. Die Verantwortlichen wussten, dass eine politische Geisteshaltung bereitsteht, um die Ergebnisse – wie sie auch aussehen mögen – zur Bestätigung und Befeuerung der eigenen Vorurteile zu nutzen. Daher muss hier betont werden, dass es, auch wenn der IQ in gewissem Maße erblich ist, keine ernsthaften Beweise für die Behauptung gibt, ein ethnischer Unterschied in den Genen könne die schwarz-weiße IQ-Kluft erklären.

Trotz aller Ängste, die Forschung an der Genetik der Intelligenz würde die (fehlerhaften) biologischen Erklärungen für ethnische Unterschiede in den IQ-Tests erst recht zementieren, deuten die ersten Ergebnisse in die entgegengesetzte Richtung; auch wenn Intelligenz von den Eltern an ihre Kinder weitergegeben wird, so geschieht dies doch auf weitaus komplexere Art und Weise, als dass sich dies in einfachen und eindeutigen Beschreibungen zusammenfassen ließe, um zwischen genau voneinander getrennten Bevölkerungsgruppen Unterschiede zu konstruieren. (In einem späteren Kapitel werden wir auf diesen Aspekt zurückkommen.)

Vergessen Sie also Weiße oder Norditaliener oder die Oberschicht, oder welche sozial, ethisch oder geografisch eingezwängte Bevölkerung jemand bevorzugen möchte. Die verlässlichste Gruppe zur Zeugung von intelligenten Kindern sind, ganz einfach, intelligente Erwachsene (aller Hautfarben und Nationalitäten), genau, wie große Eltern (aller Hautfarben und Nationalitäten) eher größere Kinder bekommen. Wenn es um Intelligenz geht, kann die Natur grausam und gefühllos sein, aber sie entscheidet sich nicht für eine Seite.

Das Erbe dieser schlechten Wissenschaft – und der Nischen voreingenommen fortgesetzter Forschung – vergiftete die Quelle, an der viele Psychologen die Natur der Intelligenz und ihre Herkunft erforschen wollten. Das erklärt, weshalb viele Techniken zum Neuroenhancement, die derzeit erforscht werden, als Medizinprojekte begannen und auch heute noch eher zum Randgebiet ernsthafter Wissenschaft gezählt werden. Irgendetwas beunruhigt uns, wenn Wissenschaftler die Intelligenz als solche untersuchen wollen. Man bekommt schnell Zweifel an ihren Beweggründen dafür. Und Menschen beteiligen sich nur zögernd oder wollen nicht einmal darüber diskutieren. Der Schatten der Eugenik, ja bereits die Erwähnung des Begriffs Eugenik oder von menschlicher Verbesserung reicht aus, um sie zu verjagen.

Wissenschaftler waren jedoch nicht immer so vorsichtig. Bevor die Eugenik alles ruiniert hatte, herrschte ein weitverbreitetes und relativ einmütiges Interesse daran, wie das Gehirn verändert werden könne, um es zu verbessern. Denn bevor die Eugenik auftauchte, gab es ja schon die Elektrizität.

8

Wohin das Denken heute strömt

In früheren Zeiten war der Einsatz von Elektrizität zur Funktionssteigerung von Körper und Geist weitverbreitet. George Orwell etwa wäre überrascht, wenn er erführe, wie selten sie heute zum Einsatz kommt. Als er 1937 während des Spanischen Bürgerkriegs einen Schuss in seine Kehle bekam, gehörte zur medizinischen Wiederherstellung und Rettung seiner Stimme auch ein routinemäßig verabreichter Stromschlag, bekannt unter dem Namen Elektrotherapie.

Während Thomas Edisons Mitarbeiter in New York den ersten elektrischen Stuhl aufbauten, hatten Ärzte im Guy's Hospital in London einen Electrical Room eingerichtet, in dem sowohl körperliche wie auch geistige Störungen behoben werden sollten. Die elektrische Therapie setzte man zur Wundheilung und Schmerzlinderung ein und versuchte, weitere Krankheiten zu behandeln, darunter auch Tuberkulose.

Für diese viktorianischen Pioniere ergaben sich durch die Möglichkeit, Elektrizität in das Gehirn zu leiten, die größten Potenziale. Denn die Psychiater des 19. Jahrhunderts begehrten ebenfalls den Respekt, den ihre Kollegen einheimsten, die sich auf physische Gebrechen spezialisiert hatten, und sahen die Elektrotherapie als ihre Antwort darauf an.»Nervenheilanstalten«, wie sie damals hießen, boten ihnen den Freiraum, zu experimentieren, was sie mit Begeisterung taten. Patienten mit Krankheiten, die wir heute Depression, Angststörung oder Schizophrenie nennen, saßen auf einem Stuhl, die nackten Füße in Salzwasser, und empfingen durch Elektroden Stromstöße.

Die Ergebnisse fielen unterschiedlich aus, und die theoretische Basis, die die behaupteten klinischen Fortschritte untermauern sollte, blieb verschwommen. Einige Wissenschaftler sprachen von der Elektrizität als Flüssigkeit, die über die Adern das Gehirn erreiche. Man sagte ihr sowohl die Steigerung als auch die Senkung des Blutflusses nach; man beschrieb sie zum einen als Sedativ, zum anderen als Stimulans.

Einen Höhepunkt erlebte die Elektrotherapie während des Ersten Weltkriegs, als deutsche und britische Wissenschaftler sie einsetzten, um das neu aufgetretene Phänomen der Kriegsneurose zu behandeln und die Soldaten zurück an die Front schicken zu können. Im Allgemeinen verabreichte man die Elektrotherapie nur den niedrigeren Rängen und Reserveoffizieren. Ein britischer Arzt, der sie bei Gefreiten anwendete, war der Meinung, die Elektrotherapie sei bei Männern in höheren Rängen weniger effektiv, da ihre überlegenere Intelligenz und Bildung bedeute, dass ihre Geistesverfassung komplexer sei und sie daher auch eine höher entwickelte Behandlung bräuchten.

In seinem semi-autobiografischen Roman ›Reise ans Ende der Nacht‹, in dem er seine Kriegserlebnisse verarbeitete, beschrieb der französische Autor und Mediziner Louis-Ferdinand Céline, ein Militärarzt habe für seine Patienten »eine hochkomplizierte Apparatur aus allerlei glitzernden elektrischen Geräten aufstellen lassen, deren Entladungen wir in Abständen über uns ergehen lassen mussten«, denn der Arzt hielt diese Stromstöße, so Céline, »für kräftigend«.[11] Céline war nicht der Erste, der behauptete, in den Kopf geleitete Elektrizität könne mehr bewirken als nur die Behandlung und Linderung von Symptomen. Schon damals waren regelmäßig Berichte über die Verbesserung der mentalen Leistung durch Elektrotherapie aufgetaucht.

---

11 Louis-Ferdinand Céline: ›Reise ans Ende der Nacht‹, aus dem Französischen von Hinrich Schmidt-Henkel, Rowohlt, Reinbek 2004, S. 119.

Der niederländische Arzt Jan Ingenhousz schrieb, er habe nach einem Elektroschock, den er 1783 in Wien erlebte, zunächst sein Gedächtnis und Urteilsvermögen verloren. Doch nach einigen Stunden Schlaf bemerkte er: »[Meine] mentalen Fähigkeiten waren nun nicht nur zurückgekehrt, sondern mein Urteilsvermögen war, so kam es mir in diesem Moment vor, unendlich viel schärfer, wie ich zu meiner allergrößten Freude feststellen durfte.« Er sagte, er könne nun »viel deutlicher die Unterschiede von allem [erkennen] und das, was mir zuvor noch schwierig zu verstehen schien, nun zu einer leichten Lösung führen«. Etwa zur selben Zeit beschrieb ein deutscher Arzt, der einen an Malaria leidenden Jungen mit Elektrizität behandelte, dieser sei »schneller im Kopf« geworden.

1899 notierte der französische Arzt Stéphane Leduc, wie einer seiner Patienten, ein älterer Richter, den er wegen einer Gesichtslähmung mit Elektrizität behandelt hatte, auch noch lange nach Besserung der Symptome eine Weiterbehandlung verlangte. Der elektrische Strom im Kopf verbessere seine mentale Genauigkeit, habe der Richter behauptet.

Der Richter erklärte, er fühle sich:

> ... leichter, und meine Ideen sind klarer. Ich kann meine Aufmerksamkeit genauer auf meine Arbeit ausrichten. Ich kämpfe erfolgreicher gegen die einschläfernden Effekte langer Plädoyers; ich erfasse die Argumente klarer, die mir vorgetragen werden, und ich kann sie exakter gewichten. In der Tat empfinde ich meine Intelligenz als heller, und meine Arbeit lässt sich leichter erledigen, und aus diesem Grund komme ich zu Ihnen für eine elektrische Anwendung, wann immer ich mit einer ermüdenden oder schwierigen Arbeit konfrontiert werde.

Die etablierte Medizin entdeckte diese Technik 1999 wieder neu. Psychologen in Deutschland, die sich für neue Behandlungsmethoden bei Epilepsie interessierten, setzten die elektrische Gehirnstimulation ein, um das Arbeitsgedächtnis und das motorische Lernen zu erforschen. Ihr Herumprobieren mit elektrischem Strom und dem Gehirn stieß bei Kollegen nicht gerade auf Begeisterung. »Das ist verdammt gefährlich«, bekamen sie zu hören. »Ihr solltet schleunigst damit aufhören.« Und da sie nicht ausreichend Freiwillige fanden, sahen sie sich gezwungen, ihre Experimente an sich selbst und ihren Familien durchzuführen.

Seitdem hat man so ziemlich jede Gehirnfunktion mit Elektrizität zu verändern versucht, mit einigem Erfolg. Das vermutlich bekannteste Experiment führten Wissenschaftler in New Mexico durch. Es wird deshalb so häufig zitiert, da es offenbar einer Gruppe von Freiwilligen geholfen hat, hinter getarnten Objekten deren potenzielle Gefahren zu erkennen und damit auszusortieren. Es wird noch häufiger zitiert, weil die US-Army dafür bezahlte.

Bevor sie Soldaten in den Irak schickte, ließ die US-Armee die Kandidaten ein Video-Spiel namens *DARWARS Ambush!* spielen, das Situationen simuliert, die ihnen vor Ort begegnen könnten. In dem Spiel mussten die Rekruten eine virtuelle Landschaft auf potenzielle Gefahren hin absuchen – einen Scharfschützen auf einem Dach oder eine Bombe in einem Ölfass. So sollten sie lernen, schneller und genauer zu werden.

Für die Studie zeigten Forscher nun Standbilder dieses Virtual-Reality-Games zivilen Freiwilligen und gaben ihnen nur wenige Sekunden Zeit, um die Fotos auf verborgene oder versteckte Gefahren hin abzusuchen. Man sagte ihnen, sie trügen die Verantwortung für die Operation, und der Einsatz war hoch. Lösten sie falschen Alarm aus, in dem sie eine Gefahr erkannten, wo gar keine war, wurden sie für die Verzögerung der Operation beschimpft. Entdeckten sie eine Bombe hingegen nicht, die auch im Kopf eines toten Hundes oder einem Kinderspielzeug versteckt sein konnte, bekamen sie das Video einer simulierten Explosion mitsamt ihren grausamen Auswirkungen zu sehen.

Die meisten Freiwilligen hatten zu Beginn Schwierigkeiten, lernten aber hinzu und verbesserten sich. Und die Forscher bemerkten, dass die Elektrostimulation des Gehirns diesen mentalen Prozess beschleunigte. Die Freiwilligen, denen auf der rechten Schädelhälfte, über ihren unteren präfrontalen Cortex oder rechten Scheitellappen, ein Strom in der Stärke von 2 Milliampere angelegt wurde, verbesserten sich doppelt so schnell wie die anderen. (Auch wenn einer ausschied, da er einen brennenden Schmerz im Gehirn spürte.)

Der Effekt hielt wenigstens eine Stunde lang an, nachdem der Strom abgeschaltet worden war, was darauf hindeutet, dass die Stimulation einen längerfristigen, dauerhaften Einfluss auf das Gehirn der Freiwilligen hatte. Nicht nur, dass die Neuronen empfänglicher wurden, man glaubt auch, dass ein solcher Strom die Expression von Proteinen an den Knotenpunkten zwischen ihnen verstärkt. Das könnte dazu führen, dass sie leichter bereit sind, Verbindungen einzugehen, was wiederum das Gehirn leichter in eine dauerhafte Form umgestaltet. Anders formuliert, könnte der Strom es also erleichtern, dass Verbindungen entstehen und dass diese Verbindungen von Dauer sind. Neuronen, die zusammen feuern, so formulieren es Gehirnforscher, verkabeln sich auch. Und diese Verbindungen bestimmen, wie wir bereits gesehen haben, die Unterschiede in der kognitiven Leistung und damit die Intelligenz.

*

Über das Potenzial von elektrischer Gehirnstimulation wird ein riesiger Hype gemacht. Wissenschaftler hassen den Hype, oder zumindest behaupten sie das. Sie wissen jedoch nur zu gut, dass ein kleines Quäntchen Hype in einem Zeitungsartikel oder Radiofeature Aufmerksamkeit erregt, und so etwas wie schlechte Aufmerksamkeit gibt es gar nicht. Das Einzige, was für Wissenschaftler, die Geld anwerben müssen, schlimmer ist, als im Zentrum eines Hypes zu stehen, ist, auf einem Feld zu arbeiten, das nie im Zentrum eines Hypes steht.

Die meisten Wissenschaftler versuchen, einen Hype zu vermeiden, indem sie Warnungen aussprechen und betonen, wie wichtig weitere, vorbereitende Forschungen sind. Doch zugleich wollen Universitäten und Spender, die einen Großteil der Gehälter dieser Wissenschaftler bezahlen, auch sichergehen, dass etwas aus dieser Arbeit erwächst, in die sie investieren. Wenn nun Wissenschaftler ihre Forschungen präsentieren – ihren Chefs, Politikern oder Journalisten –, dann fangen sie meist ein Spiel an, bei dem sie den potenziellen Ertrag ihrer Arbeit betonen, zugleich aber möglichst vage bleiben mit einer Aussage, wann genau sich dieser Profit einstellt.

Der potenzielle Ertrag der Forschungen an der Gehirnstimulation ist gewaltig. Das ist kein Hype. Hier ein paar Aussagen über die möglichen Anwendungen der Gehirnstimulation, verfasst von echten Wissenschaftlern für wissenschaftliche Publikationen, für ihre ebenfalls echten Fachkollegen gedacht:

Im Gegensatz zur weitverbreiteten Meinung »ohne Schweiß, kein Preis« hat [die Gehirnstimulation] gezeigt, dass sie Lernen und den Erwerb komplexer Lernaufgaben, die normalerweise viel Zeit bis zur vollständigen Beherrschung verlangen, beschleunigen kann, und dies bei einer Reihe fundamentaler menschlicher Leistungsfähigkeiten von motorischen oder sensomotorischen Fertigkeiten bis hin zu mathematischer Erkenntnis, und zwar mit minimalem Unbehagen oder widrigen Nebeneffekten.

Und:

Verbesserte Aufmerksamkeit, schnellere Auffassung, ein besseres Gedächtnis und andere Formen der Kognition können zu besserer Arbeits- oder Schulleistung führen wie auch bei anderen Aspekten des Alltagslebens hilfreich sein. So lassen sich zudem die Kosten, Dauer und die Gesamtauswirkung von Krankheiten reduzieren.

Und sogar:

> Die Vorstellung, dass in Zukunft Menschen ein tragbares Gerät mit sich führen, das ihnen hilft, im Nachtdienst oder bei einer Autofahrt wach zu bleiben, oder das ihre motorische Koordination während einer intensiven Leichtathletikeinheit verbessert, wird zunehmend glaubwürdig und sozial akzeptiert.

So weit sind wir noch nicht, doch dieses Feld wächst schnell. Forscher arbeiten an der Verbesserung der Technologien und bemühen sich um eine detailliertere Darstellung der Gehirnfunktionen und die Entwicklung von Instrumenten, die eine noch akkuratere Erfüllung der Versprechen ermöglicht.

Angesichts des Ausmaßes und der Kühnheit der eben erwähnten Zitate überrascht es nicht, dass Menschen wie Andrew, den wir am Anfang dieses Buches kennengelernt haben, Gehirnstimulation an sich selbst ausprobieren wollen. Zumeist außerhalb der redlichen Forschungsinstitute und Universitäten und jenseits jeder Regulierung oder Kontrolle bauen Andrew und andere Interessierte Geräte zur Gehirnveränderung und nutzen sie selbst. Sie tauschen Erfahrungen und Tipps über spezielle Webseiten aus und diskutieren bestimmte Techniken. Sie filmen ihre Versuche und laden sie auf YouTube hoch. Damit erzeugen sie Aufmerksamkeit – am Tag nach meinem Treffen mit Andrew sollte er von CNN gefilmt und interviewt werden –, die Underground-Gehirnstimulationsszene streckt ihre Elektroden langsam Richtung Mainstream aus.

Bis vor Kurzem musste jemand, der eine Selbstbau-Gehirnstimulation ausprobieren wollte, sie auch wirklich noch selbst bauen. Die Ausrüstung – vor allem Kabel und Batterien –

konnte man sich leicht besorgen. Und doch blieb es vor allem eine Angelegenheit für Spezialisten. Das änderte sich im Sommer 2013, als eine US-Firma zum ersten Mal fertig gebaute Kopfgarnituren anbot. Für rund 200 Euro versprach das Unternehmen einen schnellen und einfachen Plug-'n'-Play-Gehirnstimulator. Und glauben Sie nicht, hier gehe es noch um noble Ziele wie die Verbesserung der Intelligenz. Die Zielgruppe der Firma waren Computerspieler, die ihre Reaktionszeiten bei den Games verbessern möchten.

Offiziell runzeln die meisten Wissenschaftler in der etablierten Forschung die Stirn über diese Selbstbau-Community, und zwar nicht nur, weil es viele darunter gibt, die sich selbst gern als Brain Hacker (Gehirn-Hacker) bezeichnen. In ernstem Ton gehaltene Artikel in wissenschaftlichen Publikationen warnen vor den möglichen Gefahren, denen sich die unerfahrenen Nutzer aussetzen, und spotten über die verblüffenden Effekte, die einige der Selbstbau-Nutzer angeblich erreicht haben wollen. Und doch herrscht ein seltsames Verhältnis zwischen den beiden Gruppen. Gehirnstimulation ist noch immer eine Nischenwissenschaft, sogar innerhalb der Neurowissenschaft, und die Brain Hacker sind die größten Fans dieser Forscher. Sie vertiefen sich in akademische Veröffentlichungen und Abstracts von Vorträgen bei akademischen Konferenzen, wühlen sich durch Detailfragen und suchen nach Experten, die sich mit bestimmten Fragestellungen und Umständen beschäftigen.

Und sogar etablierte Wissenschaftler sind sich nicht ganz sicher, was an jenem Tag genau mit meinem Gehirn geschah, als Andrew mir den Gehirnstimulator aufsetzte und den Schalter umlegte. Sie vermuten, es lief in etwa so ab:

Der elektrische Strom muss in einem Kreis fließen, weshalb auch gleich zwei Elektroden an meinem Kopf angebracht wurden. Eine nimmt den Saft aus der Batterie und führt ihn in meinen Kopf, die zweite saugt ihn wieder auf und schickt ihn zurück in die Batterie. Der elektrische Stuhl ist unter anderem auch deshalb so schwierig und unvorhersehbar, da der menschliche Körper kein verlässlicher Leiter für Elektrizität ist. Knochen, Haut, Muskeln, Haare – sie alle leisten mehr oder weniger Widerstand gegen den Strom, weshalb dieser sich seinen eigenen, schnellsten Weg wieder heraus suchen muss. Als Andrew den elektrischen Strom von der ersten Elektrode an den oberen Teil meines Kopfes anlegte, führte der Weg des geringsten Widerstandes zur zweiten Elektrode über die enge Knochenbrücke, die sich über meinen Kopf spannt. So fließt der Großteil des Stroms über meinen Schädel und erreicht das Gehirn überhaupt nicht. Die elektrische Gehirnstimulation ist folglich vor allem eine elektrische Schädelstimulation, wobei der Schädel keine große Reaktion darauf zeigt. Es wird vielleicht ein bisschen warm, und die Kopfhaut fängt womöglich an zu jucken.

Bei einer grässlichen Demonstration, dass die Elektrizität nicht eindringt, kündigten 2016 zwei Wissenschaftler an, sie hätten einen elektrischen Gehirnstimulator an eine Leiche angeschlossen. Wie der US-Dichter Walt Whitman hatte der Verstorbene seinen Körper der Wissenschaft vermacht, die dieses Mal sicherstellte, dass sie die Gelegenheit nutzte. In einem Labor elektrischen Strom in den Kopf eines Toten zu leiten, scheint direkt aus Mary Shelleys *Frankenstein* zu stammen, dabei bewiesen diese Wissenschaftler allerhöchstens das Gegenteil: Kaum etwas von dem Strom floss durch das Gehirn, und keinesfalls genug, um das Gewebe eines lebenden Gehirns zu aktivieren und es zum Funktionieren zu bringen, erklärten sie.

Um die ankommende Elektrizität zu messen, platzierten die Wissenschaftler 200 Elektroden in das Gehirn der Leiche. Doch als sie den elektrischen Stimulator anschalteten, reagierten die Gehirnelektroden kaum. Nur etwa zehn Prozent des an den Außenseiten des toten Kopfes angelegten Stroms kamen im Gehirn an. Um Gehirnzellen direkt zu aktivieren, müsste die Gehirnstimulation die doppelte Stärke des normalerweise angelegten Stroms von 2 Milliampere bis 4 Milliampere betragen, schätzten die Forscher. Und das empfiehlt sich nicht. Einer der

Wissenschaftler legte im Selbstversuch 5 Milliampere an und erklärte hinterher, der Schwindel in seinem Kopf sei beängstigend gewesen.

Diese Studie erregte eine Menge Aufsehen und wurde immer wieder als Beweis angesehen, dass elektrische Gehirnstimulation nur Zeitverschwendung sei. Doch das stimmt nicht. Das Ziel der elektrischen Gehirnstimulation ist es nicht, die Neuronen direkt zu aktivieren, und niemand, der an dieser Technik forscht, wollte das jemals erreichen. Der Effekt ist indirekt: Anstatt die Neuronen feuern zu lassen, macht die zusätzlich angelegte Elektrizität es für sie leichter, *befeuert zu werden*. Und dazu braucht man deutlich weniger Spannung – die zehn Prozent, die es durch den Kopf der Leiche geschafft haben, sollten dafür ausreichen.

Der Strom, den Andrew nutzte, drang etwa 2,5 Zentimeter in mein Gehirn ein. Das ist bei Weitem nicht genug, um alle nützlichen Regionen zu durchdringen, aber er erreicht viele der höheren Funktionen, die durch meinen Cortex kontrolliert werden, die wabblige, zerfurchte Außenschicht.

Einmal in mein Gehirn eingeführt, muss der Strom sich wieder einen Weg nach draußen bahnen. Dazu windet er sich durch die Zellen und das Blut meiner Grauen und Weißen Substanz, bis er das Gebiet unterhalb der zweiten Elektrode erreicht hat, die ihn zurück in die Batterie leiten und damit den Kreis schließen wird.

Solange der Strom aus der Batterie fließt, löst er eine vorhersehbare Dynamik in meinem Kopf aus. In einer Region mit Gehirngewebe unter der ersten Elektrode strömt er herein. Und in einer anderen Region unterhalb der zweiten Elektrode sammelt er sich, um wieder hinauszuströmen.

Unterhalb der ersten Elektrode – der Anode – sorgt die indirekte Wirkung dafür, dass meine Neuronen leichter zu aktivieren sind. Wie genau das geschieht, ist noch unklar, vermutlich schubst der Strom die Neuronen in einen elektrischen Zustand, den man Depolarisation nennt. Dieser macht sie sensibler für Signale, die von anderen Zellen eintreffen. So kann mit der gleichen Menge an Anstrengung mein Gehirn mehr Aktivität in der aufgeladenen Region auslösen.

Unterhalb der zweiten Elektrode – der Kathode – sieht es anders aus. Hier wirkt das polare Gegenteil, und die Wirkung des Stroms auf die Neuronen an dieser Stelle wird Hyperpolarisation genannt, die die Neuronen weniger empfänglich für eintreffende Signale werden lässt. Was es für mein Gehirn *schwieriger* macht, diese Region zu aktivieren.

Werden die Elektroden korrekt und sorgfältig angebracht, erhalten Wissenschaftler so die Möglichkeit, einige Teile des Gehirns auf- und andere abzudrehen. Andrew hält in seinen Händen demnach einen Dirigentenstab, der das Schlagwerk meines Gehirns leiser und die Bläserabteilung lauter werden lassen kann, durch das Umlegen eines Schalters. Schauen wir uns als Nächstes einmal an, welches Musikstück wir damit aufführen können.

9

Der Mann, der das Weinen lernte

Bemühungen, das Gehirn direkt mit Elektrizität zu stimulieren, werden immer mit dem Schädel zu kämpfen haben. Wie der Versuch mit der Leiche zeigte, fließt ein Großteil des äußerlich angelegten Stroms aus den Elektroden nicht durch das Gehirn. Je größer die Stromstärke, umso mehr nimmt das Jucken der Schädeldecke zu, bis sich ein unangenehm brennendes Gefühl einstellt. Und erhöht man die Stromstärke weiter, beschränkt sich das Brennen nicht mehr nur auf ein Gefühl.

Um tiefer eindringen zu können, nutzten einige Neurowissenschaftler Laser. Forscher an der University of Texas richteten einen eher schwachen CG-5000-Medizinlaser, der für die Verbesserung des Blutkreislaufs und die Behandlung von Muskelschmerzen zugelassen ist, auf die Stirn ihrer Probanden. Damit wollten sie das Enzym Cytochromoxidase im präfrontalen Cortex aktivieren, um Gehirnzellen bei der Produktion von mehr Energie zu helfen und sie somit besser arbeiten zu lassen. Es schien zu funktionieren: Freiwillige, die sich der Laserbehandlung unterzogen hatten, schnitten bei Gedächtnis- und Aufmerksamkeitstests besser ab.

Eine weitere Option ist der Einsatz von Magneten. Michael Faraday (1791–1867) bemerkte, dass sich wellenartig bewegende Metallstückchen außerhalb eines Magnetfelds einen elektrischen Strom induzieren können, und er nutzte diese berühmte Entdeckung dafür, den Elektromotor zu entwickeln. Faradays Vorträge und Experimente an der Royal Institution in London trieben so viele Menschen nach draußen, dass zum ersten Mal in der Geschichte Londons eine Straße – die Albermarle Street vor dem Gebäude – zur Einbahnstraße gemacht wurde, um den Verkehr zu kontrollieren.

Faradays Arbeiten mit Magnetismus brachten ihm auch die Aufmerksamkeit einer anderen Gruppe ein: der Anhänger des umstrittenen Doktors Franz Anton Mesmer. Im Gegensatz zu Faraday erinnern wir uns an Mesmer nicht wegen dessen brillanter Wissenschaft. Das liegt daran, dass er keine betrieb. Und dennoch war er einflussreich. Er hinterließ uns die Begriffe »mesmerisieren« und »animalischer Magnetismus«. Zudem entwickelte er eine Verbindung zwischen den beiden, die wir heute Hypnose nennen.

Mesmer erklärte, menschliche Krankheiten würden von den Bewegungen der Sonne und des Mondes verursacht, die die Gezeiten unsichtbarer Flüssigkeiten in der Atmosphäre und innerhalb des menschlichen Körpers störten. Die Nervenflüssigkeit in den Menschen sei magnetisch, und man könne daher das durch die Bewegungen der Himmelskörper erzeugte Ungleichgewicht des animalischen Magnetismus durch das Anbringen von Magneten auf dem Körper des Patienten beseitigen, so Mesmer.

Mesmer war der erste Bühnenhypnotiseur. Die Nachfrage nach seiner Magnettherapie war so groß, dass er teilweise Dutzende von Menschen gleichzeitig behandelte, sie aneinander festband und rund um ein Baquet genanntes Gerät positionierte. Dieser speziell konstruierte, kreisförmige Holzkasten war 30 Zentimeter hoch. Mesmer und seine Helfer, die er wegen ihrer »Jugend und Wohlgestalt« ausgesucht hatte, trugen diesen in die Mitte eines großen Saals und füllten ihn dann mit pulverisiertem Glas, Eisenspänen und symmetrisch angeordneten Flaschen. In der Regel wurde das alles dann mit Wasser befüllt. In Löchern des Holzdeckels steckten lange Eisenstangen.

Mesmers Patienten, manchmal bis zu 30 Personen auf einmal, saßen im Kreis um den Baquet, hielten sowohl die Stangen als auch die Hände ihres Nachbarn fest, während Mesmer mit einem Eisenstab um sie herumlief. Der Saal war mit dicken Vorhängen versehen, und die Stille, nach der Mesmer verlangte, wurde nur von leiser Klavier- oder Harmoniummusik durchbrochen, manchmal von Gesang begleitet.

In einen lilafarbenen Mantel gehüllt, stolzierte Mesmer zwei bis drei Stunden lang um seine Patienten und setzte sich zu ihnen, blickte ihnen fest in die Augen und klopfte und strich mit seinem Eisenstab über die kranken Körper. Auch legte er seine Hände auf ihre Bäuche oder formte mit seinen Fingern eine Pyramide, die er von ihren Köpfen bis hinunter zu den Füßen und dann wieder hinauf führte.

Und die Patienten? Manche reagierten kaum, blieben ruhig und gaben an, nichts zu spüren. Andere husteten, spuckten und verspürten einen leichten Schmerz, eine lokale oder generelle Hitze und brachen in Schweiß aus. Manche zuckten krampfartig, wobei man diese Anfälle Krisen nannte. Mesmers Theatralik schien einen außergewöhnlichen Einfluss auf viele seiner jüngeren weiblichen Patienten zu haben.

Zu jenen, die sich von Mesmer und seinen Ideen beeinflussen ließen, gehörte auch der Pionier des IQ-Tests, Alfred Binet, der in seiner Jugend mit Magnetismus dilettierte. Nachdem er eine Vorführung miterlebt hatte, schrieb Binet: »Junge Frauen waren derart befriedigt von der Krise, dass sie darum bettelten, erneut eine erleben zu dürfen; sie folgten Mesmer durch den Saal und gestanden, es sei unmöglich, der Person des Magnetiseurs nicht warm zugeneigt zu sein.«

Als andere Magnetiseure Mesmers Techniken kopierten, ergab sich eine neue, seltsame Konsequenz: Einige Patienten gerieten in einen passiven, tranceartigen Zustand, in dem sie wie schlafend erschienen, aber dennoch den Hypnotiseur hören und mit ihm reden konnten. Während dieses »magnetischen Schlafs« waren die Patienten empfänglich für Vorschläge – Frauen konnten dazu gebracht werden, einen imaginären Säugling zu liebkosen und zu küssen, und Männer, sich wie betrunken zu verhalten. Das hatte natürlich nichts mit den Magneten zu tun, und Bühnenhypnotiseure wiederholen diesen Trick nun schon seit vielen Jahren.

Der Start für die magnetische Stimulation war also eher unglücklich, doch einige Wissenschaftler fühlten sich weiterhin angezogen und setzten ihre Versuche dazu fort, wie sie den Körper und das Gehirn beeinflussen könne. Und genau wie der Einsatz von Elektrizität erlebte in den letzten Jahren auch die magnetische Stimulation eine Renaissance.

So wurden beispielsweise 2008 John Elder Robison, einem Mann mit Autismus, schwankende Elektromagnete an den Kopf angelegt. Wie von Faraday vorhergesagt, induzierte die Kombination von Magnetfeld und Bewegung einen elektrischen Strom in Johns Gehirn – einen wesentlich stärkeren Strom, als man mit direkter Elektrostimulation hätte erreichen können. In der Folge wurde irgendetwas in Johns Gehirn freigesetzt. Dieses Mal war kein lilafarbener Mantel im Spiel, aber die Wirkung war mesmerisierend.

John nahm an einer Forschungsstudie zur Sprachverarbeitung von Autisten des Beth Israel Deaconess Medical Centre in Boston teil. Er bekam eine 30-minütige transkranielle Magnetstimulation (transcranial magnetic stimulation, TMS). Da der Schwerpunkt der Forschung auf der Sprache lag, zielten die Wissenschaftler auf das Broca-Areal, einen Teil der Großhirnrinde. Die Forscher baten ihn, während der Magnetstimulation einen Mundschutz zu tragen, denn es könnte zu unwillkürlichen Bewegungen kommen. Und sie erklärten ihm, jede Wirkung der Behandlung sei aller Voraussicht nach schwach und kurzzeitig. Sie irrten sich.

Das erste Anzeichen, dass sich etwas geändert hatte, bemerkte John Robison später am Tag während eines Telefonats. Seine Stimme kam ihm verändert vor. Er nutzte unterschiedliche Stimmhöhen und hob oder senkte den Ton am Ende eines Wortes, um etwas zu betonen. Erstaunt erkannte er, dass er dies tat, um Gefühle zu schildern. Wie viele andere Autisten hatte auch John bislang Schwierigkeiten gehabt, Emotionen zu erkennen, zu identifizieren und es zu würdigen, dass der Ton seines Gesprächspartners ebenso viel aussagen konnte wie dessen Wortwahl.

Zum ersten Mal klang nun Johns Stimme für ihn selbst so, als würde sie eine emotionale Bandbreite haben. Verwirrt (aber wahrscheinlich doch noch weniger verwirrt als sein Gesprächspartner am anderen Ende der Leitung) legte John auf. Er schaltete Musik ein – einen alten Song von The Tavares, mit denen John in seinem früheren Beruf als Toningenieur zusammengearbeitet hatte.

»Alles war anders. Jede kleine Nuance der Aufnahme hatte eine Bedeutung für mich. Mein Umfang an akustischem Begriffsvermögen hatte sich um das Tausendfache vergrößert. Was immer sie mit diesem Gehirnstimulator getan hatten, er hatte etwas sehr Machtvolles aufgeschlossen in der Art und Weise, in der ich Musik hörte.« Der Magnet schien etwas in seinem Gehirn freigegeben zu haben, und die Auswirkungen waren nicht auf Musik beschränkt.

»Der Filter der autistischen Einschränkung – wenn es das war, was mir zuvor Gefühle unzugänglich gemacht hatte – schien verschwunden. Ich hörte das Lachen in einer Stimme genauso, wie ich es auf dem Gesicht meines Freundes sah, und ich spürte dessen Aufrichtigkeit in mir.«

Die Wissenschaftler, die ihm die Gehirnstimulation verpasst hatten, waren von dieser Wandlung ebenso überrascht wie John selbst.

Die wenigen Stunden seither – also all die Zeit, die seit der TMS vergangen waren – hätten niemals ausgereicht, um John Robisons Gehirn umzuformen und all die neuen Verknüpfungen zu entwickeln, die es ihm nun ermöglichten, Gefühle auf diese sensible Art wahrzunehmen. Die Fähigkeit dazu musste also schon längst vorhanden gewesen sein. Irgendwie hatte die Gehirnstimulation sie freigesetzt, sie angeschaltet. Die Forscher wollten wissen, ob noch etwas anderes Ungewöhnliches geschehen sei. Das war es.

Gesichter, die Gesichter anderer Menschen – bislang eine undurchdringliche Maske –, sprachen nun zu ihm. John arbeitete als Mechaniker, und ihm fiel auf, dass eine Kundin mit ihm kommunizierte, allerdings auf eine Art und Weise, die er nie zuvor verstanden hatte.

»Beim Sprechen erzählte ihr Gesicht seine eigene Geschichte. Ich hörte nicht nur ihre Worte, sondern auch ihre Gefühle waren deutlich zu vernehmen.« Während die Frau von den technischen Problemen ihres Autos sprach, konnte John in ihrer Miene und ihren Worten eine tiefer gehende Schicht erkennen. Sie hatte Angst um das Auto, vor den Reparaturkosten, um ihre Zahlungsfähigkeit, davor, wie sie nun zur Arbeit kommen solle.

Wie viele Autisten hatte John Robison ein Leben geführt, das blind für derartige soziale Hinweise war – die wir anderen für selbstverständlich erachten. Früher hätte er ihr mit einer unverbindlichen, faktischen Antwort zu verstehen gegeben, sie solle ihr Auto abstellen und warten. Nun blies, wie aus dem Nichts, der neu erwachte Teil seines Gehirns den über Jahre der Untätigkeit angesammelten Staub hinweg und antwortete für ihn.

»Machen Sie sich keine Sorgen. So, wie Sie das beschreiben, klingt es nach einer Kleinigkeit, die wir schnell wieder beheben können.«

Nicht jeder Autist möchte, dass es behoben wird, aber viele. Nachdem John in seinem Blog von den Erfahrungen mit TMS berichtete, meldeten sie sich bei ihm. Einige fragten um Rat, andere wollten die Gehirnstimulation selbst ausprobieren oder bei ihren Kindern einsetzen. Alle suchten sie Hoffnung.

Johns freigeschaltete Gefühlsfrequenzen waren nicht nur reine Freude. Es fiel ihm schwer, seine neue Aufmerksamkeit abzuschalten, und er brach in Tränen aus, wenn er in der Zeitung vom Tod ihm absolut fremder Menschen las. Ein Feuerwehrschlauch unregulierter und unbekannter Emotionen und Mitgefühl fluteten sein Bewusstsein. »Die gesammelte emotionale Energie einer kleinen Gruppe zu erfahren und die Hoffnungen, Ängste, Begeisterung und Sorgen jedes Menschen zu spüren, war eine ebensolche Behinderung, wie blind für all das gewesen zu sein.«

Die Gehirnstimulation eröffnete John eine neue Fähigkeit. Er hatte das Gefühl, anderen Menschen in die Seele schauen zu können. Dringend wollte er erfahren, was mit ihm geschehen war, doch die beteiligten Wissenschaftler konnten nur spekulieren. Die Magnetstimulation fand mit Niederfrequenz statt, von der man weiß, dass sie die Gehirnaktivität auf die gleiche Weise behindert, wie es die Kathode im Stromkreis während der Elektrostimulation tut. (Hochfrequente Magnetstimulation zeigt den gegenteiligen Effekt und aktiviert Gehirnzellen.)

Vielleicht habe Johns Gehirn, so vermuteten die Wissenschaftler, auf die Blockade so reagiert, dass es andere Verknüpfungen aktivierte, um den zeitweiligen Verlust auszugleichen. Womöglich habe der Aktivitätsanstieg in dem seit Langem untätigen Teil von Johns Gehirn eine schlafende Fähigkeit zur Wahrnehmung und Beurteilung von Gefühlen wachgerüttelt.

An dem zu zweifeln, was John berichtete, fällt nicht schwer. Wir haben keinen unabhängigen Beleg für die Geschichte, sondern nur Johns persönlichen Bericht. Und in den meisten Wissenschaftsbereichen und der Medizin werden derartige Anekdoten so lange belächelt, bis sie mit überzeugenden Daten belegt wurden und sich der Effekt am besten bei einer Menge weiterer Patienten wiederholen ließ.

Aber vergessen Sie eins nicht: Der gesamte Bereich der Psychiatrie und der Forschung an geistigen Störungen beruht zum überwiegenden Teil auf persönlichen Berichten. Millionen von Menschen werden wegen Depression oder Zwangs- und Angststörungen sowie einem Dutzend anderer Probleme diagnostiziert und behandelt, allein aufgrund ihrer Antwort auf die Frage: Wie geht es Ihnen? Es gibt keine Gehirnscans,

Bluttests oder körperlichen Spezifikationen, die den Zustand unseres Geistes belegen.

Johns Entdeckung der Emotionen und die Eröffnung der Fähigkeit, in anderen Menschen zu lesen, ergeben sicher eine gute Geschichte. Er hat sie zu einem Buch mit dem Titel ›Switched On. A Memoir of Brain Change and Emotional Awakening‹ (Angeschaltet. Autobiografischer Bericht über eine Gehirnveränderung und emotionales Erwachen) gemacht, seiner neuesten Veröffentlichung in einer Reihe Bücher über sein Leben und seine Erfahrungen mit Autismus. Könnte es sein, dass John, nun, ein wenig übertreibt? Könnte der Wandel vielleicht gar nicht in seiner Wahrnehmung von Emotionen, sondern vielmehr nur in seiner Vorstellung stattgefunden haben?

Nur er kennt die Antwort darauf, aber es erscheint mir unwahrscheinlich, dass er nicht die Wahrheit sagt. Zum einen, da John nicht der einzige Autist war, der nach der TMS-Sitzung von dieser Wirkung berichtete. Ein Frau namens Kim, die ebenfalls an der Studie teilgenommen hatte, meldete sich bei ihm mit einem identischen Erlebnis. Auch sie bemerkte zum ersten Mal, sie könne die Mienen von Menschen lesen und beurteilen. Sie erkannte, wenn Menschen sarkastisch waren. Die soziale Interaktion, zuvor noch ein reines Schwarz-Weiß-Bild, offenbarte sich ihr nun in leuchtendem Technicolor.

Sie schrieb in Johns Blog: »Vor der Stimulation ging ich davon aus, ich könne die Geschichtsausdrücke und die Stimmlage von Menschen einigermaßen gut erkennen. Aber als ich nach der Stimulation den Unterschied erkannte, würde ich jetzt sagen, dass mir 50 Prozent oder mehr der sozialen Interaktion entgangen sind.«

Nur, weil eine solche Anekdote mehrfach erzählt wird, gilt sie noch nicht als gesicherte Daten, wandten online gleich die Aufklärer von Pseudowissenschaften ein. Kim und John hatten nicht unabhängig voneinander ihre Erfahrungen geschildert. So ist es durchaus möglich, dass sie sich gegenseitig beeinflussten und einander solche Zuversicht vermittelten, dass sie den Wandel überinterpretierten. Und doch: Wenn die beiden sich damit selbst betrogen haben, taten sie das in einer bizarren und sinnlos selbstzerstörerischen Art und Weise. Sowohl John als auch Kim gaben an, die Stimulation habe sie verändert, doch keineswegs nur zum Guten. Kim zeigte sich verzweifelt, als sie ihre Erinnerungen mit der neu hinzugekommenen Gefühlsbandbreite verglich, und verstand, was sie alles verpasst hatte.

»Plötzlich wurde mir klar, warum ich mit meinen Freunden Probleme hatte, warum ich mit meinen Kollegen nicht zurechtkam. TMS ließ mich all das sehen, was ich in meinem Leben falsch gemacht hatte, und das überflutete mich.«

Die Sache wurde noch schlimmer, als ihre neue Fähigkeit schon bald wieder nachließ, und ihre bunte Welt zurückfiel in das alte Schwarz-Weiß.

»Was soll ich jetzt machen? Es ist, als würde ich heimgesucht. Ich konnte einen Blick auf all diese Gefühle werfen, doch jetzt ist es wieder vorbei. Ich weiß nun, wie für andere Menschen das Leben ist, nur dass es für mich so nicht ist.«

Auch John ließ vergangene Erlebnisse Revue passieren und bewertete Freundschaften neu. Dabei musste er einsehen, dass einer seiner Freunde nicht der war, für den er ihn gehalten hatte. Was John bislang für freundschaftliches Geplauder gehalten hatte, erkannte er nun als Spott und Verharmlosung, mit dem sein Gegenüber ihn als anders aussondern wollte. John schwor sich, nie wieder mit ihm zu sprechen. Und es ging noch weiter: Die TMS veränderte Johns Geist derart grundlegend, dass auch seine Ehe zerbrach.

Johns Frau Martha litt an einer schweren Depression. Immer wieder ging es ihr so schlecht, dass sie kaum aus dem Bett kam. Jahrelang war für John diese Krankheit kein Thema gewesen. Er hatte Martha einfach sich selbst überlassen. Sie hatten zwar ihr Leben miteinander geteilt, aber nicht Marthas Trauer, denn John hatte keinen Zugang zur Trauer anderer Menschen gehabt.

Die Gehirnstimulation ermöglichte es ihm nun, zu sehen und zu spüren, wer seine Frau in Wirklichkeit war. Und zu seiner Schande und Verwirrung musste er begreifen, dass er mit den Gefühlen nicht umgehen konnte, die sie nun teilten. Der Nebel des Unglücks, in dem Martha lebte, ergriff nun auch ihn. War er mit ihr zusammen, erdrückte ihn Marthas Depression und er fühlte sich von ihrer Krankheit fortgerissen. Das Gefühl ließ nur dann von ihm ab, wenn er aufstand und sie im Haus zurückließ. Und eines Tages kam er nicht mehr zurück.

»TMS hat mir meine emotionale Unschuld genommen, und ich werde den Verlust immer bedauern. Dass ich emotional klüger geworden bin, muss ich auch damit bezahlen, dass ich Menschen nun so sehe, wie sie sind, und nicht so, wie ich mir vorgestellt habe, dass sie sind.«

John lebt in Massachusetts, und ich konnte kurz vor Weihnachten 2015 mit ihm am Telefon sprechen. Er ist redegewandt, zeigte sich offen und vermittelte mir einige bedenkenswerte Überlegungen zu seinem Erlebnis. Er war zudem ehrlich genug zuzugeben – und nach meiner journalistischen Erfahrung ist dies ein Zeichen dafür, dass jemand sein Thema durchdrungen hat und es beschreibt, wie es ist –, dass er einige Dinge nicht erklären konnte und nicht auf alles eine Antwort hat.

Die Veränderung sei noch immer spürbar, erzählte er mir. Nicht mehr so eindringlich wie direkt nach der Stimulation und muss zudem hin und wieder neu angestoßen werden – ihm entgehen dann soziale Stichwörter, es sei denn, er ist darauf vorbereitet, auf sie zu achten –, doch John ist überzeugt und überzeugend: Die Magnetstimulation seines Gehirns hat für einen grundlegenden Wandel gesorgt.

Daraus ergibt sich eine interessante Frage: Wenn wir annehmen, dass John den beschriebenen Wandel tatsächlich durchgemacht hat, hat ihn die Magnetstimulation dann intelligenter gemacht? Schließlich kann er auf Emotionen basierende Umwelthinweise nun beurteilen und angemessener auf sie reagieren, wodurch er in einer verbesserten Position ist, um mit dem, was er hat, das zu erreichen, was er will. Allerdings dürfte ihm die Fähigkeit zum Erkennen von Gefühlen bei einem IQ-Test wenig nutzen. Geht Intelligenz also doch über den IQ hinaus? Wie weit? Können wir also Neuroenhancement nutzen, um »Intelligenz« zu verbessern, auch wenn das keinen Einfluss auf den IQ hat? Die Antworten darauf sind, wie fast alles andere in diesem faszinierenden und komplexen Wissenschaftsthema, alles andere als einfach, dafür aber extrem umstritten.

10

Das Gehirn und andere Muskeln

Auch wenn g, die allgemeine, von Charles Spearman entdeckte Intelligenzkapazität, entscheidend ist, so ist dies nicht der einzige psychologische Faktor, der über Ihre Intelligenz bestimmt. Auch Spearman wollte g übrigens nie so verstanden wissen. Er ließ die Möglichkeit offen, dass die speziellen mentalen Fähigkeiten von Aufgabe zu Aufgabe variieren können. Zwei Menschen mit einem gleich hohen Wert von g können durchaus unterschiedliche Leistungen, beispielsweise in Musik und Französisch, zeigen, so Spearman.

Es reicht nicht, einfach nur intelligent zu sein, wir müssen die Intelligenz auch einsetzen. Und natürlich sind manche Menschen beim Lösen mancher Aufgaben besser als andere. Spearman, der Dinge gern alphabetisch einfach hielt, nannte diese zusätzliche Variable s wie »Spezifische Intelligenz«.

In einem Beispiel könnte g die pure Kraft sein, die Größe des Motors. Und s misst dann, wie gut diese Kraft bei den Aufgaben kanalisiert werden kann. Ein vierrädriger Ferrari beeindruckt auf der Straße. Aber im Wasser? Nicht besonders. In diesem (zugegebenermaßen merkwürdigen) Beispiel hat der Ferrari einen hohen g-Wert und einen hohen s-Wert für das Fahren, allerdings einen niedrigen s-Wert fürs Schwimmen. Er kann seinen Hochleistungsmotor dafür einfach nicht nutzen. Und bleibt doch ein schnittiges, wunderschönes und starkes Auto. Auch im Wasser hat es noch einen hohen g-Wert. Aber es geht unter.

Die Einführung spezifischer s-Faktoren macht deutlich, dass

Intelligenz aus einer Hierarchie unterschiedlicher mentaler Fähigkeiten entsteht. Dies ist für die Idee des kognitven Enhancement, und wie es erreicht werden kann, wichtig, denn es eröffnet mehr als nur einen Weg, die Fähigkeiten eines Menschen zu erhöhen. In der Theorie wäre der erste Ansatzpunkt, das allumfassende g anzupeilen und zu erhöhen. Da g jedoch als natürliche Kapazität gegeben ist, scheint dies eine ziemlich gewagte Herausforderung zu sein. Ein zweiter Weg wäre es also, einen oder mehrere s-Faktoren zu verbessern – die Art und Weise zu ändern, in der das Gehirn auf diese Fähigkeit zugreift und die Kapazität nutzt. Dies scheint schon viel eher machbar.

Die vermutlich bekannteste Intelligenzarchitektur teilt den Einfluss von g in zwei Faktoren der kognitiven Fähigkeit auf: die kristalline Intelligenz und die fluide Intelligenz. Die kristalline Intelligenz ist, wie der Name schon sagt, der knusprige Stoff, der sich über die Jahre hinweg in Ihrem Kopf angesammelt hat. Also das Wissen, die Namen und Lebensdaten von Königinnen und Königen. Wussten Sie, dass Yaoundé die Hauptstadt Kameruns ist? Wenn nicht, habe ich gerade Ihre kristalline Intelligenz um einen Hauch erhöht, natürlich vorausgesetzt, Sie können sich das merken. Erinnerung und Abruf sind für die kristalline Intelligenz entscheidend, genau wie das Verständnis von und der Umgang mit Zahlen. Vor allem ist die kristalline Intelligenz aber das Vokabular – ein Gespür für Wörter zu haben, es zu nutzen und ihnen einen Sinn zu verleihen.

Die ebenfalls passend so betitelte fluide Intelligenz ist der kognitive Prozess, den wir anzapfen, um ein Problem zu lösen. Sie steht für die Fähigkeit zu logischem Denken, Verbindungen herzustellen und das kristalline Wissen einzusetzen. Sie verrichtet die Arbeit eines Detektivs – Hinweise analysieren und Schlussfolgerungen ziehen.

So, wie die miteinander zusammenhängenden Prüfungsergebnisse Charles Spearman zur Entdeckung von g geführt haben, korrelieren offenbar auch die Höhen der kristallinen und der fluiden Intelligenz ganz eng miteinander. Nur selten hat eine Person einen sehr hohen Wert bei dem einen und einen sehr niedrigen Wert bei dem anderen Faktor.

Einige Psychologen teilen g noch in einen zusätzlichen dritten Faktor auf: die Raumwahrnehmung, zu der auch die Navigation gehört, sowie die Fähigkeit, Bildersymbolik im Kopf zu erkennen und zu bearbeiten. Diese Art von Intelligenz ist bei Männern weiter verbreitet als bei Frauen. Frauen erzielen ihren Pluspunkt, wenn es um das Kurzzeitgedächtnis geht.[12]

Nicht alle Wissenschaftler teilen die Vorstellung von g als dominanter allgemeiner Intelligenz. Der prominenteste Zweifler war der Psychologe Howard Gardner. Er führte in den 1980er-Jahren die Idee der spezifischen Intelligenz zu ihrem logischen Ende und behauptete, die spezialisierten Fähigkeiten seien die treibende Kraft hinter der kognitiven Leistung. Gardner erklärte, s sei so bedeutend und g so klein, dass es gar nicht existieren müsse. Allein s sei entscheidend, und jede dieser vielfältigen Intelligenzen könne individuell hoch oder niedrig sein, ohne dass man eine allgemeine Intelligenz brauche, die diese Typen spezifischer Intelligenz bündele. Ganz grundsätzlich zeigte sich Gardner überzeugt, dass jede dieser Spezialisierungen ein unterschiedlicher Intelligenztypus sei. Jeder Mensch müsse nach diesen vielfältigen Intelligenztypen bemessen werden und nicht nur nach einer.

Einige dieser unterschiedlichen Intelligenztypen, die Gardner beschrieb, ähneln dem, was wir bislang als Aspekte von Spearmans allgemeiner Intelligenz aufgefasst haben. So heißt ein Typus die logisch-mathematische Intelligenz, ein anderer ist die visuell-räumliche Intelligenz – die beiden spiegeln offenbar die normalen kognitiven Fähigkeiten wider und werden bereits in IQ-Tests gemessen.

Gardner führte darüber hinaus weniger konventionelle Intel-

---

12 Natürlich nur im Durchschnitt.

ligenztypen ein, von musikalischer Intelligenz, interpersoneller Intelligenz und naturalistischer Intelligenz über körperlich-kinästhetische Intelligenz bis hin zur mentalen Scheinwerferintelligenz.

Was ist darunter zu verstehen? Körperlich-kinästhetische Intelligenz wird mit Menschen verbunden, die über die besondere Begabung verfügen, ihren Körper einzusetzen, um Ideen und Gefühle zu übermitteln. Sie sind sich der körperlichen Präsenz in ihrer unmittelbaren Umgebung bewusst, verlassen sich sehr auf ihren Tastsinn und haben gute motorische Fähigkeiten und eine gute Hand-Auge-Koordination. Nach der Theorie zeigen Tänzer und Sportler ein hohes Maß dieser Intelligenz. Gardners mentale Scheinwerferintelligenz meint die Fähigkeit, viele Informationsquellen auf einmal zu überprüfen, um sicherzustellen, dass nichts fehlt oder verpasst wird. Naturalistische Intelligenz zeigt sich etwa bei Gärtnern oder Tierpflegern in ihrer Sensibilität für das Tier- und Pflanzenreich. Und Menschen, die auf interpersonelle Art intelligent sind, sind umgängliche Gesellschaftsmenschen und helfen anderen gerne.

Diese Vorstellung ist verführerisch. Die Theorie der multiplen Intelligenzen zeichnet ein beruhigendes Bild der Menschheit. Wir alle haben etwas, in dem wir gut sind. Wir sind alle gleich. Lehrer und Erzieher lieben die Idee der multiplen Intelligenzen, da sie jedes Kind auf seine eigene Art für intelligent erklärt. Sie bietet einen tröstlichen Blick auf die Welt, ganz so, wie wenn man das Chaos der romantischen Liebe und Beziehungen durch die rosafarbene Brille des »da draußen gibt es für jeden den Richtigen« sieht. Dieser Reiz verhalf der Idee der multiplen Intelligenzen zu großer Bekanntheit. Doch unter Wissenschaftlern wird sie kontrovers diskutiert und gilt als eher unsolide.

Die soziale und politische Anziehungskraft der Theorie beruht darauf, wie sie Leistung und Fähigkeit (und damit stillschweigend auch Wert) großzügig an alle verteilt. Damit dies stimmt, müssten die unterschiedlichen Intelligenztypen auch wirklich unabhängig voneinander sein. Menschen, die logische Puzzles leicht lösen, dürften zum Beispiel beim Erkennen von Mustern nicht besser sein als jemand, der logische Puzzles langsam löst. Menschen, die wunderbar Musikinstrumente spielen können, sollten keinen Vorteil haben, wenn es um die Raumwahrnehmung geht.

Doch die meisten Studien legen das Gegenteil nahe: Gute und schlechte Leistungen bei getrennten Tests dieser sogenannten multiplen Intelligenzen bündeln sich, genau, wie Spearman es vor mehr als einem Jahrhundert bei akademischen Noten herausgefunden hatte. Es sind immer die gleichen Menschen, die bei den meisten von Gardners unterschiedlichen Intelligenztypen-Tests gut abschneiden, und auch immer die gleichen Menschen, die nicht so gut abschneiden. Trotz aller theoretischen Versuche, die Fähigkeiten und Talente voneinander zu trennen und sie über die gesamte Bevölkerung zu verteilen, holt die Datenlage sie alle zurück und formt die Begabungen zu klebrigen Klumpen, die dann an manchen Menschen mehr hängen bleiben als an anderen, so unfair das auch sein mag.

Da die Vorstellung von multiplen Intelligenzen jedoch noch immer ungebremst populär ist – wie bei Dodo in Alice im Wunderland: »Jeder hat gewonnen, und alle sollen Preise haben« –, bildete sich eine Flut von Nachahmern, die jedoch, wissenschaftlich betrachtet, kaum mehr bietet als trendige Label. Geschäftsleute schreiben und verkaufen Bücher über Businessintelligenz und Managerintelligenz. Man liest von spiritueller Intelligenz und existenzieller Intelligenz und moralischer Intelligenz und sexueller Intelligenz und Führungsintelligenz. Es gibt Volksintelligenz und kulturelle Intelligenz und narrative Intelligenz und kreative Intelligenz. Sogar die dunkle Intelligenz ist aufgetaucht, gebildet aus der unheiligen Dreieinigkeit folgender Eigenschaften: Narzissmus, Machiavellismus und Psychopathie.

Eines haben diese behaupteten Intelligenztypen alle gemein: Sie werden als Alternative zur »konventionellen« Intelligenz präsentiert, die der IQ-Test misst. Man verkauft sie als verlässliche Indikatoren menschlicher Fähigkeiten und Potenziale, oder zumindest als nützlichen Ratgeber, wie man im Arbeitsleben, in Beziehungen und der Gesellschaft erfolgreich sein kann. Vor allem für die emotionale Intelligenz gilt dies. Immer mal wieder hört man von der emotionalen Intelligenz, in der Regel ins Negative gekehrt – »Ja, stimmt schon, er ist *akademisch* klug, aber *emotional* nicht sehr intelligent.«

Emotionale Intelligenz existiert und verfügt über eine gesicherte wissenschaftliche Grundlage. Doch als Teil eines Kampfes gegen die Tyrannei der IQ-Tests, wie sie zahlreiche Kritiker einsetzen, wurde die emotionale Intelligenz verdreht und zu einer konzeptionellen Kuscheldecke gemacht, in die sich Menschen wohlig einhüllen, wenn sie glauben, nichts von Mathematik zu verstehen.

Der Hauptgrund für die Bekanntheit von emotionaler Intelligenz ist das 1995 erschienene, gleichnamige Buch des Psychologen und Journalisten Daniel Goleman. Der Untertitel der englischen Ausgabe lautet »Warum sie wichtiger ist als der IQ«. Und auf der Buchrückseite ist zu lesen, das Buch würde »die Intelligenz neu definieren.«

Golemans Buch betont, dass die emotionale Intelligenz und andere, rivalisierende Intelligenzen wichtige Fähigkeiten seien (was sie tatsächlich sind), die eine wichtige Rolle für die Leistung des Menschen spielen (die sie tatsächlich durchaus spielen können). Doch dann geht er noch darüber hinaus und definiert sie als Maße, die den mentalen und kognitiven Fähigkeiten *überlegen* seien, die sich zudem vom IQ unterscheiden und wichtiger als dieser seien (was sie alles nicht sind).

Diese Haltung ist weitverbreitet und füttert all die Ängste, die vor dem IQ bestehen, der dann typischerweise als eine Art elitäre Idee des Establishments und als Privatclub präsentiert wird, an dessen Tür viele Menschen abgelehnt werden. Die konkurrierenden Intelligenzen hingegen seien, so betonen ihre Erfinder, für jeden frei zugänglich, offener und – ganz entscheidend – formbarer und veränderlich. Denn was nützen Ideen wie Businessintelligenz und sexuelle Intelligenz, wenn man sie nicht für den Preis eines Buches, einer DVD oder eines Tagungstickets verbessern könnte?

Die Konkurrenten des IQ nutzen zudem die Idee aus, sie seien bedeutsamer und würden verschiedene und unterschiedliche Fähigkeiten messen, die, obwohl sie ebenfalls Intelligenz genannt werden, viel nützlicher für die Menschen seien als die »Intelligenz«. Man präsentiert sie als unabhängig von der »akademischen« Intelligenz – ganz gleich, wie Sie bei Tests und Prüfungen in der Schule abgeschnitten haben oder ob ein Lehrer oder ein Freund einmal eine abfällige Bemerkung über Ihre Hirnleistung fallen ließ, Sie können immer noch etwas aus sich machen.

Das stimmt und ist bewundernswert, und natürlich können Menschen lernen, ihre Business-, Manager-, kreativen, sexuellen, Volks-, narrativen, kulturellen, spirituellen, moralischen und existentialistischen Fähigkeiten und ihre Wahrnehmung zu verbessern, womit sie wahrscheinlich erfolgreicher werden oder aller Voraussicht nach ihre Ziele erreichen. Doch es ist irreführend, zu behaupten, diese Möglichkeiten und Fähigkeiten seien etwas anderes als der IQ oder die allgemeine Intelligenz, und es ist ebenso irreführend, wenn man sie gar als konkurrierende Formen der Intelligenz darstellt.

Als Howard Gardner seine multiplen Intelligenzen entwickelte, gab er zu, statt »Kenntnisse« und »Fähigkeiten« lieber den Ausdruck »Intelligenzen« zu verwenden, weil dieser ihm mehr Aufmerksamkeit sichere. Daniel Goleman schreibt in seinem Buch:

> Die Ausnahmen von der Regel, daß der IQ den Erfolg vorhersagt, sind zahlreicher als die Fälle, die der Regel entsprechen. Der IQ trägt höchstens 20 Prozent zu den Fakto-

ren bei, die den Lebenserfolg ausmachen, so daß über 80 Prozent auf andere Kräfte zurückzuführen sind. ... Mir geht es hier um eine wichtige Teilmenge dieser ›sonstigen Eigenschaften‹, die *Intelligenz der Gefühle*. ... Noch kann niemand genau sagen, in welchem Umfang sie für den unterschiedlichen Lebenserfolg der Menschen verantwortlich ist. Nach den vorliegenden Daten ist ihr Einfluß aber mindestens so groß oder größer als der des IQ.[13]

Das stimmt nicht. Wie wir gesehen haben zeigen Daten, dort wo sie vorliegen, einen engen Zusammenhang zwischen dem IQ und dem Lebensverlauf einer Person, zumindest was die Leistungen angeht. Die Umklammerung von Spearmans »positive manifold« bei den mentalen Fähigkeiten bedeutet, dass emotionale Intelligenz mit den meisten anderen, durch IQ-Tests messbaren Intelligenzformen verknüpft ist, so wie jede andere Form von Intelligenz, die das Gehirn wirklich in Anspruch nimmt, auch. Misst man eine Intelligenzform, hält man einen ziemlich guten Hinweis darauf in Händen, wie gut man bei anderen abschneiden wird.

Nehmen wir als Beispiel die körperlich-kinästhetische Intelligenz. Viel weiter können wir uns nicht von den Stift-und-Papier-Eindrücken des IQ entfernen. Und doch gibt es eine Korrelation mit den Ergebnissen eines »akademischen« Standard-Intelligenztests. Kontrollen zeigen, dass jemand, der die Bewegung seiner Arme und Beine mental gut kontrollieren, Geschwindigkeit und Bewegung gut einschätzen und sogar einen Ball richtig treten kann, auch über größere mentale Fähigkeiten verfügt. Begrüßen Sie mit mir den intelligenten Fußballer.

---

13 Daniel Goleman: ›Emotionale Intelligenz‹, aus dem Amerikanischen von Friedrich Griese, dtv, München 1997, S. 54 f.

Als ich in den 1990ern viel Sport im Fernsehen sah, gab es noch keine intelligenten Fußballer. Nun, es wird sie wohl schon gegeben haben, aber sie gaben sich nicht zu erkennen. Und es ist nicht schwer, zu verstehen, warum nicht. Der gute alte Graeme Le Saux, der ehemalige Spieler für die Blackburn Rovers, Southampton, Chelsea und das englische Nationalteam, wurde von den Zuschauerrängen als Klugscheißer beschimpft (und aus Gründen, die ich nie verstand, sogar als homosexuell bezeichnet), einfach deshalb, weil er einige Einsen in der Schule bekommen hatte und den ›Guardian‹ las.

Je mehr Geld aus den Fernsehrechten und ausländische Talente den Fußball formten, umso mehr wurde das Spiel von kultivierten und urbanen Festlandeuropäern geprägt, die mehrere Sprachen konnten und – oh Schreck – Pasta aßen. »Er hat ein gutes Fußballerhirn« wurde in die Liste der freundlichen Attribute aufgenommen, mit denen Kommentatoren die ausländischen Typen bezeichneten, die ihren Kopf heben und einen Pass auch unter Druck annehmen konnten, anstatt den Ball blindlings auf die Tribüne zu dreschen.

Taktik und Spielerrollen entwickelten sich. Konnten Fußballer früher auf die Frage nach der Spielanalyse nur in der ihnen ganz eigenen Mischung aus Vergangenheitsform und Gegenwart antworten – »Ich habe ihn rennen sehen, und er schlug die Flanke, und ich mache ihn dann einfach rein« –, erwartet man heute von ihnen, dass sie ihr Wissen und Spielverständnis offenlegen können. Die Messlatte ist bis 2013 derart angehoben worden, dass der ehemalige Top-Mittelfeldspieler Paul McVeigh ein Buch mit dem Titel ›The Stupid Footballer is Dead. Insights into the Mind of a Professional Footballer‹ (Der dumme Fußballer ist tot. Einblicke in den Kopf eines Profifußballers) veröffentlichen konnte.

Auch wenn es nicht das Gleiche ist wie die Teilnahme an einem IQ-Test, so verlangt ein anspruchsvolles Fußballspiel – so wie jeder andere Mannschaftssport – eine ganze Reihe von kognitiven Fähigkeiten. Jeder Spieler muss beobachten, schnell nachdenken und reagieren und akkurate mentale Pläne entwerfen und testen. Sportpsychologen nutzen Begriffe wie visuelle Antizipation, Wissen über situationale Wahrscheinlichkeiten und strategische Entscheidungsfindung, um diese Fähigkeiten zu beschreiben, die womöglich sehr speziell und nur für diesen Sport relevant erscheinen. Doch wie wir gesehen haben, funktionieren mentale Fähigkeiten so nicht – Menschen, die in einem Bereich gut sind, sind meist auch in anderen ziemlich brauchbar.

Und es gibt ganz gewiss viele herausragende Allround-Sportlerinnen und -Sportler, die beeindruckende kognitive Flexibilität unter Beweis stellen. So kennen wir Fußballer, die auch Cricket und Golf beherrschen, sowie Rennfahrer, die Skiexperten sind. (Allerdings bringen es nur wenige so weit wie Max Woosnam, ein 1892 geborener englischer Multidisziplin-Sportler, der in Wimbledon einen Titel im Tennis-Doppel gewann, im Snooker ein Break von 147 erreichte, auf dem Lord's Cricket Ground einen Century schaffte und als Kapitän der Fußballmannschaft von Manchester City auflief.)

Mit ein klein wenig Vorstellungskraft lassen sich die Ausdrücke und die Sprache der Sportpsychologen übersetzen und als die üblichen mentalen Fähigkeiten beschreiben, die auch im Rest der Welt Gültigkeit haben: Raumwahrnehmung, geteilte Aufmerksamkeit, Arbeitsgedächtnis und mentale Kapazität – kombiniert mit der Fähigkeit, eine Strategie anzupassen und Reaktionen zu verhindern. Eine andere Art und Weise, diese Gruppe kognitiver Aufgaben zu bezeichnen, wäre der Begriff Führungsvermögen. Und ein gutes Führungsvermögen ist auch jenseits des Spielfelds hilfreich.

Im Sommer 2007 luden schwedische Wissenschaftler eine Gruppe von Fußballern aus den obersten Ligen zu einem Intelligenztest ein. Die Trainer mehrerer Mannschaften, von den ersten und zweiten Männer- und Frauenligen, wurden gebeten, je zwei ihrer Verteidiger, Mittelfeldspieler und Angreifer zu nominieren, die vierzig Minuten lang eine Reihe von mentalen Tests absolvieren sollten. Das waren keine IQ-Tests – sie analysierten keine Sprachfertigkeiten –, sondern diese Tests enthielten Fragen zur üblichen psychologischen Messung des Führungsvermögens. Bei einer Aufgabe, Design Fluency genannt, hatten die Fußballer sechzig Sekunden Zeit, um so viele unterschiedliche Wege wie möglich zu finden, um alle Punkte innerhalb eines Quadrats mit einer einzigen, ununterbrochenen Linie zu verbinden.

Die Tests wurden anonym durchgeführt, wir wissen also nicht, welche Fußballer von ihren Trainern gemeldet wurden (vielleicht die, die im letzten Match so schlecht gespielt hatten?). Aber um eine Vorstellung des Kalibers der beteiligten Spieler zu vermitteln, ließe sich anführen, dass zu den Spielern der obersten schwedischen Liga etwa Henrik Larsson (ehemaliger Celtic-Glasgow- und Barcelona-Stürmer, der bei drei Weltmeisterschaften mitgespielt hat) und Stefan Thordason gehörten, der das schönste Tor erzielte, das ich jemals live gesehen habe, für Stoke City im Pokalspiel gegen Charlton Athletic.

Die Studienergebnisse waren eindeutig: Alle Fußballer schnitten bei den mentalen Tests besser ab als der Durchschnitt, und die Spieler der ersten Liga kamen unter die obersten fünf Prozent der Bevölkerung. Außerdem schien die Leistung bei diesem Kognitionstest den zukünftigen Erfolg auf dem Rasen vorauszusagen. Der klügste Spieler erzielte oder verhalf mit seiner Vorarbeit zu den meisten Toren in den folgenden Saisons.

Die Wissenschaftler waren von den Ergebnissen derart verblüfft, dass sie die Fußballtrainer darauf hinwiesen, sie würden möglicherweise etwas verpassen, wenn sie bei der Suche und Verpflichtung junger Spieler nur auf die körperliche Verfassung und technische Raffinesse der Kandidaten achteten. Ein schneller, dreißigminütiger Test mit Stift und Papier könne, zusätzlich zu den Pendelläufen und dem Freistoßtraining, eine nützliche Methode sein, vorherzusagen, wer einmal groß herauskommen werde, so die Forscher. Vielleicht ist der dumme Fußballer noch nicht tot, aber er wird von seinen intelligenteren Mitspielern ins Aus gedrängt.

Hier liegt eine Chance. Wenn die Funktionsweise des Gehirns die sportliche Leistung beeinflussen kann, und sich die Funktionsweise des Gehirns mit Neuroenhancement verbessern lässt, dann sollten Smart Drugs und Gehirnstimulation in der Lage sein, Sportlern durch die Steigerung der Intelligenz beim Wettkampf zu helfen. Genau wie die Selbstbau-Community beim Brain Hacking versuchen auch viele im Sport dies bereits. Körperliches Doping im Sport wird ergänzt durch Gehirndoping.

Der Radfahrer Tom Simpson starb bei der Tour de France, da er die grundlegenden Überlebensmechanismen seines Körpers abgeschaltet hatte. Die Drogen in seinem Kreislauf veränderten die Art und Weise, in der sein Zentralnervensystem auf die physische Erschöpfung, auf die Bedürfnisse seiner Physiologie reagierte. Dies ermöglichte es ihm, seine körperliche Leistung weiter zu verschieben, als es sein Gehirn normalerweise erlaubt hätte, was es, wie sich tragischerweise herausstellte, aus gutem Grund tat. Neurowissenschaftler möchten mit ihren neuen Möglichkeiten zur Einflussnahme auf das Gehirn genau dieses Ergebnis erreichen, nur auf eine sicherere, kontrolliertere Art und Weise.

Von Zeit zu Zeit tauchen Geschichten über sogenannte Wunderkräfte auf – eine Mutter, die ein Auto anhebt, um ihr eingeklemmtes Kind zu befreien, und Ähnliches. Wir sollten dabei skeptisch bleiben, denn diese Berichte bleiben unbestätigt und, aufgrund ihrer extremen und ungewöhnlichen Natur, unwiederholt. Eine definierte physische Grenze beschränkt das, wozu der menschliche Körper in der Lage ist, ganz gleich, unter welchen Umständen. Aber es gibt auch eine mentale Grenze. Und häufig ist diese mentale Grenze tiefer angesetzt als das körperliche Limit. Um uns vor Gefahren zu schützen, erklärt uns das Gehirn, wir seien müde, noch bevor wir es wirklich sind. Das tut es, indem es uns signalisiert, wir seien erschöpft und hätten unsere physische Leistungsgrenze bereits erreicht, obwohl es noch gar nicht so weit ist. Wie sollte es sonst möglich sein, dass der siegreiche Athlet, der gerade noch alles aus sich herausgeholt hat, um beim Schlussspurt der Erste zu sein, nun zu einer vergnügten Ehrenrunde im Stadion aufbricht?

Sportwissenschaftler nennen dies die Central Governor Theory (Zentralgouverneur-Theorie). Der Zentralgouverneur im Körper geht gern auf Nummer sicher. Wenn das Gehirn spürt, dass der Körper sich dem potenziell gefährlichen Level der Erschöpfung nähert – erkennbar an Herzschlag, Blutdruck, Sauerstoffbedarf, Muskelerschöpfung –, löst es Alarm aus und überredet uns, wir seien viel zu kaputt, um jetzt noch weiterzumachen.

Die Sportpsychologie und das Training zielen nun vor allem darauf ab, den Bereich des körperlich Möglichen auch dann noch auszudehnen, wenn der Zentralgouverneur mitgeteilt hat, es sei nun Schluss. Hier muss man die Schmerzgrenze überwinden, die negativen Gedanken zum Verstummen bringen, eine positive Einstellung gewinnen. Dies zu tun, wird meist als Frage der Motivation dargestellt, angefangen beim Schwimmer, der bei den Olympischen Spielen noch mit dicken Kopfhörern an den Startblock tritt, bis hin zu meinem Freund, der beim Training für seinen ersten Marathon erklärte, das Schwierigste an den langen, einsamen Rennen in den Vorbereitungsmonaten sei die Stimme in seinem Kopf gewesen, die ihn aufforderte: »Schau mal da, eine Bank. Warum setzt du dich nicht mal hin?«

Theoretisch bietet das Neuroenhancement einen Weg, die Stimme verstummen zu lassen oder sie zumindest zu dämpfen. Indem man direkt auf die Funktionsweise des Gehirns Einfluss nimmt, kann man die Reizschwelle der Zentralregierung erhöhen oder den Muskeln befehlen, darüber hinaus zu arbeiten. Und damit könnte die Elektrostimulation des Gehirns eine Methode sein, die physische Fähigkeiten auszubauen und den mentalen Aspekt der sportlichen Leistung zu verbessern.

Dafür scheint es Beweise zu geben. 2013 fanden brasilianische Forscher heraus, dass nach zwanzig Minuten elektrischer Gehirnstimulation des Motorcortex, der die Muskelbewegung kontrolliert, sich die Leistung trainierter Straßenradfahrer beim sogenannten maximalen Belastungszunahme-Test etwas erhöhte. Jeder Radfahrer wurde auf ein festmontiertes Rad gesetzt, und während sie fuhren, erhöhte man jede Minute den Widerstandsgrad. Der Test endete, wenn der Radfahrer »freiwillig die Übung beendete« oder wenn er die verlangten 80 Pedalumdrehungen per Minute (rpm) nicht mehr leisten konnte.

Die höchste Intensität, die jeder Radfahrer in der letzten vollen Minute vor dem – freiwilligen oder unfreiwilligen – Ende erreichte, wird Spitzenleistung (peak power output) genannt. Das Experiment gelang: Die Stimulation des Motorcortex erhöhte die Spitzenleistung um vier Prozent. Das klingt nicht viel, doch ebenso wie die kleine Intelligenzzunahme kann auch dies den Unterschied zwischen Erfolg und Misserfolg in einer Wettbewerbssituation ausmachen.

Diese Methode könnte auch den weniger Engagierten helfen. 2015 testete ein weiterer brasilianischer Versuch denselben Effekt bei Männern in ihren Zwanzigern, die keine Profis, sondern nur »körperlich aktiv« waren – also höchstens drei Mal die Woche auf dem Fahrrad saßen. Dieses Experiment trug einen furchterregenderen Namen, es war der Bis-zur-Erschöpfung-Test, und es schafften nicht einmal alle Teilnehmer bis hin zum Rad. Vier der ursprünglich 15 Freiwilligen stiegen aus, mindestens einer aus Angst, sein Gehirn könne »gewestinghoused« werden. Den »Überlebenden« verpasste man eine Gehirnstimulation des Motorcortex (oder auch nicht) und bat sie dann, mit 60 Pedalumdrehungen pro Minute bei einem festen (aber recht hohen) Widerstand zu treten. Fielen sie fünf

Sekunden lang unter die festgelegte Geschwindigkeit, wurden sie als erschöpft markiert.

Ohne die Gehirnstimulation hielten die Wochenendradler durchschnittlich 407 Sekunden durch. Nachdem man einen elektrischen Strom durch ihr Gehirn geleitet hatte, schafften sie mehr als eine Minute länger und fuhren im Durchschnitt 491 Sekunden.

Da ich vor meinem nächsten Mensa-Test noch ein paar Monate Zeit hatte, wollte ich es selbst einmal wagen – und sehen, ob ich mein Gehirn so stimulieren konnte, dass es meine körperliche Leistungsfähigkeit verbesserte, bevor ich dann meine geistige Leistungsfähigkeit steigern wollte. Ich kaufte mir dazu einen Elektrostimulator für mein Gehirn. Das für Computer-Spieler gedachte Gerät war ausverkauft, aber eine kurze Internetsuche lieferte eine Reihe von Firmen, die ihre eigenen betriebsbereiten Versionen verkauften. Ich entschied mich für die billigste. Sie kostete 55 US-Dollar und wurde mir innerhalb von vierzehn Tagen aus den USA zugeschickt.

Der Zusammenbau war einfach. Eine dieser klobigen, viereckigen Neun-Volt-Batterien passte genau in die weiße Schachtel mit dem Anschluss auf der Außenseite, wo das Kabel für die beiden Elektroden hineingehörte. Die Elektroden waren farblich markiert, rot für die Anode, schwarz für die Kathode, und beide mündeten in eine Krokodilklemme, an die man einen salzwassergetränkten Schwamm anschließen sollte, der den Strom an die Außenseite meine Kopfes leitete. Der Schalter an der Schachtel bot drei Positionen: Aus, 1 Milliampere oder 2 Milliampere. Das ist gerade so viel Strom, wie das kleine Standby-Lichtchen an Ihrem Fernseher braucht.

Will man die Sache ernster angehen, kann man auch viel mehr Geld ausgeben – sowohl für den Stimulator selbst als auch für maßgeschneiderte Schwammelektroden und die fertig gemischte Salzlösung, um sie damit zu tränken. Professionelle Geräte – mit denen Wissenschaftler arbeiten – kosten noch einmal mehr. Sie versprechen verlässlichere Spannung und kontrollierbaren Strom sowie eine genauere Positionierung der Elektroden, doch sie funktionieren alle nach demselben Prinzip.

Meine Billigversion lieferte ein paar Seiten Bedienungsanleitung mit, in der ich aufgefordert wurde, einen gewöhnlichen Hausschwamm aufzuschneiden und ihn mit einer Mischung aus Wasser und ein paar Löffeln Kochsalz anzufeuchten. Schwieriger war es, die nassen Schwämme an der richtigen Stelle meines Kopfes zu platzieren und sie dort festzumachen (ich hatte das Angebot eines speziellen Kopfbandes abgelehnt), also stöberte ich in einer Schublade, bis ich eine eng anliegende Kopfbedeckung fand. Eine gestrickte Spiderman-Mütze. Es gibt auch andere Hüte.

Wo genau am Kopf sollte ich die Schwammelektroden nun anlegen? Die dem Gerät beiliegende Anleitung erklärte wenig hilfreich, es sei Teil der Firmenphilosophie, keine Position für die Elektroden zu empfehlen. »Eine kurze Google-Suche«, so versprach sie, würde genügend Hinweise liefern. Auch wenn »der Inhalt oder Wahrheitsgehalt« dieser Webseiten nicht garantiert werden könne, wie die Bedienungsanleitung weiter ausführte. Genau das ist Selbstbau-Gehirnstimulation – die Anwender werden aufgefordert, »Nachforschungen anzustellen und eigene Schlussfolgerungen über den Gebrauch des Geräts zu ziehen«. Dabei sei dies, ging der zur Betonung fettgedruckte Text weiter, »**auf keinen Fall ein Gerät für den medizinischen Einsatz**«. Da die Hersteller also keinerlei Angaben über einen belegbaren Nutzen des Gehirnstimulatoren machen, sind sie bislang jeglicher Regulierung entgangen.

Sollten Sie selbst einmal einen solchen Gehirnstimulator ausprobieren wollen, werden Sie bei der »kurzen Google-Suche« eine unglaubliche Anzahl an akademischen Studien über Gehirnstimulation finden. Schon seit einer Reihe von Jahrzehnten gründen zahlreiche Neurowissenschaftler ihre Karriere auf dem Scannen von Gehirnen, während deren Besitzer aufgefordert sind, zu lesen oder etwas zu sagen, an Worte oder Bilder zu denken, Getränke zu probieren, oder sogar, während sie sexuell erregt sind. Auf diese Weise haben Neurowissenschaftler Teile des Gehirns kartographiert, von denen sie sagen, dass sie mit so ziemlich jeder menschlichen kognitiven Funktion verknüpft sind. Regionen wie zum Beispiel der dorso-laterale präfrontale Cortex und der temporo-parietale Assoziationskortex konnten durch Gehirnscans als bei der Bildung moralischer Urteile beteiligt gezeigt werden. Also haben Wissenschaftler natürlich versucht, diese Regionen zu stimulieren, um zu sehen, ob sich Änderungen beim Fällen solcher Urteile ergeben. Man weiß, dass die linke Frontalregion an der Sprachbildung beteiligt ist, also haben Wissenschaftler diese stimuliert, um zu sehen, ob die Probanden dann weniger Probleme haben mit Zungenbrechern wie »Brautkleid bleibt Brautkleid, und Blaukraut bleibt Blaukraut«.

Gehirnstimulatoren sind teuer und stehen meist in den großen Universitäten und Forschungseinrichtungen. Das allein garantiert noch keine qualitative Forschung, aber es hilft, für die Glaubwürdigkeit jener zu bürgen, die die Forschung durchführen. Wie meine Erfahrung zeigt, kann jedoch jeder Hinz und Kunz mit seinem eigenen Gehirnstimulator experimentieren.

In Wissenschaftszeitschriften finden sich zahlreiche robuste und sorgfältig beschriebene Experimente zur Gehirnstimulation. Und es gibt viele irreführende Studien, die nur über unzureichende Statistikwerte verfügen oder ganz grundlegend mit Mängeln behaftet sind. Leider müssen Neurowissenschaftler noch jenen Teil des Gehirns identifizieren, der es auch Laien mit einer »kurzen Google-Suche« erlaubt, den Unterschied zu erkennen.

Die Wissenschaftler, die die Ausdauer-Radfahrtests durchführten, nutzten den Veletron Dynafit ProTM Fahrradsimulator. Ich habe keinen Veletron Dynafit ProTM Fahrradsimulator, aber ich habe eine Concept-2-Rudermaschine, die das »ultimative Ganzkörper-Workout« verspricht. Ein Fitnessstudio in Cardiff, in dem ich einmal war, hatte ein Schild an der Wand: »Ruderer trainieren. Alle anderen spielen nur«.

Ich hatte mir die Rudermaschine gekauft, als wir Kinder bekamen und mir klar wurde, dass ich nun mehr Zeit als früher im Haus verbringen würde. Ich nutze sie ziemlich regelmäßig. Man zieht gegen ein Schwungrad, das heißt, man arbeitet gegen seine eigene Kraft an. Es macht Krach, aber das ist nicht einmal das Schlimmste an meiner Rudermaschine. Das größte Ärgernis ist die Digitalanzeige der eigenen Leistung. Man kann sie so einstellen, dass man gegen ein anderes Boot ein Rennen fährt, doch auch schon die nackten Zahlen allein sind schlimm genug. Jede unbewusste, unfreiwillige Verlangsamung beim Beindruck oder dem Armzug, und das Display zeigt augenblicklich an, dass man schwächelt, mitunter sogar noch, bevor man merkt, dass man den Wunsch zur Verlangsamung überhaupt verspürt. Und es schmerzt. Als ich anfing, online über Trainingseinheiten und Ähnliches nachzulesen, fand ich eine Menge Berichte über die Sieben-Minuten-Grenze, in der man die Strecke von 2000 Metern zurücklegen sollte. Es gibt Webforen, Hunderte von Seiten lang, über diesen Meilenstein, und wie man ihn erreichen kann.

Um mich nicht zu sehr in den Details zu verlieren, reicht es wohl, zu erklären, dass es nur eine Methode gibt, dieses Ziel zu erreichen: Auf den ersten 500 Metern zu rudern wie ein Bekloppter und dann einfach weiterzumachen, indem man die körperlichen und mentalen Signale ignoriert, die durch die Muskeln und das Gehirn schießen und einem erklären, man werde sterben, wenn man die nächsten 1000 Meter so weitermacht. Bei 1500 Metern verliert der Tod seinen Stachel, und der digitale Countdown der Entfernungsanzeige wird zum Mittelpunkt des Universums. Wenn nur noch 200 Meter übrig sind, also die letzten rund 35 Sekunden, explodiert das Universum. Die Augen treten hervor, die Nase läuft, ein Schädel sprengender Schmerz verbleibt, und ein Gedanke rast durch das Gehirn und wird immer lauter: Wenn Ich Das Hier Jetzt Durchhalte, Muss Ich Es Nie Wieder Machen.

Ich habe es vor ein paar Jahren geschafft, die 2000 Meter in unter sieben Minuten zu rudern, und mein Versprechen gehalten, dass ich mir in den letzten 200 Metern abgenommen hatte, und ich habe es seitdem tatsächlich nie wieder versucht. Ich will es auch jetzt nicht, selbst nicht mithilfe meines Gehirnstimulators. Stattdessen nahm ich mir vor, in vier Minuten so weit wie möglich zu rudern. Ein Bis-zu-Erschöpfung-Test, zumindest, wenn ich ihn mache.

Ich wollte den Vier-Minuten-Lauf zwei Mal machen, einmal mit der Massage meines Motorcortex durch den elektrischen Strom, einmal ohne. Um den Vergleich fair ablaufen zu lassen, bat ich meine Frau um Hilfe – sie sollte entscheiden, bei welchem Lauf der Stimulator angeschaltet werden sollte. Ich würde ihn aber bei beiden Versuchen tragen, sodass ich nicht wissen konnte, ob er läuft oder nicht. Zudem klebte ich das Display mit schwarzem Klebeband ab, nur die rückwärts laufende Zeit war noch zu sehen. Ich dachte, wenn ich die gefahrene Strecke würde sehen können, könnte dies das Ergebnis verfälschen, weil ich bei der zweiten Fahrt eine Art Ziel hätte, das ich erreichen will.

Pflichtbewusst tunkte ich die Schwammelektroden in meine hausgemachte Salzlösung und griff nach der Spiderman-Mütze. Meine Frau fummelte an dem Schalter herum, und ich gab ihr das Signal für den Vier-Minuten-Lauf und ruderte, als hinge mein Leben davon ab. Ein paar Stunden und einige Bananen später wiederholte ich den Test und bat meine Frau erneut, den Schalter an- oder auszumachen. Die zweite Runde fühlte sich eher leichter an, daher war ich überrascht, als ich das Klebeband abgekratzt und die Ergebnisse erblickt hatte. Sie waren ziemlich identisch – 1152 Meter beim ersten und 1148 Meter beim zweiten Versuch. Glaubt man den im Internet veröffentlichten Leistungstabellen, habe ich damit locker die

Kategorie »überdurchschnittlich« erreicht, war aber noch nicht bei »gut« angekommen. Damit konnte ich leben.

Ich warf einen Blick auf den Schalter des Stimulators, der auf 2 Milliampere stand. Damit war also klar, dass der zweite Test mit Hilfe stattgefunden hatte.

»Er macht also keinen Unterschied«, sagte ich. »Der Strom. Er hat nicht dafür gesorgt, dass ich weiter gerudert bin.«

»Woher weißt du das?«

»Die Ergebnisse sind beinahe die gleichen. Der Schalter war beim zweiten Lauf eingeschaltet, und ich habe nicht mehr Meter geschafft.«

»Und was ist mit dem ersten Lauf?«

»Na ja, da war er ja wohl ausgeschaltet, oder?«

»Nein.«

»Wie bitte?«

»Du hast gesagt, ich solle jedes Mal selbst entscheiden, also habe ich ihn bei beiden Läufen angeschaltet.«

Diese Panne wissenschaftlicher Kommunikation spielt nicht in der Liga der Desaster vom Typ »Ihr-nutzt-das-metrische-System-und-wir-verwenden-die-britischen-Maßeinheiten«, das im Jahr 2000 dafür sorgte, dass der 125 Millionen US-Dollar teure Mars Climate Orbiter direkt in den Roten Planeten stürzte, anstatt ihn zu umkreisen. Aber dennoch bedeutete sie, dass meine Anstrengungen umsonst waren. Und ich hatte keine Lust, genau diesen Test noch einmal zu wiederholen.

Ich entschied mich für einen anderen Ansatz. Ich wollte das tun, was gute Wissenschaftler zu tun pflegen, nämlich den Beweis für die Fehlerhaftigkeit der eigenen Hypothese erbringen. Die Behauptung – dank Gehirnstimulation kann ich viel weiter rudern – ließe sich leicht entkräften. Nun hatte ich ein Ziel, auf das ich hinarbeiten konnte. Wenn ich das Klebeband und die Elektroden wegließ und mich ohne Hilfe auf den Weg machte, würde eine größere Distanz beweisen, dass Motivation – eine vorgegebene Strecke zu überbieten – einen stärkeren Effekt hat als die Gehirnstimulation durch Strom. Mein

Gehirn, meine Bemühungen würden allein von dem Wunsch stimuliert zu beweisen, dass der Mensch die Maschine besiegen konnte.

Ich bereitete die Maschine ein drittes Mal vor. Ich fuhr 1134 Meter, was wie ein Sieg der Maschine über den Menschen aussieht, doch der Test mit offenen Augen hatte meine Taktik verändert. Mit einem Ziel vor Augen war ich viel zu schnell gestartet und hatte nach drei Minuten bereits meine ganze Energie verbraucht. Zumindest lautet so meine Entschuldigung. Und natürlich beweist ein solches Experiment gar nichts. Um einen verlässlichen Beleg zu erbringen, müsste ich die Routine ein Dutzend Mal wiederholen und dann den Durchschnittswert der Ergebnisse ermitteln. Das überlasse ich jemand anderem.

Bei Ausdauersportarten gibt es erste interessante Ergebnisse mit kognitivem Enhancement, doch bis es einen wissenschaftlich gesicherten Beleg für den Nutzen gibt, dauert es wohl noch. Also, was ist dann mit den anderen mentalen Fertigkeiten beim Sport, solchen, die eher von der Fähigkeit abhängen und weniger von der Entschlossenheit?

William Stubbeman ist Psychiater in Los Angeles. Gebräunt und sportlich, verrät sein legeres Auftreten nichts von den Traumata, die er fast täglich zu Gesicht bekommt. Viele Patienten sehen in Stubbeman ihre letzte Chance. Mavis zum Beispiel war 60 Jahre alt und hatte fast alle davon mit einer bipolaren Störung gekämpft. Erstaunliche 14-mal hatte sie die verheerenden Stöße der Elektrokrampftherapie erhalten, jedoch ohne Besserung. Sollte Stubbeman ihr nicht helfen können, war Mavis zum Selbstmord entschlossen.

Colin hatte diesen Zustand schon erreicht. Er war erst 19, doch die Depression hatte einen solchen Einfluss auf sein junges Leben, dass er bereits einen Selbstmordversuch hinter sich hatte, als er in Stubbemans Klinik kam.

Sowohl Colin als auch Mavis verließen Stubbemans Büro,

laut seiner Aussage, vollständig geheilt, nachdem er bei ihnen die Gehirn-Magnetstimulation eingesetzt hatte, um ihren Zustand zu lindern. Das klingt außergewöhnlich, war aber dennoch nicht der Grund, weshalb ich ein Gespräch über Skype mit ihm vereinbarte. Ich wollte mit ihm über die Wirkung sprechen, die die Gehirnstimulation auf sein Tennisspiel hatte.

Stubbeman spielt viel Tennis und hat in letzter Zeit deutlich mehr Spiele gewonnen. Einen Großteil dieser Verbesserung führt er auf den erstaunlichen Anstieg seiner ersten Aufschläge zurück, die er nun mit unfehlbarer Genauigkeit serviert.

Beeindruckt von der Reaktion auf die Gehirnstimulation, die er bei seinen Patienten mit den ernsthaftesten Problemen eingesetzt hatte, setzte Stubbeman sie nun bei sich selbst ein. Er nutzte die gleiche Art von Elektrostimulation wie ich, um die Gehirnregion direkt hinter der rechten Schläfe zu aktivieren – den rechten unteren präfrontalen Cortex, der mit der visuellen Identifikation von Objekten assoziiert wird. Sie entspricht auch dem Aufbau, den das US-Militär nutzte, um Rekruten das Aufspüren von versteckten Gefahren zu erleichtern. Stubbeman hingegen visualisierte einen Tennisball, den er beim Aufschlag so als Ass servierte, dass der Ball erfolgreich in einer ausgedachten 90 Quadratzentimeter großen Stelle im Aufschlagfeld des Gegners landete.

Die Stimulation wurde vor, während und nach Trainingseinheiten angewandt, bei denen Stubbeman Dutzende von Aufschlägen spielte. Die Stimulation verbesserte seine Aufschlaggenauigkeit um 20 bis 30 Prozent, so Stubbeman. Und die Wirkung hält seit dem an.

Dann versuchte er es auch bei seinem Tennistrainer, einem ehemaligen Profi. Dieses Mal verbesserte die Stimulation die Aufschlaggenauigkeit gleich am ersten Tag um 13 Prozent und um kolossale 22 Prozent, als der Spieler es fünf Tage nach der Stimulation wieder probierte.

Stubbeman ist zu erfahren, als dass er das Ergebnis seines Versuchs in der Öffentlichkeit zu hoch hängen würde. Er präsentierte es nur bei einer Spezialistenkonferenz und erklärte, der Effekt verdiene eine genauere Studie unter größeren, kontrollierten Bedingungen. Als Wissenschaftler bleibt er vorsichtig bei der Einschätzung der Auswirkungen. Doch als Tennisspieler zeigt er sich überzeugt, die Gehirnstimulation habe sein Spiel verbessert und sei entscheidend für seine gehäuften Siege verantwortlich.

Die Einnahme eines leistungssteigernden Medikaments, das solche dramatischen Verbesserungen für sich reklamierte, würde sicher rasch verboten. Doch bislang steht es Tennisspielern und allen anderen, die es möchten, frei, so viel mit der Gehirnstimulation zu experimentieren, wie sie wollen. Und so brachte 2016 die US-Firma Halo Neuroscience ein Highend-Gerät für die Gehirnstimulation auf den Markt, um Sportler genau dazu zu ermutigen.

Das Unternehmen verpackte die Batterie und Elektroden in ein Paar irre aussehende Kopfhörer – hier also keine gestrickte Spiderman-Mütze – und stellte sie führenden Sportstars und Mannschaften in den USA zur Verfügung.

Das Halo-Kit zielt auf den Motorcortex und soll von den Athleten eingesetzt werden, während sie eine spezielle Bewegung oder Routine einüben. Die Firma behauptet, dies würde dem motorischen Lernen helfen, indem die Stimulation die Gehirnneuronen dazu bringt, die notwendigen Verknüpfungen einzugehen. Die US-Ski- und -Snowboard-Mannschaft hat mit den Gehirnstimulatoren gearbeitet, um bei den Skispringern den Abstoß von der Rampe zu trainieren. Sie gaben an, dass so sichtbare und signifikante Verbesserungen bei der Leistung sowie eine bessere Kontrolle der Technik erreicht wurden.

Sogar die Besten können den festen Zugriff auf die Technik verlieren, den sie normalerweise haben. Der Golfer Ernie Els hat mehr als sechzig Turniere gewonnen, darunter je zwei Mal die British Open und die U.S. Open – was insgesamt nur sechs

Spielern bislang gelang. Er war der Erste, der 25 Millionen Euro bei der European Tour gewann, und er stand auf Platz 1 der Weltrangliste. Er engagiert sich stark für Wohltätigkeitsorganisationen, die sich um Autismus kümmern (sein Sohn ist davon betroffen), und gilt allgemein als absolut netter Kerl. Daher ist es ziemlich unglücklich, dass bei einer Internet-Suche nach seinem Namen zu den ersten Treffern ein Video-Clip gehört, der zeigt, wie Els einen Putt versucht, der als einer der schlechtesten aller Zeiten gelten darf.

Einige sagen, die Entfernung zum Loch betrug 15 Zentimeter, andere sprechen von 30. Eine unvorteilhafte Kameraperspektive von hinten zeigt das ganze Ausmaß der Katastrophe – der Ball windet sich fast seitwärts aus seinem Putter heraus und kratzt nicht einmal an der Lochkante.

Dieser Moment der Schande ereignete sich Ende 2015 bei einem Spiel in Carnoustie, einem für seine Schwierigkeiten berühmten Golfplatz an der stürmischen Ostküste Schottlands. In einem Interview erklärte der bewundernswert gut gelaunte Els später, was schiefgelaufen sei, und bot eine ziemlich lange, technische Erklärung, die mit der Gewichtsverteilung seines Putters zu tun hatte, wie dieser in seinen Händen lag und wie er die Probleme gespürt habe, ihn fest genug schwingen zu können, um überhaupt den Ball zu treffen. All das für einen 15-Zentimeter-Putt. Mit anderen Worten: Els hatte zu viel darüber nachgedacht.

Zu viel über etwas nachzudenken, ist ein Kardinalfehler im Sport. Vom freigelaufenen Fußballer, der ewig Zeit zum Nachdenken hat, in welche Torecke er den Ball jetzt versenken soll, bis zum Cricket-Spieler, der sich daran erinnern muss, die Füße vorzuschieben, seinen Kopf nicht zu bewegen, seinen Schläger zu schwingen und den Blick auf dem Ball zu lassen, der springend und rutschend mit bis zu 140 Stundenkilometern auf ihn zurast, führt das konzentrierte Nachdenken anstelle des instinktiven Handelns schon seit Generationen zu den bekanntesten Blamagen auf dem Sportplatz.

Einige Sportpsychologen sind der Meinung, dass dieser unter Druck zustande kommende Kollaps – das Verstopfen – durch die Art und Weise, in der Sporttechniken gelehrt werden, unvermeidlich ist. Oder, weil sie überhaupt gelehrt werden. Das übliche, sogenannte explizite Lernen – lege deine Hände hierhin, bewege deinen Fuß so, halte dein Gewicht auf dem Vorderfuß – sei anfällig, denn es führe zur bewussten Erkenntnis der Bewegungsabläufe und somit zur bewussten Anstrengung, das zu kontrollieren, was ein unbewusster Prozess sein sollte. Trainer nennen dies Paralyse durch Analyse.

Die Alternative ist das implizite Lernen, das den Menschen herausfinden lässt, was zu tun ist, ohne dass er es jemals wirklich erklären kann. Die Technik wird unbewusst erlernt und kann bei Bedarf abgerufen werden. Fahrradfahrenlernen ist ein bekanntes Beispiel für das implizite Lernen. So verfügen wir beispielsweise über keine bewusste Erkenntnis zu den physikalischen Feinheiten und Veränderungen im Gleichgewicht, die uns beim Treten aufrecht halten. Folglich ist der beste Weg zum Fahrradfahrenlernen, es einfach zu probieren, anstatt sich Erklärungen anzuhören: Unbewusst lernt man es nach und nach und verbessert sich dadurch.

Implizite Fertigkeiten sind schwerer zu lehren, denn die Aufmerksamkeit muss absichtlich von der Durchführung abgelenkt werden. Tennisspielern beispielsweise wird implizit beigebracht, die Richtung des gegnerischen Aufschlags einzuschätzen, indem man sie zur Ablenkung bittet, die Geschwindigkeit (und nicht die Richtung) des Balles einzuschätzen. Dadurch lernen sie, die visuellen Hinweise auf die Richtung zu identifizieren und auf sie zu reagieren, ohne dass sie wüssten oder erklären könnten, wie sie das machen. Ein anderes Exempel: Einige Basketballtrainer fordern ihre Spieler auf, beim Üben von Freiwürfen zu singen, damit sie ihr Bewusstsein von der technischen Durchführung der Fähigkeiten ablenken.

All diese impliziten Lehrmethoden verfolgen ein gemeinsames Ziel: Die Rolle des Arbeitsgedächtnisses zu minimieren und damit auch die Reichweite der ablenkenden Erinnerung. Die Elektrostimulation des Gehirns könnte ein geeigneterer Weg dahin sein. Anstatt das Arbeitsgedächtnis an den Rand zu schieben, könnte man es so gleich ganz ausschalten.

Für Ernie Els kommt das zu spät – die technischen Details eines Putt-Schlags sind in sein Gehirn eingebrannt. Doch wenn man Anfängern das Putten beibringen würde, ohne ihnen explizit Wissen über das Gewicht des Schlägers und die Geschwindigkeit des Schlags zu vermitteln, würde ihnen das helfen? Die ersten Ergebnisse eines Versuchs der Gehirnstimulation von Sportfertigkeiten an der Universität Hongkong weisen darauf hin.

Forscher an diesem Hongkonger Institut für menschliche Leistungen rekrutierten 27 Studenten ohne jede Erfahrung im Golfspiel und ließen sie einen Crashkurs im Putten absolvieren. Ihre Fortschritte basierten auf implizitem Lernen: Die Studenten sollten in mehreren 15- bis 20-minütigen Einheiten die beste Schlagtechnik selbst entwickeln. Dabei mussten sie jedes Mal den Golfball in ein rund zwei Meter entferntes Loch putten. Um es leichter zu machen, schlugen sie die Bälle gerade über eine Kunstrasenfläche ohne Gefälle und ohne dass sie die Geschwindigkeit abschätzen mussten.

Während sie die motorischen Abläufe erlernten, erhielt eine Hälfte der Studenten eine Gehirnstimulation, doch nicht wie üblich mit dem Ziel, eine bestimmte Region zu besserer Leistung zu animieren. Dieses Mal platzierten die Sportwissenschaftler die Kathode – die hemmende Elektrode – über den linken dorsolateralen präfrontalen Cortex, einer Region oberhalb des linken Auges, die man (unter anderem) mit dem Arbeitsgedächtnis in Verbindung bringt. Die Wissenschaftler wollten mit dem Strom das Arbeitsgedächtnis nicht anregen, sondern es abschalten.

Wenig später bat man die Studenten erneut, die Bälle in das Loch zu putten, dieses Mal ohne Gehirnstimulation. Wie es die Forscher erwartet hatten, waren dabei jene Studenten erfolgreicher, deren Arbeitsgedächtnis bei den Trainingseinheiten durch den elektrischen Strom behindert worden war – ihnen gelangen bei sieben Versuchen zwischen drei und fünf Treffer –, wohingegen jene, die keine Gehirnstimulation erhalten hatten, zwischen zwei und drei Mal trafen. (Die Studenten wussten nicht, ob sie die Stimulation erhalten hatten oder nicht.)

Die verbesserte Putt-Leistung verdankte sich, so vermuteten die Wissenschaftler, dem größeren Anteil an implizitem Lernen. Auch wenn die Forscher den Freiwilligen keine explizite Erklärung des Golfspiels geliefert hatten, so dürfte das Arbeitsgedächtnis dennoch beim Lernen und der Durchführung der Aufgabe eine Rolle gespielt haben. Indem man es ausschaltete, oder zumindest seine Kraft drosselte, konnten die Studenten besser lernen.

Der Zusammenhang zwischen Intelligenz und der Fähigkeit, zu lernen, ist kompliziert. Wir haben gesehen, nicht jedes Lernen verlangt bewusstes Nachdenken und damit angewandte kognitive Kraft. Und Lernen verläuft nicht gleichmäßig. Das erfuhr ich besonders während der Behandlung meiner Zwangsstörung. Auch wenn ich lernte, die Art und Weise zu verändern, in der ich Gedanken verarbeitete und mit der Beklemmung umging, so erfolgten die Ergebnisse auf unvorhersehbare – Wissenschaftler sagen dazu, auf nicht-lineare – Art und Weise.

Die Dosis war konstant, drei Stunden kognitive Verhaltenstherapie jede Woche, doch meine Reaktion darauf war zufällig, und die Resultate – verringerte Ängste und befreite Gedanken – traten in unregelmäßigen Spitzen, Sprüngen und Windungen auf. Ich wurde nicht behandelt, ich wurde belehrt. Genau wie beim Ski- oder Gitarrenunterricht. Stundenlange ergebnislose Anstrengungen und dann, ach, warte mal, ja, jetzt hab ich's.

Es fühlte sich wie ein Phasenübergang an, wie einer jener

Umkehrpunkte in der physikalischen Welt, wenn eine kleine Änderung zu einem großen Unterschied führt. Da ist der Topf mit heißem Wasser, und die ständige Hitzezufuhr erhöht die Temperatur durch die 80er- und 90er-Grade bis, piiiiiiieeeeep, die magischen 100 Grad erreicht sind und alle zusätzliche Hitze der Welt sie nicht noch höher treiben kann. Das Wasser wird nicht heißer. Alle Anstrengung lässt es jetzt nur noch zu Dampf werden. Der Übergang von 98 zu 99 Grad Celsius braucht die gleiche Dosierung wie der Übergang von 99 auf 100 Grad. Doch die Reaktion ist eine ganz andere; von flüssig zu gasförmig und von verängstigt zu ruhig.

Ein Finanzberater erzählte mir einmal, fast alle Gewinne, die er in den letzten zehn Jahren beim Investieren von Kundengeldern erzielt habe, stammten aus einer Handvoll Tagen; von jenen plötzlichen Spitzen oder Stürmen, wenn das Ergebnis nicht mehr von der Dosierung bestimmt wird. Investoren, die ihr Geld immer wieder einsetzen und abziehen, würden diese Momente verpassen, so seine Meinung.

Was, wenn Smart Drugs oder die Gehirnstimulation menschlichen Gehirnen beim Übergang zwischen diesen Phasen helfen könnten, wenn sie eine Methode sein könnten, die kognitive Leistung auf eine höhere Ebene zu heben? Das hoffen zumindest jene Psychiater, die Neuroenhancement als Ergänzung zu ihrer Standardtherapie einsetzen. Sie möchten sehen, ob Chemikalien oder ein kleines Quäntchen Strom Menschen helfen, den mentalen Übergang zu schaffen, der es ihnen erlaubt, die schädlichen Gedanken zu kontrollieren. Denn diese Art Therapie kann mentale Probleme nicht von außen lösen, sie kann Patienten nur dabei unterstützen, die kognitiven Fähigkeiten, die sie bereits haben, zu entdecken und freizusetzen.

Freisetzen. So beschreibt John Elder Robison die Befreiung seiner emotionalen Intelligenz vom Autismus, und so fühlte ich mich, als ich bei meinen Therapiesitzungen wegen der OCD die ersten Fortschritte machte. Die neue Fähigkeit wird nicht eingepflanzt oder ermutigt. Sie wird freigesetzt; genau, wie der Dampf aus dem Wassertopf freigesetzt wird. Und wie uns die Versuche gezeigt haben, gibt es viele unterschiedliche Fertigkeiten und Fähigkeiten – Phasenübergänge –, die im Gehirn freigesetzt werden können. Wir müssen nur den richtigen Weg finden, ihnen einen kleinen Schubs zu versetzen. Denn wir wissen ja: Die Reaktion kann überwältigend sein, wenn es uns gelingt, das Gehirn irgendwie auf die richtige Dosierung einzustellen.

11

Das kleine Mädchen, das zeichnen konnte

Als wir aus dem Frankreich-Urlaub zurückkehrten, in dem ich Tom Simpson folgte und den Mont Ventoux hinaufradelte, bat ich meine fünfeinhalbjährige Tochter, mir einen Mann auf einem Pferd zu zeichnen. Zehn Minuten später präsentierte sie mir stolz das hier:

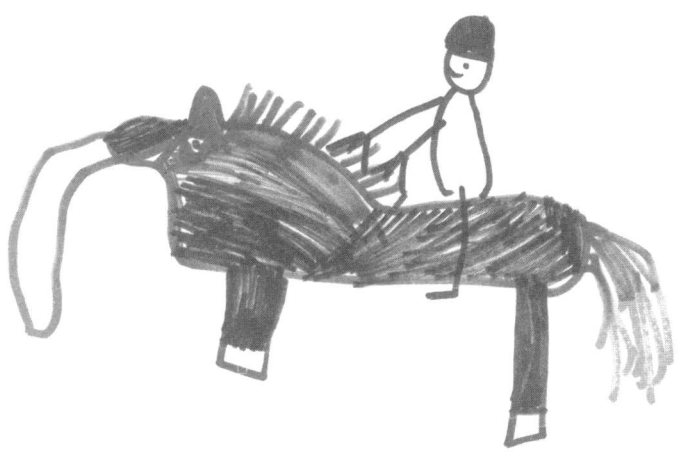

Natürlich halte ich meine Tochter für ein künstlerisches Genie. Auch wenn ich zugebe, dass sich hier nicht ihr gesamtes Talent offenbart. Na gut, auch wenn es mich schmerzt, ich muss wohl zugeben, das obige Bild ist für ein Kind ihres Alters wohl ziemlich durchschnittlich.

Das Größenverhältnis stimmt – der Kopf des Reiters, sein Körper und seine Beine haben die richtigen Proportionen –, und auch, wenn die Zügel ein wenig eigenwillig ausgerichtet sind, so ist der Gesamteindruck doch definitiv der eines Reiters auf einem Pferd. Geht man kritischer an die Sache heran, könnte man sagen, die Beine des Pferdes scheinen an seinen Körper angeklebt zu sein, auch das Bein des Reiters darf man wohl eher symbolisch verstehen. Aber das sind Dinge, die bei Kinderzeichnungen absolut üblich sind. Sie zeigen, was die Kinder für wahr halten, und nicht das, was sie sehen. So erklärt sich auch, wie Kinder viereckige Tische zeichnen. Sie wissen, dass an jeder der vier Ecken ein Bein sein muss, also zeichnen sie alle vier Beine an Ort und Stelle, als wäre die Tischplatte aus durchsichtigem Glas.

Auf der folgenden Seite sehen Sie noch eine Zeichnung eines Mannes auf einem Pferd, ebenfalls gezeichnet von einem fünfeinhalbjährigen Mädchen. Sie ist ein bisschen besser. Nein, sie ist VIEL besser. Sie ist so gut, dass die meisten Künstler und Kinderpsychologen der Meinung sein dürften, es sei unmöglich, dass ein Kind in diesem Alter sie gestaltet habe. Und tatsächlich waren die ersten Menschen, die die Zeichnung zu Gesicht bekamen, überzeugt, das Mädchen könne sie nicht gemacht haben. Das hat sie aber. Schauen Sie sie sich einmal an.

Das Mädchen, das dieses Bild gezeichnet hat, hieß Nadia Chomyn. Als Nadias Mutter Anfang der 1970er-Jahre dieses Bild und andere, die ihre Tochter gezeichnet hatte, klinischen Psychologen in Nottingham vorlegte, nahmen die Wissenschaftler zunächst an, die Mutter habe etwas durcheinandergebracht oder wolle, noch schlimmer, sie täuschen.

Die Details, die Perspektiven und der ungewöhnliche Blickwinkel von vorn waren Hinweise auf eine viel reifere Persönlichkeit als die einer Fünfjährigen. Viel verblüffender jedoch ist – und dies haben Sie womöglich beim ersten Blick gar nicht bemerkt –, dass die Zeichnung über die Grenzen des Papiers hinaus verweist. Für ein junges Kind ist das einmalig. Die meisten älteren Kinder und selbst viele Erwachsene bemühen sich, ein Bild in den Rahmen einzupassen, notfalls, indem sie Einzelheiten verdichten oder Buchstaben zusammenquetschen, wenn sie sich dem Blattrand nähern, nur damit das Bild an der Seite nicht ausblutet.

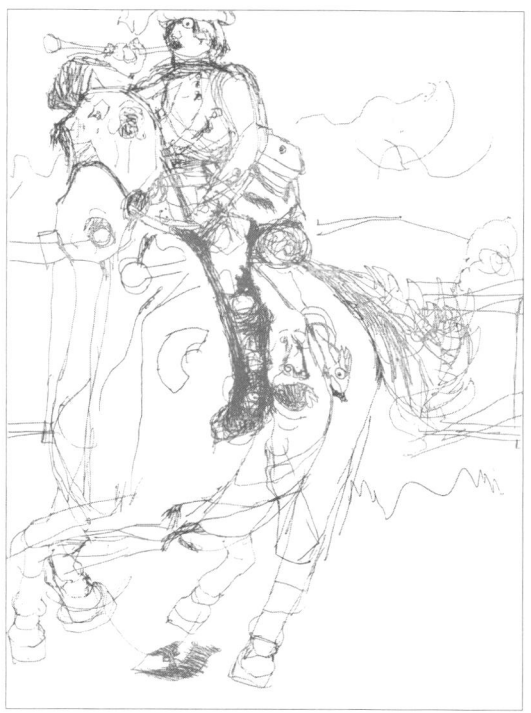

Nadia wurde 1967 geboren. Sie stach aus ihrem Umfeld in den English Midlands heraus, nicht zuletzt, da ihre Eltern und ihre Großmutter aus der Ukraine stammten. Ihr Vater sprach gut Englisch, anders als der Rest der Familie. Ihre Großmutter redet sogar fast gar nicht, was erklären könnte, warum Nadia, die die meiste Zeit bei ihrer Oma verbrachte, beinahe als stumm gelten konnte. Als Nadia zum Kleinkind herangewachsen war, ließ sich ihr Verhalten nur noch schwer kontrollieren. Sie lief fort in den Park, wobei sie den Verkehr und andere Gefahren gar nicht wahrzunehmen schien, und obwohl sie den Großteil des Tages schwieg, kam es doch immer wieder zu lauten Ausbrüchen und aggressiven Phasen. Da sie nicht mit ihr zurechtkam, sperrte Nadias Mutter sie häufig in ihr Zimmer ein.

Als sie in eine Förderschule kam, wurden die Unterschiede zu den anderen Kindern noch offensichtlicher. Nadia zeigte nicht einmal vorübergehendes Interesse an ihrer Umgebung, sondern starrte ins Nichts oder lief ziellos im Klassenraum umher. Als auch ein Jahr später Nadias Sprachfähigkeit noch nicht zugenommen hatte, suchten ihre zunehmend beunruhigten Eltern medizinische Hilfe und brachten ihre Tochter ins berühmte Hospital for Sick Children in der Great Ormond Street in London. In den ersten medizinischen Berichten wird Nadias außergewöhnliches Zeichentalent zwar erwähnt, doch erst als sie von Kinderpsychologen an der Nottingham University eingeschätzt wurde, kam das wahre Ausmaß ihrer Fähigkeiten ans Tageslicht.

Doch zunächst verlief auch der Start in Nottingham eher schwierig. Nadia war groß für ihr Alter, aber auch unbeholfen, langsam und lethargisch. Während ein Psychologe ihr Spielsachen in einem Kinderspielzimmer zeigte, beobachtete ein anderer Wissenschaftler, zusammen mit ihrer Mutter, Nadia durch ein von innen undurchsichtiges Glas. Man konnte beim besten Willen kein Anzeichen für das künstlerische Talent entdecken, das die Mutter für ihre Tochter reklamierte. Es schien unmöglich, dass die detailreichen und geschickt angefertigten Zeichnungen, die die nervöse Frau festhielt und den Wissenschaftlern voller Stolz gezeigt hatte, von jenem molligen Mädchen stammen konnten, die sie nun durch die Scheibe betrachteten.

Mit dem dicken gelben Wachsmalstift, den man Nadia in die Hand gedrückt hatte, strich sie nachlässig ein wirres Gekritzel aufs Papier. Einer der Forscher beschrieb später, wie traumatisiert Nadia durch den Gedanken war, dass ihre Mutter, die sich nach eigenen Worten doch Sorgen um ihr Wohlergehen machte und sie an einen angeblich sicheren und überwachten Ort bringen wollte, sie nach Strich und Faden belogen hatte.

All das änderte sich, als Nadia einen Kugelschreiber in ihrer linken Hand hielt. Das mürrische Mädchen erwachte zum Leben, lächelte und quatschte vor sich hin, während sie schnell und selbstsicher zeichnete. Hähne, Hunde, Katzen, eine Giraffe, Pelikane, Menschen und mitunter auch ein Zug füllten Hunderte von Blättern. Jede Zeichnung war mit präzisen und akkuraten Bewegungen ausgeführt worden, die so gar nicht zu der ansonsten langsamen Haltung und dem schwerfälligen Gang Nadias passten.

Und dann waren da noch die Pferde – die prächtigen, dynamischen, gesattelten und ausgeschmückten Reiter und ihre Pferde. Muskeln traten beim Galopp hervor; die Pferdebeine in perfektem Einklang und bereit für den nächsten Sprung. Von einem Papier bleckte ein Pferd die Zähne hervor. Wie es ein Psychologe später formulierte, wirkten die Zeichnungen, als wären sie von Leonardo da Vinci entworfen.

Die Forscher waren sprachlos. Alles, was sie über die mentalen und zeichnerischen Fähigkeiten von Kindern wussten – und sie wussten eine Menge –, sprach dafür, dass dies unmöglich war. Mit ihrer Blickwinkelauswahl, der Schattierung und perspektivischen Darstellung war Nadia Kindern ihres Alters um Jahre voraus. Und sie ließ auch all die üblichen Dinge fort: keine Sonne im Himmel und kein Baum im Hintergrund.

Wie konnten sich die Wissenschaftler so sicher sein, dass Nadias Zeichentalent außergewöhnlich war? Sie hatten mehr Bilder von Fünfjährigen betrachtet, als man es sich wünschen mag. Ein paar Jahre zuvor hatte ein von der Zeitung *Observer* ausgeschriebener Malwettbewerb zum Thema »Bilder von Mama« rund 24 000 Zeichnungen geliefert. Diese Forscher hatten sich mehr als genug an formlose weibliche Körper geheftete Arme und Beine angesehen, um zu wissen, was Kinder malen können.

Bittet man Kinder, ein Viereck oder eine Raute zu zeichnen, konstruieren jüngere Kinder diese meist aus vier einzelnen Strichen und heben dabei den Stift jedes Mal vom Papier, um dann neu anzusetzen. Nadia erstellte eine Raute in zwei Zügen. Ihre Auge-Hand-Koordination war verblüffend. In der Regel zeichnen Kinder mit kleinen Rucks und Bewegungen, wobei sie ununterbrochen mit den Augen kontrollieren, welchen Fortschritt sie mit diesem Strich machen, um dabei dessen Richtung abändern zu können. Nadia zeichnete mit unerschütterlichem Vertrauen in ihre Bewegung, so, als würde sie ihrer Hand glauben, dass sie schon weiß, was sie tut. (Wir sprechen hier von einem Mädchen, das nicht in der Lage war, sich ihre Schuhe zuzubinden.)

Wenn die gezeichnete Linie nicht richtig war, zeichnete sie eine neue und notfalls noch eine weitere, bis es stimmte. Ganz anders hingegen die Zeichnungen anderer Kinder, die vom Prozess selbst beeinflusst sind – nachdem sie eine Linie gemalt haben, nutzen sie diese als Ausgangspunkt für alle weiteren Linien, anstatt sich auf ein genaueres mentales Bild zu verlassen. Alle Linien sind an der ersten verankert.

Ein weiterer Unterschied lag darin, dass Nadia kein Interesse an Farben zeigte. Ihre Bilder waren schwarz, weiß und grau. Sie waren so schlicht und einfarbig und kalt und entfachten bei Außenstehenden ebenso selten Begeisterung wie das kleine Mädchen selbst.

Fünf Monate lang untersuchten die Psychologen Nadia, ohne dass sich ihr Verhalten änderte. Zudem schien sie völlig uninteressiert an den Fragen, die sie ihr stellten, und der Hilfe, die sie ihr anboten. Doch langsam verbesserten sich die Dinge. Mit sieben trat sie in die Förderschule ein und wurde dadurch sozial umgänglicher. Im Alter von neun Jahren sprach sie bereits deutlich mehr und konnte Bitten äußern und Gespräche beginnen, etwa wenn sie nach einem Pflaster fragte, nachdem sie sich geschnitten hatte. Sie wirkte glücklicher, und während sich ihre anderen mentalen Fähigkeiten langsam freilegten, ließ ihr zeichnerisches Talent nach.

Nadias Bilder sahen nun immer mehr so aus wie die ihrer Freunde und anderer Kinder. Die Bilder anderer erregten nun ihre Aufmerksamkeit, und sie ahmte sie nach. Sogar kindliche Elemente flossen in ihre Zeichnungen ein, wodurch ihre Bilder die Lebensähnlichkeit verloren, die sie bis dato ausgezeichnet hatten.

Offensichtlich würde Nadia lebenslang Hilfe benötigen. Selbst noch als junge Erwachsene hatte sie kein Konzept von Geld und war nicht verlässlich in der Lage, sich zu ernähren. Man fand für sie einen Platz in einem spezialisierten Heim, in dem sie den Rest ihres Lebens verbrachte. 2010 besuchte Lorna Selfe, eine der damaligen Psychologinnen aus Nottingham, Nadia in ihrem Zuhause.

Selfe traf auf eine etwa 40-jährige Nadia, die so gut wie nie sprach und lieber mit den Fingern aß, da sie mit Messer und Gabel nicht zurechtkam. Noch immer überwältigten sie Wutausbrüche, bei denen sie auch die Einrichtungsgegenstände wie den Fernseher in ihrem Zimmer zerstörte, weshalb ihr Raum auch kahl war. Selfe beschrieb Nadia als jetzt »unauffälligen Menschen mit ernsthaften Lernschwierigkeiten«.

Obwohl ihre Meisterwerke der Kindheit an den Wänden der Station hingen, zeigte Nadia kein Interesse daran und griff auch nicht wieder zu dem schwarzen Stift, den sie früher so geliebt hatte. Gab ein Pflegemitarbeiter ihr einen in die Hand und bat sie, etwas zu zeichnen, zerbrach sie den Stift. Und ihr Talent war verschwunden. Ihre letzten Zeichnungen, die sie mit Anfang 20 angefertigt hatte, sahen aus wie das Werk einer Fünfjährigen. Einmal hatte sie ein Pferd gezeichnet, das eher so aussah wie das meiner Tochter. Nach kurzer Krankheit verstarb Nadia im Oktober 2015.

Angesichts von Nadias Lernschwierigkeiten war ihre zeichnerische Begabung außergewöhnlich, aber nicht einmalig. 1987 stellte eine BBC-Fernsehdokumentation den elfjährigen Förderschüler Stephen Wiltshire als besten jungen Künstler Großbritanniens vor. Stephen, dessen IQ man auf 60 schätzt und der ebenfalls lernbehindert ist, zeigte sich von den Londoner Gebäuden fasziniert, die er von der Straße aus gesehen hatte, und fing an, diese mit atemberaubender Präzision aus dem Gedächtnis nachzuzeichnen. Heute arbeitet er als professioneller Künstler mit einer einzigartigen Herangehensweise: Städte wie Istanbul oder Singapur organisieren einen kurzen Hubschrauberrundflug für ihn, damit Stephen anschließend das Stadtbild aus seiner verblüffenden Erinnerung nachzeichnen kann.

Wie gelingt es einem Gehirn, das mit grundlegenden Funktionen wie Sprache oder dem Verständnis sozialer Codes solche Probleme hat, derart zu überwältigen? Woher stammen diese beeindruckenden Splitterfertigkeiten, wie sie Nadia und Stephen zeigen? Neurowissenschaftler sind sich nicht sicher, aber eine weitverbreitete Erklärung ist – ähnlich wie jene Erklärung, die John Elder Robison anbot – eine mentale Neuverschaltung.

Nadias Lernschwierigkeiten deuten darauf hin, dass sie mit einem teilweise beschädigten oder nicht voll funktionsfähigen Gehirn auf die Welt kam. Und wenn dies geschieht, kann das Gehirn eine neuronale Umleitung einrichten und eine andere Region bitten, einzuspringen und die Aufgaben des beschädigten Hirnareals zu übernehmen. Da aber unterschiedliche Regionen des Gehirns eher auf unterschiedliche Aufgaben spezialisiert sind, führen sie dieselbe Aufgabe eher unterschiedlich aus. Und manchmal können diese unterschiedlichen Lösungen eine massive Verbesserung bringen, einen mentalen Phasenübergang.

Einige der auffälligsten Unterschiede in der Arbeitsweise der Gehirne finden sich in der Funktion der rechten und linken Gehirnhälfte. Wie der Mythos, wir würden angeblich nur zehn

Prozent unseres Gehirns nutzen, ist auch die häufig geäußerte Ansicht, es gäbe eine klare Trennung zwischen Menschen, die vor allem mit der linken und anderen, die vor allem mit der rechten Gehirnhälfte arbeiteten, falsch. Obwohl er auf einer berechtigten Annahme beruht. Die linke und die rechte Gehirnhälfte kommunizieren ununterbrochen über den Balken hinweg, und sehr viel von dem, was wir denken und tun, vor allem die anspruchsvolleren Dinge, werden von beiden Hemisphären kontrolliert. Und doch gibt es gewiss einige Fertigkeiten und Fähigkeiten, die Neurowissenschaftler eher nur einer der beiden Seiten zuordnen.

So ist die linke Gehirnhälfte eher an der Sprache, dem Sprechen und einigen motorischen Fertigkeiten beteiligt. Die Spezialisierung der rechten Gehirnhälfte liegt weniger im Verbalen, sondern findet sich in der Raumwahrnehmung, der Visualisierung und den Konstruktionsfähigkeiten. Die linke Hälfte hat mehr mit logischen, abstrakten, symbolischen sowie sequenziellen Funktionen zu tun, darunter Dinge wie Sprechen und Lesen. Die rechte Hälfte kümmert sich eher um parallel ablaufende Prozesse und die Strategien zur intuitiven Problemlösung.

Dieser beobachtbare Kontrast zwischen den Hemisphären des Gehirns ist die Basis für einen der am häufigsten zitierten Erklärungsversuche solch künstlerischer Fertigkeiten wie bei Nadia und Stephen. Die Theorie besagt, dass bei einer Beschädigung der linken Gehirnhälfte entweder die rechte Gehirnhälfte die Aufgaben übernimmt und sie auf andere Art und Weise ausführt oder die rechte Gehirnhälte mehr Freiheiten bekommt, ihre eigenen speziellen Fähigkeiten auszuleben. Unter solchen Umständen ist die rechte Gehirnhälfte von der Unterdrückung und Aufsicht der linken befreit.

Wenn sich die linke Seite des Gehirns nicht normal ausbildet, ist häufig Autismus die Folge. Sowohl Nadia als auch Stephen wurden mit dieser Entwicklungsstörung diagnostiziert. Dabei hat nur einer von zehn Autisten irgendeine Art von außergewöhnlicher Begabung. Diese Menschen nennt man Savants, Menschen mit Inselbegabungen.

Savants passen nicht zum »positive manifold«, sie passen nicht in das positiv mannigfaltige Modell der menschlichen Intelligenz. Und nimmt man tatsächlich an, dass sie über eine allgemeine Intelligenz verfügen, nun, dann hat ihnen das zumindest niemand gesagt. Ihre Intelligenz, oder wenigstens ihre mentale Leistungsfähigkeit, ist alles andere als allgemein. Sie ist sehr, sehr spezifisch. Es gibt Savants, die multiplizieren 1 345 873 mit 749 823 schneller im Kopf, als Sie die Ziffern in einen Taschenrechner eingeben können. Es gibt Savants, die nicht in der Lage sind zu lesen, dafür ein außergewöhnliches Gedächtnis für Details vergangener Ereignisse haben. Andere schaffen es nicht, das Wort Klavier zu buchstabieren, spielen darauf aber höchst virtuos. Ihre Fähigkeiten könnten ein Geheimnis des mentalen Phasenübergangs – und damit des Neuroenhancements – offenbaren.

Es gibt nur wenige Savants, doch Darold Treffert kennt Hunderte von ihnen. Treffert ist Psychiater im US-Bundesstaat Wisconsin, der seit den frühen 1960er-Jahren mit Menschen mit außergewöhnlichen mentalen Fähigkeiten arbeitete und über sie forschte.

Treffert traf im Laufe der Jahre Hunderte, wenn nicht gar Tausende Patienten. Doch er erinnert sich noch stets an einige der Kinder, die er in seinen ersten Arbeitstagen kennenlernte. Er fing damals an, im Winnebago Mental Health Institute in der Nähe von Oshkosh zu arbeiten. Die Einrichtung beherbergte dreißig schwerbehinderte Kinder. Viele von ihnen waren geistig beeinträchtigt und als Autisten diagnostiziert. Alle waren ins Krankenhaus eingewiesen worden.

Die meisten Kinder waren dort, da sie sich nicht alleine versorgen konnten. Selbst die grundlegendsten Tätigkeiten – waschen, anziehen, essen – fielen ihnen schwer. Robert etwa war stumm und litt unter schweren Lernstörungen. Doch Robert konnte etwas ganz Besonderes. Er konnte ein 500-teiliges

Puzzle in Windeseile zusammenfügen, mit dem bedruckten Bild nach unten. Er sah sich die Formen der Teile an, konstruierte im Kopf das umgedrehte Puzzle und setzte dann die Teile auf dem Tisch zusammen, in »der Genauigkeit, dem Fluss und dem Rhythmus einer Nähmaschine«, wie es Treffert formulierte.

Arthur war ein wandelndes Was-an-diesem-Tag-geschah-Lexikon, der für jedes Datum über einen enormen Vorrat an Faktenwissen verfügte und es liebte, anderen Menschen dazu Fragen zu stellen. Wissend, was am Morgen auf ihn zukam, büffelte Treffert am Vorabend immer fleißig, war aber doch nie in der Lage, Arthurs Fragen vollständig zu beantworten.

Henry hatte ein anderes Talent. Er warf von der Freiwurflinie Basketbälle in den Korb, mit unerschütterlicher Sicherheit. Treffert erkannte bei ihm eine »Zwangsroutine«, denn er stellte seine Füße immer an genau dieselbe Stelle und hielt jedes Mal den Ball exakt auf dieselbe Weise.

Und John schließlich kannte jede Buslinie in der Stadt Milwaukee, von der ersten bis zur letzten Haltestelle, das komplette öffentliche Verkehrsnetz. John liebte Busse. Er lief in der Station für geistig Kranke mit einem Pappmodell der Richtungsanzeige umher, die ein Bus vorne in der Windschutzscheibe hat, und führte eine Papierrolle mit sich, auf der alle Haltestellen und Straßennamen verzeichnet waren.

Eines Sommerabends im Jahr 1980 kam Trefferts Tochter Joni voller Begeisterung für ein Wunder nach Hause. Das Wunder war Leslie Lemke, ein geistig behinderter Junge, der unter schwersten Komplikationen als Frühchen auf die Welt gekommen war. Noch in den ersten Lebensmonaten mussten ihm beide Augen chirurgisch entfernt werden.

Leslies Pflegeeltern wurde gesagt, er würde bald sterben, doch sie weigerten sich, ihn aufzugeben, vor allem seine neue Mutter. Sie brachte ihm das Schlucken bei und band ihn an ihren eigenen Beinen fest, um ihm das Laufen zu zeigen. Als

Leslie acht oder neun war, unterrichtete sie ihn im Klavierspielen. Dazu legte er seine Hände auf ihre, während sie spielte.

Eines Nachts wurde Leslies Mutter durch Musik geweckt. Im Wohnzimmer saß ihr schwerbehinderter Sohn und spielte Tschaikowskis 1. Klavierkonzert. Das Stück war die Titelmusik einer Fernsehsendung – ›Sincerely Yours‹ –, die die Familie am frühen Abend angeschaltet hatte. Die Mutter sagte, dies sei die erste Gelegenheit gewesen, bei der er die Komposition haben hören können.

Leslie war so gut am Klavier, dass er zu einem Konzert an der örtlichen High-School eingeladen wurde, das im Rahmen einer Dankesfeier für Pflegeeltern in Wisconsin stattfand. Joni Treffert hatte sich das Konzert angehört und erzählte nach der Rückkehr ihrem Vater, dass Leslie »wie ein ausgebildeter Klaviervirtuose auswendig alle Arten von klassischer, geistlicher und populärer Musik« gespielt habe.

Auch ein Team der Green-Bay-Fernsehstation hatte das Konzert gehört. Beeindruckt von dem, was sie gesehen hatten, wollten sie ihr Filmmaterial von einem Experten für psychische Krankheiten überprüfen lassen und zeigten es daher Treffert, der Leslie als Savant erkannte. Die Geschichte ging viral – also so viral, wie sie 1980 viral gehen konnte. Bis zum Jahresende war ein Großteil der USA von Leslie verzückt, und der bekannte TV-Moderator Walter Cronkite schloss die Abendnachrichten an Heiligabend bei der CBS in diesem Jahr mit den Worten: »An Weihnachten gedenken wir eines Wunders, und die folgende Geschichte gehört zu Weihnachten. Es ist die Geschichte von einem jungen Mann, einem Klavier und einem Wunder.«

Drei Jahre später gehörte Leslie zu den drei Savants, die im Mittelpunkt einer Ausgabe der Show ›60 Minutes‹ standen. Einer der Zuschauer war der Schauspieler Dustin Hoffman, dem dabei »die Tränen in den Augen standen«, wie er sagte. Als man ihm später vorschlug, eine Rolle im Film ›Rain Man‹ zu übernehmen, und die Produzenten ihm anboten, Charlie zu spielen, den jüngeren Bruder eines autistischen Savants namens Raymond, lehnte Hoffman ab. Er wollte Raymond spielen.

›Rain Man‹ machte die Begabungen von Savants einem größeren Publikum bekannt. Tatsächlich hatte der Film eine ungeheure Wirkung auf die populäre Vorstellung von Autismus und von den Fertigkeiten der Savants. Dabei ist es wichtig, zu betonen, dass Savants und Autisten nicht dasselbe sind. Die meisten Menschen mit Autismus haben keine speziellen Savant-Fertigkeiten, und ihre Familien sind mitunter ganz bekümmert von der allgemeinen Annahme, dass dies doch so sein müsste. Auch haben nicht alle Savants Autismus.

Die Fertigkeiten, die Savants in der Regel zeigen, seien einzelne Inseln der Begabung, so Treffert. Das macht Treffert zu einer Art James Cook, der diese Inseln sucht, entdeckt und verzeichnet und über das menschliche Leben berichtet, das er dort aufgespürt hat.

Der Psychiater verfügt nun über eine Liste mit mehr als 300 Savants aus aller Welt, sowohl Kinder als auch Erwachsene. Einige von ihnen hat er persönlich getroffen, über andere hat er in Lokalzeitungen oder auf Webseiten nur gelesen. Auf viele stößt er, wenn sie ihm schreiben, nachdem sein Name bei ihren Internetrecherchen auftauchte. Solche Suchen stellen sie meist an, wenn sie von anderen Menschen mit ähnlichen Fähigkeiten, wie sie selbst sie besitzen, gehört oder gelesen haben.

Die überwiegende Zahl von Savants in Trefferts Register haben Autismus – jedoch nicht alle. Und während fast alle Savants ihre ungewöhnlichen Fertigkeiten bereits von Geburt an besitzen, ist es bei einigen etwas anderes. Und das ist für die Idee des kognitiven Enhancement eine interessante Neuigkeit. Denn diese Menschen haben das Savant-Syndrom erworben, das heißt, ihr mentales Talent trat erst später in ihrem Leben auf. Dank eines mentalen Phasenübergangs wurde irgendwie innerhalb ihres Gehirns eine außergewöhnliche neue Fähigkeit freigesetzt. Und wenn diese Fähigkeit in diesen Menschen schlummerte, schon lange, bevor sie davon wussten: dann könnte eine solche auch in Ihnen ruhen.

In seiner Kurzgeschichte ›Das unerbittliche Gedächtnis‹ erzählt der argentinische Autor Jorge Luis Borges die Geschichte des jungen Funes, der nach einem Sturz vom Pferd auf den Kopf zu einem Savant wurde. Der Mann entwickelt ein unglaublich mächtiges Gedächtnis; Borges lässt den Erzähler beobachten: »Ich wiederhole, daß die unbedeutendste seiner Erinnerungen genauer oder lebendiger war, als für uns die Wahrnehmung eines physischen Lustgefühls oder einer physischen Qual.«

Doch diese detaillierte Erinnerung hat ihren Preis. Funes kann nicht abstrakt denken, es gelingt ihm nicht, all die kleinen Punkte, die er wahrnimmt, zu einem umfassenden Konzept zusammenzusetzen. Sogar das Konzept eines »Hundes«, mit all seiner Vielfalt und den unterschiedlichen Tieren, verwirrt ihn. Denn derselbe Hund, den er von der Seite sieht, wird zu einem anderen, wenn er ihm seine Vorderseite zuwendet.

»Funes«, so schreibt Borges, »unterschied ständig die Fortschritte der Verwesung, der Fäulnis, des Leidens. Er war der einsame und klare Beobachter einer vielgestaltigen, augenblicklichen und fast unerträglich deutlichen Welt.«[14]

Seit Borges diese Geschichte 1942 verfasste, hat die Wissenschaft tatsächlich Menschen entdeckt, die nach einem Schlag auf den Kopf zu Savants wurden. Im Sommer 2015 machte ich mich auf den Weg, um einen von ihnen zu treffen.

Pip Taylor glaubt, dass ihr erstes Wunder in einem Edinburgher Bus begann, im Spätsommer 1994. Die Stadt kam nach einem Festivalsommer langsam zur Ruhe, und Pip war auf dem Weg

---

14   Jorge Luis Borges: »Das unerbittliche Gedächtnis«, in: ders.: ›Labyrinthe. Erzählungen‹, aus dem Spanischen von Liselott Reger, Hanser, München 1959, S. 239.

zur Arbeit. Die Sonne stand bereits hoch über dem glitzernden Fluss Firth of Forth, und Möwen tanzten um die Pfosten der Hängebrücke, über die ein Strom an Autos und Lastwagen ins Zentrum der alten Hauptstadt des frühen Königreichs Fife führte. Pip ahnte nicht, dass ihr Leben in Gefahr war.

Pip war damals 29 und arbeitete als Kellnerin in einer Mitarbeiterkantine in einem der Stadtverwaltungsgebäude. Während der kurzen Fahrt von ihrer Wohnung in Morningside, die sie sich mit zwei Freundinnen teilte, durch die geschäftig wimmelnden Straßen der Stadt, ließ sie ihre Gedanken gern treiben. An diesem Morgen saß sie mit dem Rücken in Fahrtrichtung, und um ein Haar hätte sie nicht bemerkt, dass der Bus bereits an ihrer Haltestelle hielt. Mit flatterndem schwarzen Rock sprang sie auf, hatte aber vergessen, dass sie im oberen Stockwerk des Busses saß. Pip knallte mit dem Kopf an eine der abgenutzten lederumwickelten Festhalteschlaufen, die von der Decke baumeln. Tief im Innern ihres Gehirns ruckelte etwas.

Kurz nach der Mittagszeit am selben Tag, das Durcheinander der Mittagspause war abgeflaut und die abgewaschenen Teller standen wieder in hoch aufragenden Türmen im Schrank, musste Pip noch eine letzte Aufgabe erledigen. Sie führte den Schlauch eines Staubsaugers an den Beinen leerer Stühle vorbei. Zufrieden mit dem Tagwerk, bog sie ihren Rücken durch und richtete sich auf. Dann geschah es. Eine durchgesackte Beule eines Kapillargefäßes in ihrem Kopf gab nach, irgendwo oberhalb ihres linken Auges. Ein Aneurysma in ihrem Gehirn riss und sorgte für eine Subarachnoidalblutung.

Das wusste Pip in diesem Moment noch nicht. Alles, was sie wusste, war, dass sie Schmerzen verspürte, ein seltsames Gefühl, als hätte man ihr Wasser auf den Hinterkopf gekippt, das nun ihren Nacken hinunterlief. Es war aber kein Wasser, es war Blut. Und das Blut lief innen, nicht außen, am Kopf entlang. Ein Kollege wollte wissen, warum Pip denn weine. Bis dahin hatte Pip nicht einmal bemerkt, dass sie weinte.

Der britische Nationale Gesundheitsdienst (NHS) schreibt dazu auf seiner Webseite: »Eine Subarachnoidalblutung verursacht plötzliche, heftige Kopfschmerzen. Dieser Zustand verlangt schnelle medizinische Hilfe, um Hirnschäden oder den Tod zu verhindern.«

Ihr Kollege fragte, ob er ein Taxi rufen solle, um sie nach Hause zu fahren. Pips Antwort hat ihr mit Sicherheit das Leben gerettet. Sie bat um einen Krankenwagen. Dass sie überlebt hat, bezeichnete einer der Ärzte später als Wunder.

Heute lebt Pip auf der Halbinsel Wirral in Nordwestengland. Läuft man von ihrem Haus gen Norden, erreicht man eine Fähre über den Fluss Mersey. Geht man Richtung Süden, watet man bald im Schlamm des River Dee. Anders, als die Band Gerry & the Pacemakers es für den Mersey getan haben, schrieb niemand einen Song für eine Fähre über den Dee, doch der träge Wellenschlag des Flusses am Südende von Wirral zieht ebenfalls Besucher an. Die Touristen können dann beobachten, wie Lastkähne die riesigen Flügel eines Airbus A380 von den Fabriken in Broughton über den Dee bis zum Tiefwasserhafen in Mostyn schleppen. Die Stadt liegt westlich von Chester, von dem einige Historiker behaupten, die Römer hätten es vor London als ihre Hauptstadt ausgewählt. Innerhalb der Stadtmauern von Chester erlebte Pip ihr Wunder Nummer zwei.

Es geschah an einem späten Frühlingsabend 2012. Pip und ein paar Freunde waren in einem der Pubs der Stadt. Pip sprach mit einem Bekannten. Sie freute sich, ihn wiedergetroffen zu haben. Er küsste sie und ging los, noch etwas zu trinken zu besorgen.

Darüber, wie es dann weiterging, existieren zwei Versionen. In seiner kam er mit seinem Pint Lager, ihrem Glas Weißwein und einer Tüte Cheese-and-Onion-Chips zurück, nur um festzustellen, dass die Frau, auf die er sich gefreut hatte, verschwunden war. Wobei, wenn er nun das Gefühl hatte, sein Abend sei ruiniert, dann war das gar nichts im Vergleich dazu, wie Pips Abend endete.

Was genau geschah, ist unklar. Pip kann sich nicht sicher erinnern, doch die Freunde in der Bar, ihre Schwester und ein Türsteher halfen ihr, die Stücke zusammenzusetzen. Als ihr Bekannter zur Bar aufbrach, stand Pip auf, vielleicht, um sich die Beine zu vertreten, und ging ein paar Schritte vor die Tür. Dann wurde sie ohnmächtig und fiel, mit dem Kopf voraus, ein paar enge Steinstufen zur Straße hinab. Bei diesem Sturz schlug sie mit der rechten Seite des Kopfes hart auf jeder Treppenstufe auf. Sollte sie oben an der Treppe noch bei Besinnung gewesen sein, so war sie es unten sicher nicht mehr.

Was folgte, war die nächste Fahrt mit einem Rettungswagen und der nächste Krankenhausaufenthalt; dann die nächste Rückkehr nach Hause mit Kopfschmerzen und der Mahnung, es ruhig angehen zu lassen. Allen Widrigkeiten zum Trotz, erklärte ihr der nächste Arzt, dass sie offenbar keine dauerhaften Schäden davongetragen habe.

Wenn überhaupt, dann fühlte sich Pip nach dem Sturz besser. Auch wenn sie sich von der Blutung von vor fast 20 Jahren gut erholt hatte, so war sie doch eher demotiviert und lustlos gewesen. Es kam hin und wieder auch zu Schwindelanfällen und kurzer Bewusstlosigkeit. Was auch der Grund für ihren Sturz gewesen sein mag. Die wiederholten Schläge, die sie dabei auf den Kopf erhielt, schienen nun aber wieder das in Ordnung gebracht zu haben, was die Blutung zerstört hatte, so Pip. Denn in den Wochen nach dem Sturz stieg ihre Stimmung.

Und noch etwas anderes änderte sich. Je länger der Unfall zurücklag, umso mehr entwickelte sich eine Sehnsucht in ihr. Sie spürte das Verlangen, sich auszudrücken. Das war nicht ungewöhnlich, Pip hatte schon in der Schule Kunst geliebt und konnte recht gut Comics zeichnen, etwa Snoopy. Doch ihr Talent war begrenzt, weshalb ihr ein Kunstlehrer auch geraten hatte, besser etwas anderes anzufangen. Es lag an den Augen, immer lag es an den Augen. Augen zu zeichnen, fiel ihr schwer. Versuchte sie, echte Gesichter zu zeichnen, blieben die Augen doch immer so, als stammten sie aus einem Cartoon.

Das Urteil des Kunstlehrers noch in den Ohren, wandte sich Pip in den Wochen nach dem Sturz der Holzschnitzerei zu. Vergeblich. Sie kaufte eine Profiwerkbank und Schraubstöcke und baute das alles in ihrem kleinen Garten auf. Drei Jahre später stand es noch unangetastet da. Die Arbeit mit Holz ging ihr zu langsam voran, war ihr klar geworden, und würde sie nicht lange genug fesseln können. Mit Modellton war es das Gleiche. Also griff sie eines Nachmittags zu Stift und Notizblock und begann zu zeichnen.

Das Ergebnis, ein noch immer cartoonartiger, dicker Junge, war gut – besser, als sie gedacht hatte. Verwirrt zeichnete sie nach einer Buchvorlage eine Katze. Die war zu gut. Etwas hatte sich verändert. Pips Gehirn hatte sich verändert. Sie hatte Talent, Begabung, eine ganz neue Fähigkeit. Sie zeigte die Bilder ihrer Mutter. Das ist ja ein Wunder, erklärte diese.

Urteilen Sie selbst. Vor dem Sturz zeichnete Pip das Gesicht eines Mädchens so:

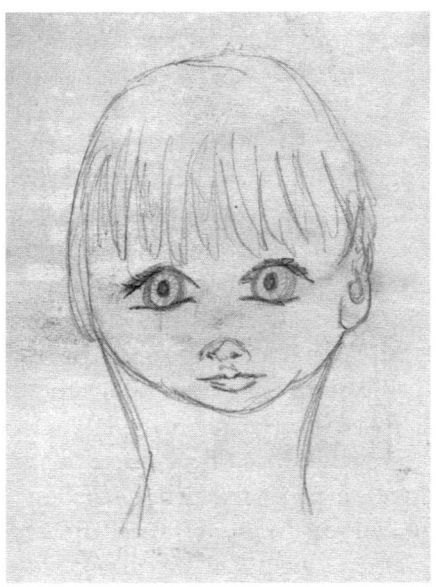

Und diese Zeichnung schuf sie danach:

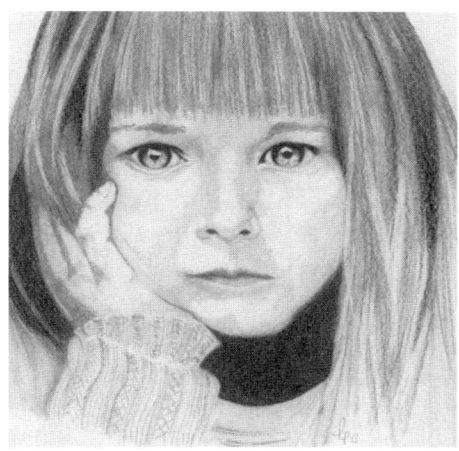

Psychologen beschreiben Pip Taylor als Menschen mit erworbenem Savant-Syndrom. Und Berichte über den mentalen Phasenübergang bei Menschen wie Pip Taylor führen häufig zu zwei unterschiedlichen Reaktionen. Da ist zum einen Verwunderung, Ehrfurcht und Rätselraten. Und zum anderen Skepsis und Unglaube. Häufig sind Skepsis und Unglaube die weitaus rationaleren Reaktionen.

Es kann natürlich sein, dass Pip uns einfach hinters Licht führt. Vielleicht konnte sie schon immer zeichnen, und die Behauptung von ihrer wundersamen Verwandlung ist ein Schwindel. Schließlich haben wir keine Möglichkeit, zu überprüfen, ob sie so schlecht war, wie sie behauptet. Deshalb wollte ich sie treffen.

Nachdem ich mit ihr gesprochen habe, glaube ich ihre Geschichte. Ich kann keine felsenfeste Garantie dafür ausstellen, dass es sich bei der aufgeschlossenen Frau Anfang 50, mit der ich einen Kaffee getrunken habe und deren Mutter nebenan wohnt und den Kopf über den Gartenzaun streckte, um zu sehen, mit wem Pip so früh an einem Montagmorgen spricht, nicht um eine raffinierte Betrügerin handelt. Aber das scheint unwahrscheinlich. Nicht zuletzt, weil nicht zu erkennen ist, was sie von einem solchen Betrug hätte. Sie verkauft ihre Bilder nicht; ja, sie gibt die Originale nicht einmal gern aus der Hand. Und sie geht der öffentlichen Wahrnehmung aus dem Weg. Ich konnte sie nur deshalb aufstöbern, da ein Gespräch über ihre Zeichnungen, das sie zufällig mit dem Vertreter einer Hilfsorganisation für Kopf-Verletzte führte, über den Umweg einer Lokalzeitung seinen Weg in die *Daily Mail* fand. Als ich für das verabredete Interview an ihrer Haustür klingelte, hatte Pip den Termin vergessen und lag noch im Bett.

Der Schlag auf Pips Kopf – und der folgende Phasenübergang in ihrem Gehirn – verbesserte ihre Zeichenfähigkeiten. Aber erhöhte er auch ihre Intelligenz? Sie berichtete von keinen anderen offensichtlichen Veränderungen ihrer mentalen Fähigkeiten, etwa in Mathe oder bei der Gedächtnisleistung. Und ohne die Ergebnisse eines IQ-Tests vor und nach dem Unfall lässt sich das ohnehin nicht beurteilen. Doch nimmt man andere Dinge als Maßstab, so ist sie klüger geworden. Denn eine der Fertigkeiten, die man seit Langem nutzt, um Intelligenz zu erkennen, ist das Zeichnen.

Seit Jahrzehnten testen Psychologen die geistige Entwicklung von Kindern, indem sie sie bitten, einen Menschen zu zeichnen. Für lebensechte Merkmale werden Punkte verteilt, etwa für die Anzahl der abgebildeten Arme und Beine (und anderen Körperteile) und dafür, wenn diese mit dem Körper verbunden und in den korrekten Proportionen gezeichnet wurden. Auch die Kleidung gibt Punkte, solange die Körperteile nicht durch sie hindurch sichtbar sind. Zusatzpunkte verteilen die Psychologen für Details: Wimpern, Pupillen, Zehen, Daumen, Bärte, Zähne und wiedererkennbare Frisuren.

Ganz ähnlich wie bei Alfred Binets Test des mentalen Alters, stellt die Menschen-zeichnen-Aufgabe die künstlerischen Entwicklungsschritte eines Kindes fest. Sind sie zwischen zwei und fünf Jahren alt, malen Kinder in der Regel nur Gesichter und dann Menschen als Kopffüßler: ein Kopf auf Beinen. Später kommen die Körper hinzu, in deren Mitte die Arme baumeln, danach Hände, bei denen fünf Finger großzügig verteilt wurden. Ab vier Jahren kommen in den Zeichnungen Details wie eine Taille vor, und während die Arme korrekt hinauf zur Schulterregion wandern, stehen die Beine meist noch weit auseinander und parallel nebeneinander. Bei Fünfjährigen tauchen dann schon Muster und dekorative Elemente auf, auch der Hals wird gezeichnet. Ein Jahr später wird der Mensch schon häufig vor einem (meist farbigen) Hintergrund abgebildet, und mit acht fangen Kinder an, dynamische Szenen zu zeichnen, also Menschen in Bewegung.

Von diesem Punkt an wird das Zeichnen schwieriger, und die Ausschmückung und Farbe sind nicht mehr genug, um ein Bild schön aussehen zu lassen. Menschliche Figuren in Bewegung verlangen, dass sich Arme und Beine beugen und mit anderen Objekten auf realistische Art und Weise interagieren. In Verbindung mit der wachsenden Selbstwahrnehmung ist dies ein entscheidender Punkt der Entwicklung. Sind sie mit ihren Resultaten unzufrieden, geben einige Kinder das Zeichnen auf. Andere sind in der Lage, ihre instinktiven Fertigkeiten zu bewussten technischen Fähigkeiten weiterzuentwickeln. Viele (darunter auch ich) ziehen sich auf eine Spaßebene zurück, nachdem sie bemerkt haben, dass ihnen die Fähigkeit zum Fortschritt fehlt, und zeichnen absichtlich Dinge, von denen sie wissen, dass sie unrealistisch sind – und die sie gegen Kritik verteidigen können. Körper sind dann verzerrt, oft mit bizarren Effekten. Witz und visuelle Spielereien tauchen auf. Das Kind möchte, dass man sein Bild bewundert, und zwar nicht als künstlerisch wertvoll, sondern als clever.

Intelligenztests, die auf Zeichnungen basieren, vergleichen den Punktwert einer Zeichnung mit dem für ein Kind in diesem Alter typischen Wert. Nach diesem System hatte die kleine Nadia Chomyn eine Intelligenz jenseits aller Tabellen.

Liegt die Punktzahl deutlich unter dem Durchschnitt, weist

dies auf eine ebenfalls geringere Intelligenz bei dem durch diese Zeichnung getesteten Kind hin. Inklusive aller sozialen und Bildungsimplikationen, die solch eine Einteilung in all den Jahren mit sich brachte. Heute nutzt man diesen Test seltener als noch vor ein paar Jahrzehnten, doch er wird noch eingesetzt, unter anderem in einigen Entwicklungsländern. An manchen Orten wird er gar zur Ermittlung der Intelligenz von Erwachsenen herangezogen, vor allem, wenn man bei ihnen Lernbehinderungen und andere mentale Störungen vermutet. Und daher kann man behaupten, dass ein solcher Schlag auf den Kopf, oder andere Techniken, die das Zeichenvermögen erhöhen, die Intelligenz steigert. Und eine Methode, mit der Wissenschaftler die Zeichnungen eines Menschen verbessern konnten, ist die elektrische Gehirnstimulation.

2013 nutzten Wissenschaftler der Harvard University Elektrostimulation, um das zeichnerische Talent eines ehemaligen Bauarbeiters mit Namen Bob zu verbessern. Bob hatte einen linksseitigen Schlaganfall erlitten, und die Forscher wollten herausfinden, ob sie nach diesem Trauma Bobs Gehirnaktivität so umleiten konnten, dass sich neue Fähigkeiten freisetzen ließen. Also befestigten sie einen elektrischen Gehirnstimulator an seinem Schädel rechts über seinem präfrontalen Cortex. Sie baten Bob zu zeichnen: Manchmal stimulierte die Elektrode sein Gehirn, manchmal taten sie nur so, als ob.

Und wir kommen damit zurück zu den Pferden. Hier ist Bobs »Vorher«-Zeichnung, ohne elektrische Stimulation:

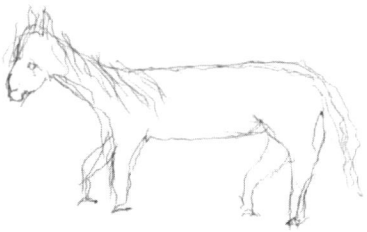

Und hier ist die Zeichnung, die er unter fließendem Strom anfertigte:

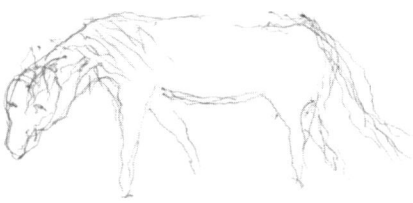

Zugegeben, vor allem, wenn man diese Bilder mit jenen von Nadia oder Pip vergleicht, sind sie beide nicht überwältigend. Allerdings hatte Bob auch nur zweieinhalb Minuten Zeit für jedes. Die Wissenschaftler wollten ihn nicht allzu lange dem Strom aussetzen. Nadia und Pip konnten stundenlang über ihren Bildern sitzen und taten das auch. Egal, hier geht es nicht um den allgemeinen künstlerischen Wert, sondern darum, ob sich ein nennenswerter Unterschied zwischen der »Vorher«- und der »Nachher«-Zeichnung feststellen lässt.

Bob zeichnete auch Häuser. Hier eines, das er ohne den Strom in seinem Kopf schuf:

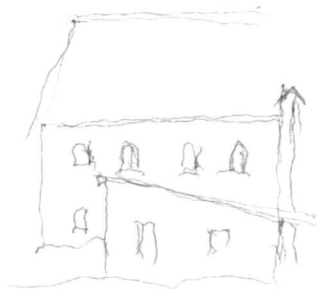

Und hier war der Strom eingeschaltet:

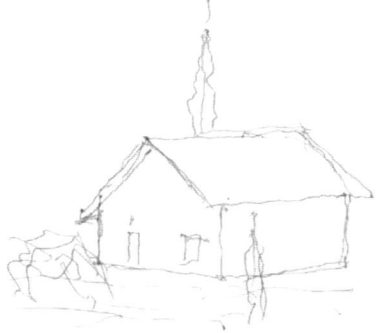

Die Harvard-Wissenschaftler mischten die Bilder und baten elf Kollegen, sie mit Punkten von eins bis zehn in den folgenden Kategorien zu bewerten: Kreativität (Einsatz von Vorstellungskraft oder originellen Ideen), Perspektive (Darstellung eines Festkörpers auf einer zweidimensionalen Oberfläche), Ästhetik (Schönheit oder Wertschätzung der Schönheit), Sachhaltigkeit (Darstellung eines realen Objekts, nicht eines ausgedachten) und Genauigkeit (sorgfältig und fehlerfrei).

In jedem Fall erhielten die Bilder, die Bob unter Stromeinfluss gestaltet hatte, signifikant mehr Punkte. Noch einmal: Ich denke, es ist klar, dass Bob nicht zum Meisterkünstler wurde, aber die Studie stellte fest, dass die Elektrostimulation einen tatsächlichen Effekt hatte.

Um verstehen zu können, was während dieser Art des Wandels im Gehirn geschieht, und wie dies möglicherweise einen Weg weist hin zu mentalem Phasenübergang und kognitivem Enhancement für alle, müssen wir eine weitere Definition von Intelligenz betrachten. Als sich 2014 eine Gruppe von Computerwissenschaftlern aus Israel und den USA mit dem Problem der Entwicklung von künstlicher Intelligenz herumschlug, kam sie auf eine provozierende Frage: »Wie viel Information müssen wir weglassen, um intelligent zu werden?«

Obwohl ansonsten Intelligenz eher in additiven Zusammenhängen gemessen wurde – je mehr Faktenwissen, desto besser –, behaupteten die Wissenschaftler nun, wahre Intelligenz verlange, dass man einiges an Wissen vernachlässige, um ein höheres Abstraktionsniveau zu erreichen. Kognition sei Kategorisierung, erklärten sie, und die gehe mit dem Verlust einiger konkreter Details einher. Was ist der Unterschied zwischen konkreten und abstrakten Kategorisierungssystemen? Der mentale Prozess der Abstraktion und Kategorisierung versteht zwei, 2, II, ii und deux als dasselbe. Doch in konkreten Ausdrücken sind die Ordnung und die Form der Zeichen auf der Seite unterschiedlich.

Das Gehirn eines Kindes entwickelt sich vom konkreten Denken zum abstrakten. Kinder lernen zum Beispiel, die Unterschiede zwischen individuellen Katzen zu ignorieren, und gruppieren sie stattdessen in die abstrakte Kategorie Katze, die sich von der Kategorie Hund unterscheidet. Wir müssen so reagieren, ansonsten würde unser Gehirn überfordert: Stellen Sie sich vor, Sie müssten sich die Details jedes Katzen- oder Hundetyps oder einer unendlichen Anzahl anderer konkreter Beispiele in Ihrem Bewusstsein speichern. Da ist es doch wesentlich einfacher, standardmäßig an Katze zu denken, um dann bei Bedarf näher an einen spezifischen Typ heranzuzoomen. Denn diese Art von vernachlässigtem Detail ist nicht verloren: Es ist in unserer Erinnerungsdatenbank vergraben, sollten wir es einmal brauchen und sollten wir, noch wichtiger, einmal danach suchen.

Um ihren mentalen Phasenübergang zu erreichen, scheinen Savants in der Lage zu sein, diese vernachlässigten konkreten Informationen direkt abzurufen. Dafür verlieren sie andererseits die Fähigkeit, diese in abstrakte Ideen und Konzepte zu transferieren, das Beste aus dem mentalen P-FIT-Kreislauf herauszuholen, der es den Menschen erlaubt, mit der Welt zu interagieren. Ein ähnlicher Tausch scheint beim Autismus wirksam zu sein. Eine der am weitesten verbreiteten Erklärungen für die Funktionsweise eines autistischen Gehirns ist die Theorie der schwachen zentralen Kohärenz.

Die Neuverknüpfung ihrer Gehirne, so die Theorie der schwachen zentralen Kohärenz, macht es Autisten unmöglich, die anspruchsvollere Verarbeitung der konkreten Information – das Wo und Was – in abstrakte Konzepte zu überführen, das Warum. Jemand mit dieser Einstellung kann Ihnen leicht erklären, wie man fit bleibt – laufen, schwimmen und Ähnliches –, dürfte aber Probleme haben, zu erklären, *warum* das so ist.

Auch hier können Zeichnen und die Kunst die Unterscheidung zwischen »abstrakt« und »konkret« am eindeutigsten zeigen. Ein Teil der Menschen mit erworbenem Savant-Syndrom hat eine frontotemporale Demenz, ein relativ seltenes und schwächendes Leiden, das mit Alzheimer zusammenhängt. Es tritt meist früher auf als andere Formen von Demenz und greift den frontalen und temporalen Gehirnbereich an, in dem auch die Sprache, das Planungs- und Entscheidungszentrum liegen und über das wir unser Sozialverhalten steuern. Wenn diese Neuronen und ihre Verbindungen untereinander in dieser Region nach und nach von eindringenden, giftigen, klebrigen

Proteinklumpen durchdrungen werden, sterben sie ab und ihre Funktionen verkümmern.

Patienten mit frontotemporaler Demenz verlieren meist die Fähigkeit, zu sprechen und zu verstehen, und in Kombination mit dem Verlust anderer sozialer Fertigkeiten können sie sich in eine Art kindlichen Zustand zurückentwickeln. Zugleich aber kann es sein, dass ein oder zwei mentale Fertigkeiten durch all den von der Krankheit verursachten Schaden hindurch aufblühen.

So zum Beispiel bei Mavis, die acht Sprachen beherrschte und auf Profi-Niveau Bridge spielte. Sie bemerkte die ersten Anzeichen einer Demenz im Alter von 64, und als sie mit 68 ihren IQ testete, wurde klar, dass einige Bereiche ihres Gehirns mehr in Mitleidenschaft gezogen waren als andere. In Arithmetik war sie noch immer brillant, doch konnte sie sich andererseits häufig nicht einmal an ein Wort aus einer Reihe erinnern, die ihr gerade vorgelesen worden war. Sie büßte ihr Allgemeinwissen ein und hatte Mühe, einfachste Fragen zu beantworten, spielte aber weiterhin Schach.

In einigen außerordentlichen Fällen von Demenz, bei der das Gehirn des Betroffenen abstirbt, taucht eine neue Fertigkeit auf. Patienten mit frontotemporaler Demenz verspüren mitunter das Bedürfnis, Bilder zu zeichnen und zu malen, und viele von ihnen tun das mit den Fertigkeiten eines Savants oder in einem Stil, von dem vor ihrer Krankheit nichts zu sehen gewesen war.

Der Neurologe Bruce Miller hat diesen Übergang bei einer Gruppe von Demenz-Patienten in einer Klinik in San Francisco untersucht. Er glaubt – und Gehirnscans liefern weitere Hinweise darauf –, dass der Schaden in der vorderen linken Partie des Gehirns einen Aktivitätsschub auf der rechten Seite auslöst. Und wenn die linke Seite ausgeschaltet ist und die rechte Seite übernimmt, dann werden die Bilder eher konzentriert und realistisch, und enthalten wenige abstrakte oder symbolische Elemente.

Die Demenz-Patienten zeigen also, anders ausgedrückt, einen Wechsel weg von abstrakter Kategorisierung hin zur Unterscheidung nur eines bestimmten konkreten Details. Die Bilder, die sie fertigstellen, sind technisch gesehen meisterhaft, jedoch in der Herangehensweise beschränkt. Sie sind nicht das, was Künstler als Konzept- oder abstrakte Kunst bezeichnen würden. Und tatsächlich haben in einigen wenigen Fällen etablierte Künstler, die an dieser Demenz-Form erkrankten, einen ähnlichen Weg eingeschlagen, weg von abstrakten Formen, hin zu eher konventionellen Landschaftsbildern sowie Menschen- und Tierporträts.

Nur selten kann an Savants geforscht werden, doch die wenigen Studien bringen Belege dafür, dass die Neuverknüpfung im Gehirn eine solche Verschiebung des Schwerpunktes verursacht. 2014 berichteten japanische Forscher von dem Fall des pensionierten Büroangestellten JN, der mit Mitte 60 eine Gehirnblutung erlitt. JN malte gern, und eines der letzten Bilder, das er vor seiner Gehirnverletzung fertigstellte, war das Porträt seiner Frau. Sein Gehirnschaden ereignete sich im linken Scheitellappen, an derselben Stelle, an der Patienten mit frontotemperaler Demenz verletzt sind. Und die Wissenschaftler waren gespannt, was dies mit seiner Kunst machen würde.

Rund ein Jahr später, ohne dass ihn jemand dazu aufgefordert hätte, griff JN erneut zu seinen Pinseln. Er lebte in einer geschützten Umgebung, in der ihn seine nachlassenden verbalen und Gedächtnisfertigkeiten nicht einschränkten, und verbrachte jeden Tag stundenlang mit seiner Kunst. Eines der Motive, das er erneut aufgriff, war seine Frau, und er malte ein Porträt von ihr, das für die ungeübten Augen der Wissenschaftler realistischer und lebensechter aussah.

Um ihre These zu überprüfen, riefen sie renommierte Spezialisten hinzu – 27 professionelle Gutachter der nationalen Universität für Kunst und Musik in Tokio. Ohne sie über die Gründe oder Umstände zu informieren, baten die Wissenschaftler die Kritiker, jedes Bild anhand von mehreren Kriterien zu beurteilen und zu bepunkten. Die Ergebnisse bestätigten den ersten Eindruck. Die Experten beurteilten das zweite Bild in puncto Realismus und technischer Fertigkeit höher, doch niedriger, was die Ästhetik und den evokativen Eindruck anging – genau das, was man von JNs Gehirn erwartete, das von abstrakter zu konkreter Verarbeitung gewechselt hatte.

Scans des Blutflusses in seinem Gehirn zeigten, dass der hintere Teil seines Parietallappens auf der rechten Seite aktiver geworden war. Die Verletzung von JNs linkem Scheitellappen habe, so die Wissenschaftler, eine kompensatorische Zunahme an Aktivität in diesem anderen Bereich ausgelöst. Die Sperre links wurde aufgehoben, und die rechte Seite von JNs Gehirn bekam die Schlüssel ausgehändigt.

Neben Kunst gibt es ein weiteres gutes Beispiel für die Unterscheidung zwischen abstrakter und konkreter Information, nämlich die Fertigkeit von Savants des absoluten oder »perfekten« Gehörs, also die Fähigkeit, eine einzeln gespielte Musiknote der Tonhöhe nach zu bestimmen. Nur einer von 10 000 Menschen verfügt über ein absolutes Gehör, und man sagt, es sei unmöglich, es sich anzutrainieren. Die meisten Musiker – auch jene, die wir gemeinhin für Genies halten – haben es nicht. Sie brauchen eine zweite Note als Referenz, um sich an ihr zu orientieren. Spielte man ihnen ein c vor (und sagt ihnen, dass dies ein c ist), dann können sie korrekt alle weiteren Töne bestimmen, die man anschließend vorspielt – g, e, f, was auch immer. Doch spielt man ihnen ein c vor, ohne es so zu benennen, wird jemand ohne das absolute Gehör verloren sein.

Dabei haben wir wohl alle die mentale Ausrüstung für das absolute Gehör. Um Töne zu hören, müssen wir die eigenständigen Frequenzen aller Tonbestandteile analysieren und identifizieren. Das heißt, physiologisch gesehen sollte unser Gehirn in der Lage sein, ein Geräusch mit der Frequenz von 440 Hertz als Note »a« zu erkennen, so, wie wir auch Licht mit der Frequenz von 600 Terahertz als »blau« identifizieren können. Und doch gelingt dies den meisten von uns nicht.

Was daran liegt, dass unsere Gehirne normalerweise die Informationen über die einzelnen Töne überspringen und sich stattdessen auf die kombinierte Wirkung aller unterschiedlichen Töne und das Verhältnis zwischen ihnen konzentrieren, denn dieser Aspekt des Gehörten erscheint uns am wichtigsten. Im Gegensatz dazu haben Savants mit dem absoluten Gehör Zugang zu dem Rohen, dem Unverarbeiteten, den Daten – der konkreten Information über die Tonfrequenz.

(Offenbar geschieht etwas Ähnliches, wenn Autisten in Leuchtstoffröhren blicken. Während andere Menschen das Gesamtbild erblicken, das dauerhafte Leuchten, kann das ungewöhnliche, auf das Konkrete fokussierte, auswertende Gehirn des Autisten das 120 Mal in der Sekunde an- und ausgehende Blitzen der Lampe erkennen. Das erklärt, weshalb einige Menschen mit Autismus dieses Fluoreszenzlicht als so störend empfinden.)

Und noch eine andere Gruppe von Menschen mit ungewöhnlichen mentalen Fähigkeit liefert Belege für die Idee, der Wechsel von abstrakter zu konkreter Verarbeitung im Gehirn könnte für die hochgradigen kognitiven Fertigkeiten von Savants verantwortlich sein und damit womöglich eine Richtung für das Neuroenhancement vorgeben. Genau wie Savants scheinen diese Menschen einen privilegierten Zugang zur kognitiven Maschinerie zu haben, der dem Rest von uns verwehrt bleibt. Sie können synästhetisch wahrnehmen, befinden sich also in einem ungewöhnlichen Zustand, bei dem sich der Input und der Output unterschiedlicher Sinne überlagern. Einige Synästhetiker sehen Klänge und hören Farben; dies dürfte die bekannteste Form von Synästhesie sein, die auch bereits Aufmerksamkeit erzeugte.

Weniger bekannt ist jene Form von Synästhesie, bei der Menschen das Verstreichen von Zeit im physikalischen Raum sehen. In gewissem Maße können wir das alle. In Kulturen, in denen von links nach rechts geschrieben und gelesen wird, tendieren die Menschen dazu, den Zeitverlauf ebenfalls in dieser Richtung zu denken. Fragen Sie jemanden danach, was er letzte Woche getan hat, und er wird vermutlich eher mit dem linken Arm gestikulieren. Zukünftige Ereignisse werden mit rechts angegeben. Bei wissenschaftlichen Tests reagierten Menschen auf die Erwähnung von vergangenen Wochentagen und bereits zurückliegenden Monaten, wenn es ihnen möglich war, dies mit der linken Hand zu tun, und auf die noch kommenden Tage der Woche und die kommenden Monate des Jahres mit ihrer rechten Hand. US-Kinder ordneten zeitverhaftete Konzepte wie Mahlzeiten von links nach rechts an (Frühstück ganz links, Abendessen ganz rechts), wohingegen arabische Kinder sie von rechts nach links sortieren.

Auf ähnliche Weise stellen wir uns kleinere Zahlen eher links vor. Vor unserem inneren Auge entsteht eine Linie, an die wir die Uhrzeit, Zahlen und andere Abläufe festklammern. Psychologen nennen diesen Prozess die Vergegenständlichung von abstrakten Konzepten in konkrete Repräsentationen. Damit wird der Prozess umgekehrt, bei dem die Intelligenz konkrete Beispiele in abstrakte Konzepte übersetzt. Die Vergegenständlichung macht aus dem abstrakten Konzept Zeit im Gehirn mentale Einheiten, wie zum Beispiel die separaten und konkreten Zahlen auf dem Ziffernblatt einer Uhr. Diese Art von konkreter Verarbeitung registriert eher das Zählen von Minuten und Stunden und Tagen als tatsächlich das Gefühl von verstreichender Zeit. Und es ist dieses Detailgefühl für Zeit, von dem manche Synästhetiker als Erfahrung berichten.

Noch verblüffender ist, dass sich diese Menschen ihrer imaginären Zeitlinie, die sie sich eindeutig im dreidimensionalen Raum visualisieren, stets bewusst sind, entweder gerade vor ihrem inneren Auge oder kreisförmig oder einhüllend um ihren Körper herum. Wie ein Architekt, der seinen Entwurf für ein Gebäude im Kopf aufbaut – dieses Fenster dort und diesen Teil des Daches in einem leicht veränderten Winkel –, so entwerfen manche Synästhetiker einen räumlichen Rahmen für die Zeit – den frühen Morgen dorthin und den späten Nachmittag ein Stückchen weiter oben. Für uns mag dies ungewöhnlich erscheinen, doch für einen Zeit-Raum-Synästhetiker, wie sie auch genannt werden, wäre es gleichermaßen seltsam, sich Zeit *nicht* auf diese Weise zu visualisieren. Dies haben viele Synästhesieformen gemeinsam; Menschen mit solchen Fähigkeiten zeigen sich häufig verblüfft, wenn sie (manchmal recht spät im Leben) entdecken, dass nicht jeder die Welt so wahrnimmt, wie sie es tun.

Die konkrete Visualisierung von Zeit wurde schon vor langer Zeit, nämlich im Jahr 1880 beschrieben, durch den frühen Intelligenzforscher Francis Galton (ja, der mit der furchtbaren Karte und den Eugenik-Ideen). Er fertigte Holzschnitzereien und Gravuren an, um die mentalen Karten zu reproduzieren, von denen seine Probanden sprachen. Einer, ein »mathematischer Astronom mit rasch steigender Reputation«, erzählte Galton: »Die Zahlen 1, 2, 3, 4 und so weiter stehen in einer geraden Reihe, von der ich mich ein klein wenig seitlich befinde. Die Zahlen reichen weit in die Ferne, sodass die 100 die am weitesten entfernte Zahl ist, die ich noch unterscheiden kann. Die Reihe ist dunkelgrau und in meiner Richtung etwas blasser; bis zur 20 ist sie überproportional groß. Bei den Zehnern gibt es alle Arten von schwammigen Klumpen.«

Neuere Forschungen an der University of Edinburgh legen die Vermutung nahe, dass die Zeit-Raum-Synästhesie mehr ist als nur ein kurioses mentales Phänomen. Sie kann kognitive Vorteile verleihen, von denen einige mit den bei IQ-Tests vorkommenden Fragen zu tun haben. Mit anderen Worten: Sie kann die Intelligenz erhöhen.

Bei einem der Edinburgher Versuche, bei dem es um Zeitwahrnehmung ging, erzielten zehn Synästhetiker deutlich bessere Ergebnisse als andere Teilnehmer. Sie waren beispielsweise deutlich besser bei der Zuordnung bedeutender Ereignisse des 20. Jahrhunderts zu den Jahreszahlen, wann oscarprämierte Filme veröffentlicht wurden oder wann bestimmte Lieder zu Weihnachten Platz eins der Hitparaden erreichten. Das überrascht nicht, konzentrieren sich die Gehirne dieser Menschen doch besonders auf Zeit und deren Verlauf. Doch die Studie zeigte, dass der Nutzen noch darüber hinausging.

Die Wissenschaftler baten die Synästhetiker noch um Tests, bei denen ihre Raumwahrnehmung dadurch überprüft wurde, dass sie echte oder nur vorgestellte Gegenstände in einem 3-D-Raum bewegen mussten. Man zeigte ihnen Bilder von komplexen Strukturen, die sie dann einhändig aus Holzblöcken nachbauen sollten. Man bat sie, Objekte zu identifizieren (etwa ein Gewehr oder eine Trompete), die nur in Umrissen in unterschiedlichen Winkeln zu sehen waren. Und sie sollten herausfinden, wie ein Objekt aus Blöcken aussieht, würde man es drehen. Bei all diesen Aufgaben schnitten sie besser ab als Probanden ohne Synästhesie.

Die überdurchschnittlichen mentalen Fertigkeiten von Synästhetikern waren dort besonders bemerkenswert, wo Wissenschaftler sie baten, sich an autobiografische Details zu erinnern. Man legte den Testteilnehmern eine Reihe von Jahreszahlen mit gleichmäßigen Abständen vor, angefangen bei dem Jahr, in dem sie drei waren, bis zur Jahreszahl drei Jahre vor dem Test. Nun forderte man sie auf, in einer Minute so viele Fakten wie möglich zu jeder Jahreszahl zu notieren – was sie getan hatten, wer ihre Freunde waren und so weiter. Die Probanden waren zumeist in ihren Dreißigern oder Vierzigern, das heißt, sie wurden über Details befragt, die auch schon einmal zwei oder drei Jahrzehnte zurücklagen.

Alle Synästhetiker erzielten beeindruckende Ergebnisse, doch das Erinnerungsvermögen eines 32-jährigen Mannes namens Ian raubte den Forschern den Atem. Im Durchschnitt waren die Synästhetiker bei neun kombinierten Jahren auf 74 Fakten gekommen, fast doppelt so viele wie die Anzahl der »normalen« Freiwilligen (versuchen Sie es doch selbst einmal, es ist schwieriger, als es sich anhört). Ian hingegen schrieb 123 auf.

So, wie auch die Psychologen in Nottingham zunächst ungläubig auf die Behauptung von Nadias Mutter reagiert hatten, ihre Tochter habe diese erstaunlichen Bilder gezeichnet, so waren sich auch die Wissenschaftler aus Edinburgh zunächst unsicher, was Ians Ergebnis anging. Also überprüften sie, was er in all den Jahren zusammen mit seiner Schwester, seiner Tante und seiner Freundin gemacht hatte. Alles war genau so geschehen, wie Ian es erinnert hatte.

Die hier besprochenen Einzelfälle – autistische Savants, Demenz-Patienten oder Synästhetiker – zeigen, wie sich das menschliche Gehirn vom Kollektivismus der allgemeinen Intelligenz lösen kann. Die Leistung einer einzigen mentalen Fertigkeit kann den gesamten Rest deutlich in den Schatten stellen. Und dieses Ungleichgewicht scheint durch die Veränderungen in der Kommunikation des Gehirns zustande gekommen zu sein, durch die eingeschlagenen neuronalen Wege und die aktivierten Gehirnregionen. Diese erhöhte Gehirnerregung kompensierte einen durch Krankheit hervorgerufenen Verlust oder war die Konsequenz aus einer ungewöhnlichen Entwicklung. Und ganz wichtig: Sucht man nach Möglichkeiten, diesen Effekt für kognitives Enhancement nutzbar zu machen, zeigen Experimente, dass diese positiven Auswirkungen auch ohne die Schattenseiten von Verletzungen oder Krankheiten ausgelöst und freigesetzt werden können.

12

Das Genie, das in uns steckt

In den letzten rund Hundert Jahren hielten Ärzte die Gehirne von Inselbegabten für fremdartig, und ihre Wundertaten galten als unerreichbar für den Rest der Menschheit. Savants seien eben so auf die Welt gekommen. Doch die Veränderungen bei Demenz-Patienten und anderen legen nahe, dass dem nicht so ist. Ihre Verwandlung ergab sich als Teil des Gehirnabbaus. Sie haben diese so ganz andersartige Zeichen- und Malweise nicht erlernt, sondern die Befähigung dazu kam aus ihrem Innern. Gehirnscans von Menschen mit erworbenem Savant-Syndrom bestätigen offenbar, dass keine bislang untätige Gehirnregion plötzlich einspringt und auch kein Teil jener apokryphen ungenutzten 90 Prozent des Gehirns hinter dem Geheimnis steckt. Wir haben alle die gleiche Ausstattung; Menschen nutzen sie einfach unterschiedlich. Und, äußerst praktisch für das Neuroenhancement, die verborgene Gehirnausstattung kann viel mehr als nur zeichnen und malen. Viele weitere Savant-Fertigkeiten können – manchmal – mit einem Schlag auf den Schädel freigesetzt werden.

Orlando Serrell, zum Beispiel, tobte als Zehnjähriger mitten in einem Baseballspiel auf die erste Base zu, als er einen stechenden Schmerz verspürte und zu Boden stürzte. Der von einem Mitspieler geschleuderte Ball hatte ihn oben auf der linken Seite des Kopfes getroffen (schon wieder die linke Seite!). An diesem Tag änderte sich Orlandos Leben. Er bekam ein deutlich besseres Gedächtnis.

Ein paar Tage lang hatte er üble Kopfschmerzen. Als er sie

endlich überstanden hatte, entwickelte er ein enormes Gedächtnis, das mit bemerkenswerter Genauigkeit die Ereignisse und das Wetter jedes Tages seit dem Zwischenfall gespeichert hat. Und noch etwas anderes hatte sich geändert. Der Junge bemerkte, dass er zu jedem beliebigen Datum den Wochentag kennt.

Die Wirkung hält bis heute an. Nennen Sie ihm ein beliebiges Datum, vorausgesetzt, es liegt nach dem Tag, an dem der Unfall passierte – dem 17. August 1979 (ein Freitag) –, und Orlando nennt Ihnen augenblicklich den Wochentag und, mit ein klein wenig Bedenkzeit, auch das entsprechende Wetter. Diese Fertigkeit wird Kalender-Gehirn genannt, und Orlando sagt, sie sei weder erwünscht noch strenge er sich dabei an. Er weiß nicht, wie er sich an diese Informationen erinnert, sie überkämen ihn einfach. Und er besteht darauf, die von ihm erinnerten Details nicht auswendig gelernt zu haben. Er habe bessere Dinge zu tun, so Orlando, als stundenlang über alten Kalendern und Wetterberichten zu brüten.

Und dann ist da Louise, eine Skifahrerin aus den USA, die bei der Fahrt über eine »mit Buckeln übersäte, in schwaches, tief stehendes Dämmerlicht getauchte« Piste stürzte, sich das Schlüsselbein brach und den Kopf aufschlug. Man diagnostizierte bei ihr eine mittelschwere Gehirnerschütterung, doch dann »wurde die Scheiße in den folgenden Wochen irre«, wie sie sagte. Louise bemerkte, dass sie sich an zu viel erinnern konnte. Sie konnte sich außergewöhnlich detailreich an jeden Grundriss jedes Gebäudes erinnern (und ihn sich ins Gedächtnis rufen), in dem sie je gewesen war – die Räume, die Eingänge, die Flure, alles.

»Das funktioniert jedoch nur bei statischen Räumen. Ich kann Ihnen sagen, was man am Getränkeautomat an der Raststätte neben der 530 zwischen Little Rock und Texarkana bekommen konnte. Ich erinnere mich an das, was es zu jenem Zeitpunkt im Angebot gab, an dem ich da war. Und deswegen lege ich (zu meinem großen Bedauern) noch immer meine

Schlüssel an der falschen Stelle ab und weiß kurz darauf nicht mehr, wo sie sind, weil sie sich nicht mehr an ihrer sonst üblichen Stelle befinden.«

Diese Beispiele passen zu dem Muster: Irgendein Schaden sorgt für eine Neuverknüpfung des Gehirns und löst eine eher auf dem Konkreten basierende Verarbeitung der Informationen aus. Doch die beiden Geschichten zeigen auch etwas Neues: Die Gehirne verfügen über die Fähigkeit, sich an konkrete Details zu erinnern, die schon seit vielen Jahren im Gehirn gespeichert waren, die ansonsten aber niemals den Weg in die bewusste Wahrnehmung gefunden hätten. Sie waren im Unterbewusstsein vergraben, und es ist das Unterbewusstsein, das das Geheimnis des mentalen Phasenübergangs zu hüten scheint.

Die einzige Erklärung für Louises Wissen über all die Gebäude und Orlandos exaktes Wissen über das Wetter längst vergangener Tage ist, dass ihr Gehirn all diese Informationen ohne ihr Wissen irgendwo gelagert hat. Und der Schlag auf ihre Köpfe hat die Tür zum Lager geöffnet und den Inhalt für das Bewusstsein zugänglich gemacht.

Wir alle haben ein solches unbewusstes Lager an gesammelten konkreten Informationen – Namen, Gesichter und die Antwort auf die Kreuzworträtselfrage, die Ihnen auf der Zungenspitze liegt und an die Sie nur kommen, wenn Sie an etwas anderes denken. Das Unterbewusste kann geheimnisvoll klingen, und das ist es in gewisser Weise auch, und doch ist nichts Ungewöhnliches daran, dass das Gehirn genau hier Informationen, sogar wichtige Informationen einspeichert – das lässt der bewussten Aufmerksamkeit mehr Freiheit, sich den dringenderen Dingen zuzuwenden.

Einige dieser in unserem Unterbewusstsein vergrabenen konkreten Dinge haben wir willentlich gelernt, angefangen beim Einmaleins über historische Daten bis hin zu Geburtstagen. Einige wandern direkt von unseren Sinnesorganen in unser Unterbewusstsein, ohne dass wir uns darüber jemals klar wären.

Denn unsere Sinne werden unablässig mit Bildern, Tönen und taktilen Eindrücken bombardiert, und um das zu überleben und dabei aufblühen zu können, müssen die Gehirne aller Tiere diese Stimuli filtern, das Irrelevante verwerfen und nur dem Wichtigsten Aufmerksamkeit schenken. Das kann nicht augenblicklich geschehen, also muss das Gehirn einen Weg finden, die Informationen zunächst zu lagern, während es sie durchstöbert. Den Ort, an dem man Dinge für ein paar Sekunden festhalten kann, nennt man das sensorische Gedächtnis. Das beste Beispiel für die Funktionsweise des sensorischen Gedächtnisses findet sich bei Kindern, die am Lagerfeuer kleine glimmende Stöckchen im Kreis herumwirbeln. Die Leuchtspuren, die man in der Luft hängen sieht, sind nicht da – sie werden von Ihrem sensorischen Gedächtnis in Ihrer Aufmerksamkeit festgehalten und dargestellt. Allerdings nur kurz. Ein Großteil der Informationen, die ins sensorische Gedächtnis gelangen, werden dort auch wieder verworfen, ohne dass wir uns dessen jemals bewusst werden. Die Erfahrungen von Louise oder Orlando legen jedoch nahe, dass einige davon doch dauerhaft einsortiert werden und sich von dort auch wieder abrufen lassen.

Wenn ich im Bekanntenkreis erzähle, dass ich ein Buch darüber schreibe, wie ein Schlag auf den Kopf mentale Fertigkeiten aus dem Unbewussten freisetzen kann und wie Wissenschaftler nach Möglichkeiten suchen, Intelligenz und kognitive Fähigkeiten zu verbessern, bekomme ich fast immer das Gleiche zu hören: Jeder hat davon gehört oder im Fernsehen einen Bericht darüber gesehen, wie ein Mann oder eine Frau nach einem Unfall erwacht ist und plötzlich eine Fremdsprache sprechen konnte.

Leider ist diese Art von Veränderung unmöglich. Auch wenn der mysteriöse und plötzliche Zugewinn einer Gehirnfähigkeit möglich ist, so muss er doch in der Wirklichkeit und der persönlichen Erfahrung des Betroffenen verwurzelt sein.

Detaillierte Kenntnis und Expertise in einem zuvor unbekannten Gebiet, wie etwa eine Fremdsprache, können nicht spontan auftauchen oder in das Gehirn eines Menschen eingepflanzt werden. Wenn ich es nie gelernt habe, dann kann auch kein Schlag auf den Kopf dafür sorgen, dass ich Russisch sprechen kann, ebenso wenig, wie er mir die Fertigkeit und das Wissen zu vermitteln in der Lage ist, einen Hubschrauber zu fliegen.

Allerdings kann er durchaus dafür sorgen, dass es *klingt*, als würde ich Russisch sprechen, was vermutlich auch die Ursache für derlei Gerüchte ist. Menschen eignen sich in diesen Umständen also keine neue Fremdsprache an, sondern nur einen fremden Akzent. Diese merkwürdige Veränderung beobachtete schon vor mehr als hundert Jahren der französische Neurologe Pierre Marie. Ein Schlaganfallpatient aus Paris begann, so zu sprechen, als käme er aus dem Elsass. Seitdem sind Dutzende von ähnlich gelagerten Fällen beschrieben worden, von US-Amerikanern, die so »schick« Englisch sprechen wie die Engländer selbst, bis hin zu einer Frau aus Portsmouth, die eine Ausdrucksweise bekam, die in den Ohren ihrer Freunde wie ein chinesischer Akzent klang. Man nennt dies das Fremdsprachen-Akzent-Syndrom. Und trotz aller Geheimnisse, die in Medienberichten um diese Geschichten gemacht werden, gibt es in aller Regel eine nüchterne Erklärung dafür.

Die Frage ist nicht, warum der neue Akzent auftaucht, sondern, wie es dazu kommt. Neurowissenschaftler und Linguisten glauben, dass der Akzent eine Sprachstörung ist. Wenn nach einem Schlaganfall Beeinträchtigungen auftreten, wird oft auch das Sprechen undeutlich und gebrochen. In manchen Fällen ist die Veränderung der Betonung – die Kadenzen, die Tonhöhe, der Rhythmus – nur relativ schwach, aber spezifisch genug, um in unseren Ohren wie ein bestehender Akzent zu klingen. Das ist jedoch rein zufällig – die Verknüpfung mit einem fremden Land wird in den Köpfen der Zuhörer hergestellt, nicht in dem des Sprechers.

Bei einem ähnlichen Syndrom beginnt ein Schlaganfallpatient, nach der Erholung eine Fremdsprache zu sprechen, doch auch hier ist die Erklärung banal. In einem solchen Fall kannte der Sprecher die Sprache bereits, wandte sie aber selten oder seit langer Zeit gar nicht mehr an – so selten, dass Menschen in seiner Umgebung sich »verdutzt« zeigten über das neue, und für sie unverständliche Vokabular, von dem der Betroffene unvermittelt Gebrauch machte.

Die neu erlangte Fähigkeit, Fremdsprachen zu sprechen, mag eine falsche Fährte sein, aber es gibt zahlreiche ebenso bizarre, dafür reale und gut dokumentierte Beispiele für neue Fertigkeiten, Gefühle und Verhaltensweisen, die aus dem unbewussten Teil des Gehirns an die Oberfläche kommen, normalerweise in Stresssituationen. Einige davon liefern Hinweise darauf, wie man zusätzliche Intelligenz finden und Zugang zu ihr bekommen kann. Man nennt sie empirische Erfahrungen. Und die meisten von uns haben diesen Fehler in der Matrix schon einmal miterlebt. Die vermutlich bekannteste empirische Erfahrung ist das Gefühl eines Déjà-vu.

Die Forschung über empirische Erfahrungen wird hin und wieder gekidnappt, um einen Beweis für die Existenz spiritueller oder religiöser Erfahrungen zu erbringen. Die wörtliche Bedeutung von empirisch – gelernt durch Beobachtung und Erfahrung – zeigt, was Wissenschaftler für den Ablauf halten. Von Zeit zu Zeit kämpfen sich im Gehirnarchiv und unseren Datenbanken verstaute Dinge, wie etwa alte Erinnerungen und Gefühle, wieder zurück in den Mittelpunkt unserer Aufmerksamkeit. Und da diese Archive alles enthalten können, was wir jemals gesehen, getan oder gedacht haben, können sogar empirische Erfahrungen, die sich aus den Inhalten eines absolut durchschnittlichen Lebens speisen, ziemlich irre wirken. Das ist etwa der Fall bei einem der am häufigsten aufgezeichneten Beispiel empirischer Begegnung: der Nahtod-Erfahrung.

Die Nahtod-Erfahrung ist ein gutes Exempel dafür, wie ein

ursprünglich psychologisches Phänomen von Menschen mit einer religiösen Agenda übernommen wurde. Menschen, die sich von fast tödlich verlaufenden Unfällen und Krankheiten erholt und anschließend etwa von der Begegnung mit Engeln berichtet haben, werden von Gruppen vereinnahmt und gefeiert, die glauben wollen – und andere glauben machen wollen –, dass Engel echt sind und auf uns warten.

Aus diesem Grund werden Berichte von anderen, womöglich durchaus aufrichtigen Nahtod-Erfahrungen schneller abgelehnt oder zumindest doch mit übertriebener Skepsis betrachtet. Berichte über Tunnel aus Licht, die Stimmen verstorbener Verwandter oder das Gefühl der absoluten Ruhe, die als Erzählungen über einen Traum nicht einmal eine erhobene Augenbraue provozieren könnten, werden dann als fiktiver, angeblicher Einblick in den Himmel abgetan, wenn sie jemand wiedergibt, der von der Schwelle des Todes zurückkehrte.

Zieht man jedoch die religiöse Interpretation ab, ergeben viele dieser Nahtod-Erfahrungen einen rationalen Sinn, vor allem angesichts des Chaos, das sich in solchen Momenten im Gehirn abspielt. Dabei wurde von diesem Zustand schon so häufig berichtet, dass es selbst zu einem Klischee verkommen ist: der Moment, »in dem mein Leben an meinem inneren Augen noch einmal an mir vorbeizog«.

Im 19. Jahrhundert hatte der Schweizer Geologe Albert Haim beim Bergsteigen einen schweren Absturz. Er war sich sicher, jetzt sterben zu müssen, und berichtete später dazu: »Dann sah ich, wie auf einer Bühne aus einiger Entfernung, mein ganzes Leben in zahlreichen Bildern sich abspielen. Ich sah mich selbst als spielende Hauptperson.« (›Notizen über den Tod durch Absturz‹, Jahrbuch des Schweizer Alpenclubs, Jahrgang XXVII, 1892.)

Interessanterweise beschreiben viele Menschen mit Epilepsie eine dem Lebensrückblick ähnliche Erfahrung als Symptom ihres Zustands, häufig während der »Aura«-Phase der zunehmenden elektrischen Aktivität in ihrem Gehirn vor einem Anfall. Diese Erinnerungsblitze können erschreckend und verstörend sein, unter anderem, da sie aus dem Nichts zu kommen scheinen. Ein von Epilepsie Betroffener beschreibt, wie sie nach einem Anfall auftauchen:

»Ich habe einige Tage lang merkwürdige Erinnerungsblitze. Zufällige, manchmal sehr alte Erinnerungen, die nichts mit dem zu tun haben, was ich gerade tue, sage oder auch nur denke, blitzen urplötzlich in meinem Geist auf wie ein dreisekündiger Videoclip.«

Ein anderer Betroffener erklärt, dass bestimmte Erinnerungssequenzen einen Anfall ankündigen:

»Wenn ich die völlig verstümmelten Titelmusiken der Fernsehserien ›Brady Bunch‹ oder der ›Jetsons‹ höre und wie in der zweiten Klasse den Geruch von Pizza aus dem Pausenraum rieche, werde ich kurz darauf umfallen. Verzerrtes Licht und Peter Brady. Ich höre auch die Lehrer. Warum nur? Der Pizza-Geschmack überwältigt meinen Mund, und ich versteife wie ein Brett. Aber nur eine Seite von mir, mein Magen dreht sich, als säße ich in einer Achterbahn, und dann erschlaffe ich beim Ausatmen. Dann kommt der Blackout. Das blitzt nur ganz kurz auf, ich bin irgendwo, wo ich als Kind gewesen bin, normalerweise in der zweiten Klasse, und ich werde müde beim Aufstehen. ... Beim Erinnern können sich meine Gefühle auch wandeln. Tiefe Traurigkeit, als wäre ich bei der Beerdigung meiner Großmutter. Aber auch Fröhlichkeit.«

Dieses Aufflackern von Erinnerungen und Bildern bei Epilepsie-Patienten muss nicht zufällig geschehen. Wissenschaftler haben einen Weg gefunden, es mit Elektrostimulation auszulösen.

Eine Methode zur Epilepsiebehandlung ist, herauszufinden, wo genau im Gehirn sich die elektrischen Entladungen ereignen. Dazu implantieren Neurochirurgen eine Reihe dünner Drähte tief ins Gehirn, über die schwache elektrische Ströme in das sie umgebende Gewebe abgegeben werden. Die auf dem Schädel angebrachten leitfähigen Plättchen zeichnen die Ergebnisse auf.

Ein etwa 30-jähriger Mann, dem Neurowissenschaftler in Philadelphia solche Drähte eingesetzt hatten, berichtete nach dem Anschalten der Stimulation Folgendes: »Ich erinnerte mich an Dinge aus der Highschool ... Warum ploppte dieses Zeug plötzlich in meinem Kopf auf?« Jedes Mal, wenn die Forscher den Strom in diesem Teil seines Gehirns fließen ließen, geschah dasselbe, auch noch, als er zwei Wochen später zu einem weiteren Versuch kam.

Gehirnchirurgen am Johns Hopkins Hospital in Baltimore machten eine ähnliche Erfahrung mit einem ihrer Epilepsie-Patienten. Dabei konnten sie eine von vier unterschiedlichen Erinnerungen zurück in das Bewusstsein des Mannes bringen, je nach Lage der eingeschalteten Elektrode in seinem Gehirn. Das erste Elektrodenpaar löste beispielsweise die Erinnerung an die Titelmusik der Fernsehserie ›Familie Feuerstein‹ aus, die der Mann als Kind gesehen hatte. Ein anderes Elektrodenpaar rief die Erinnerung an den (1997 verstorbenen) Baseball-Kommentator Richie Ashburn wach, wie er ein Spiel der Philadelphia Phillies kommentierte, wohingegen ein drittes ihn den Gesang eines weiblichen Familienmitglieds hören ließ, an dessen Namen er sich nicht erinnerte. Das letzte Elektrodenpaar löste eine starke Erinnerung an den Pink Floyd-Song ›Wish You Were Here‹ aus.

Dies sind keine Einzelfälle. Eine groß angelegte Studie von Wissenschaftlern in Südfrankreich ergab, dass von 180 Epilepsie-Patienten, die Anfang und Mitte der 1990er-Jahre Gehirnstimulation erhalten hatten, 16 von einem Nebeneffekt berichteten, den Forscher als »Traumzustand« bezeichnen – dazu gehören auch das lebhafte Aufblitzen von Erinnerungen. Allerdings sind diese Flashbacks nicht immer willkommen. Eine Frau berichtete von wiederholten Erinnerungen an eine Betäubungsgasmaske, die sie im Alter von 14 Jahren in den Schlaf versetzte, als man ihr die Mandeln entfernte. Sie sah einen schwarz gekleideten, kahlen Mann, der auf sie zukommt und ihr das Gefühl vermittelt, sterben zu müssen.

Seit etwa zehn Jahren bauen Psychiater und Neurowissenschaftler auf diesen Erkenntnissen auf und haben begonnen, zur Behandlung weiterer Leiden eine tiefer gehende Elektrostimulation einzusetzen (die Gebiete erreicht wie den Nucleus accumbens, der außerhalb der Reichweite der Selbstbau-Gehirnstimulation liegt). Vor allem Symptome der Parkinson-Krankheit sollen damit kontrolliert werden. Da es an Alternativen zur Behandlung vieler psychiatrischer Krankheiten mangelt, wird die Elektrostimulation zunehmend eingesetzt, um Leiden wie Depressionen und Zwangsstörungen zu behandeln. Doch sie führt ebenfalls zu seltsamen Nebeneffekten.

Klinische Berichte über diese seltsamen Nebeneffekte zeigen, dass eine große Bandbreite menschlicher Beobachtungen und Erfahrungen mit dieser tiefer gehenden Gehirnstimulation aus der Gehirndatenbank hervorgeholt werden kann: Erinnerungen und das Gefühl, eine Erfahrung aus der Vergangenheit neu zu durchleben, das Gefühl, ein bestimmter Mensch befinde sich in der Nähe, Fröhlichkeit und Gelächter, unkontrollierbares Weinen, Geschmack, Gerüche, Wärme, Kauen, Glückseligkeit und erhöhte Motivation. All diese Dinge können mit einem Schalter außerhalb des Körpers an- und wieder ausgestellt werden.

Genau wie die neuartigen Fähigkeiten von Menschen mit erworbenem Savant-Syndrom, etwa bei Pip Taylor, scheinen diese Gefühle nicht durch den Strom erzeugt oder eingeführt worden zu sein, sondern freigesetzt und aktiviert. Und neben dem Wachrufen von Erinnerungen ähneln noch andere Änderungen, die von tiefer gehenden Gehirnelektroden ausgelöst werden, jenen Wandlungen, die natürlicherweise bei Patienten mit einem Gehirntrauma vorkommen. Auch sie können ein verändertes Sprechen auslösen, wie es beim Fremdsprachen-Akzent-Syndrom der Fall ist. Ein Niederländer mit Zwangsstörung, der mit elektrischer Gehirnstimulation behandelt wurde, überraschte seine Frau damit, dass er fortan über eine »überdeutliche« Aussprache verfügte und sich »außergewöhnlich vornehm« ausdrückte. Er ging von nun an nicht mehr auf die Pinkelbude, sondern suchte eine sanitäre Anlage auf.

Ein zweiter OCD-Patient in den Niederlanden beschritt den umgekehrten Weg. Die tiefer gehende Gehirnstimulation sorgte dafür, dass er zum ersten Mal in seinem Leben den örtlichen Akzent annahm. Solang der Strom floss, begann er sogar damit, zu fluchen und zu pöbeln. Das überraschte ihn genauso wie alle anderen in seiner Umgebung.

Noch dramatischer ist, dass es Neurowissenschaftlern inzwischen gelingt, Menschen durch elektrische Gehirnstimulation beim Reden bewusst von einer Sprache in die andere umzuschalten. Ein Mann begann, auf Französisch zu zählen, und dann – zapp – fuhr er auf Chinesisch fort. Ein anderer Franzose konnte auf Englisch umgeschaltet werden, und dann – zapp – wieder zurück. Neurochirurgen in Italien ließen eine serbische Frau Italienisch sprechen. (Natürlich konnten alle diese Patienten die zweite Sprache schon vorher sprechen. Wie schon gesagt, wird dieses Verhalten von der Gehirnstimulation nicht erzeugt, sondern nur aus dem Unbewussten heraufgeholt.)

Das Unbewusste ist mehr als nur ein Speicher für Informationen. Es kann selbst Informationen verarbeiten. Lange Zeit stritten sich Psychologen darüber, zu welcher Verarbeitung das Unbewusste in der Lage sei. Es bestand keine Einigkeit über die relativen Fähigkeiten des Bewussten und Unbewussten, etwa beim Treffen von Entscheidungen.

Über eine Sache glaubte man, einig zu sein, und zwar, dass

das Unbewusste weniger hoch entwickelt sei bei der Verarbeitung von Informationen als das Bewusstsein. Unbewusstes Denken könne zwar auf Stimuli reagieren, Objekte wiedererkennen, eingeübte Bewegungen ausführen und grundlegende Fakten erinnern. Doch die komplexeren mentalen Prozesse – Planen, logisches Denken und das Kombinieren von Ideen, also die Gütezeichen von Intelligenz – verlangten nach Aufmerksamkeit und damit nach bewusstem Nachdenken, so die vorherrschende Meinung. Das Bewusstsein sei klug, das Unbewusste dumm.

Diese Überzeugung geriet 2012 ins Wanken, als Wissenschaftler bewiesen, dass Menschen einfache mathematische Aufgaben lösen, lesen und Sätze analysieren können, ohne dass sie sich dessen bewusst waren. Ihre Gehirne lösten einen Intelligenztest, von dem sich diese Menschen *nicht einmal bewusst waren, dass man ihn ihnen vorgelegt hatte.*

Bei diesem Versuch hatten die Wissenschaftler eine Methode eingesetzt, die Continuous Flash Suppression heißt und bei der durch eine spezielle Brille jedem Auge ein anderes Bild gezeigt wird. Das rechte Auge der Freiwilligen wurde mit wilden, bunten und schnell wechselnden Farben bombardiert. (Man nennt sie auch Mondrian-Muster, da die Formen auf die Gemälde des niederländischen abstrakten Malers Piet Mondrian zurückgehen.) Im gleichen Augenblick zeigt man dem linken Auge eine Reihe einfacher arithmetischer Aufgaben, wie etwa 8 + 7 + 3.

Der visuelle Stimulus der bewegten Bilder für das rechte Auge ist bei diesem Test so groß, dass das Bewusstsein mehrere Sekunden braucht, bevor es bemerkt, dass dem linken Auge etwas anderes gezeigt wird. Und noch bevor es dazu kommt, halten die Wissenschaftler die Bilder an. Damit verfügen die Freiwilligen über kein bewusstes Wissen zu den Mathe-Fragen. Und doch, ohne zu wissen, dass es dort Zahlen zu sehen gab, ist das Unbewusste damit beschäftigt, die Aufgaben zu lösen.

Nachdem die Bilder in den Brillen abgestellt wurden, zeigten die Wissenschaftler beiden Augen ganz kurz eine Reihe von Zahlen und baten die Teilnehmer, sie so schnell wie möglich auszurufen. Wenn die blitzartig aufscheinende Ziffer der Antwort aus der obigen Aufgabe entsprach – 18 in diesem Fall –, bemerkten die Forscher, dass die Freiwilligen sie signifikant schneller aufsagten als in allen anderen Fällen. Unbewusst hatten sie diese Antwort nämlich schon selbst herausgefunden und waren daher auf sie vorbereitet.

Genau das Gleiche funktioniert auch mit Wörtern. In einem weiteren Experiment tauschten die Wissenschaftler die Ziffern gegen einen einfachen Satz aus. Einige der Aussagen waren sinnvoll, zum Beispiel »Ich koche Kaffee«, andere nicht, wie »Ich bügele Kaffee« oder »Das Fenster ist wütend mit ihr«. Dieses Mal ließen die Wissenschaftler beide Stimuli vor beiden Augen ablaufen und baten die Freiwilligen, es zu sagen, wenn ihnen der Satz – sinnvoll oder unsinnig – in den Sinn kam. Die Forscher suchten nach dem Moment, in dem die Verarbeitung des Satzes im Unbewussten ein Ergebnis hervorrief, das dann im Bewusstsein Aufmerksamkeit erregte.

Die Hypothese der Wissenschaftler war, dass das Unbewusste die Aufmerksamkeit zuerst für die sinnlosen Sätze aufrufen würde, denn ihr semantischer Regelverstoß überrascht. Und sie hatten recht. Die Teilnehmer nannten durchweg und entscheidend früher die sinnlosen Sätze, die ihnen schneller ins Bewusstsein kamen. Die Wissenschaftler erklärten dies damit, dass die Teilnehmer mit dem Lesen und Verarbeiten der semantischen Bedeutung der Sätze beschäftigt waren, obwohl ihre bewusste Aufmerksamkeit von den bunten Formen dominiert wurde. Das scheint eine weitverbreitete Annahme über die Fähigkeiten von Savants zu bestätigen: Sie können auf eine Art unbewusste Verarbeitung zugreifen, die uns allen anderen unzugänglich ist. Und es bedeutet, dass das Neuroenhancement eine Möglichkeit finden müsste, diese Regionen anzusteuern.

Das Prinzip, nach dem das Unbewusste so angestoßen werden kann, dass sich daraus eine bewusste Aktivität ergibt, heißt subliminale Wahrnehmung und wird kontrovers diskutiert. Subliminale Werbebotschaften – das kurze Einblenden von Firmennamen oder Bildern – sind in vielen Ländern verboten, und man warf Musikern von den Beatles bis zu Judas Priest vor, verborgene Botschaften in ihren Songs versteckt zu haben.

Dieses subliminale Priming kann man im Grunde nur für Späße oder das Stiften von Unruhe nutzen. Sollten Sie die Gelegenheit haben, eine alte VHS-Kassette mit dem Disney-Zeichentrickfilm ›Bernard und Bianca – Die Mäusepolizei‹ aufzutreiben, dann halten Sie den Film in der Minute 38 einmal an, wenn die beiden heldenhaften Nager Bianca und Bernard, eingeklemmt in eine Ölsardinenbüchse und angeschnallt auf dem Rücken von Orville (vom Albatross Air Charter Service), an einem Gebäude vorbeifliegen – Sie können, ganz kurz, eine barbusige Frau in einem der Fenster erkennen. Und in der Fernsehserie ›The Young Ones‹, die die BBC in den 1980er-Jahren ausstrahlte, blitzten regelmäßig zufällige subliminale Bilder auf – in einer Episode ein Frosch, in einer anderen Folge ein Skifahrer –, die aus keinem anderen Grund eingefügt worden waren, als dass sie lustig sein und die Zuschauer stören sollten.

Auch in der Wissenschaft stört die subliminale Wahrnehmung, vor allem, weil Forscher keine Belege für angebliche Studienresultate finden, nach denen etwa das akustische Wahrnehmen von Wörtern, die mit dem Alter zusammenhängen, zum Beispiel »Rente«, dazu führen, dass Menschen langsamer laufen, wie Rentner eben. Viele sozialpsychologische Untersuchungen, die in der Vergangenheit von derartigen Auswirkungen berichteten, werden heute erneut streng überprüft. Auch wenn es keinen Zweifel daran gibt, dass subliminale Wahrnehmung vorkommen kann und vorkommt, so bleibt doch die Frage, wie direkt sich solche Stimuli in spezifischen Verhaltensreaktionen ausdrücken, angesichts all dessen, was zeitgleich innerhalb und außerhalb des Gehirns geschieht.

Wissenschaftler haben herausgefunden, dass der Mensch unbewusst Muster erkennen kann, sogar dann, wenn das Bewusstsein sie nicht wahrnimmt. Eines der frühesten Experimente, die dies belegen, wurde in den 1980er- und 1990er-Jahren an der University of Tulsa im US-Bundesstaat Oklahoma durchgeführt. Man zeigte Freiwilligen, darunter auch Promotionsstudenten, Tausende von Bildern, die nacheinander kurz auf einem Computermonitor aufblitzten. Sie sahen ein einfaches Raster, zwei Rechtecke breit und zwei Rechtecke hoch. In einem der vier Rechtecke leuchtete ein Buchstabe oder eine Zahl auf, und die Freiwilligen mussten mit einem Tastendruck nur angeben, in welchem – oben links, oben rechts, unten links oder unten rechts. Das Bild wechselte jedes Mal, scheinbar zufällig.

Die Wissenschaftler hatten in der Sequenz jedoch einen tiefer liegenden Rhythmus versteckt – das Bild wanderte in einem vorher festgelegten Muster umher. Und ohne dass sie das wussten, lernten die Freiwilligen unbewusst dieses Muster. Je länger sie auf den Bildschirm starrten und Knöpfe drückten, umso schneller und genauer wurden sie. Gegen Ende des Versuchs überrumpelten die Wissenschaftler die Testpersonen und veränderten die nicht wahrnehmbare Sequenz. Und sofort verlangsamten sich die Reaktionen, und es schlichen sich wieder mehr Fehler ein.

Keiner der Freiwilligen war sich im anschließenden Interview des Musters bewusst, das sie gelernt hatten und dem sie gefolgt waren. Noch verblüffender war, dass sie das Muster nicht einmal erkennen konnten, nachdem die Wissenschaftler ihnen die Reihenfolge in einzelnen Standbildern zeigten und sie baten, das Muster herauszufinden. Ihr Bewusstsein konnte nicht mit der unbewussten Fähigkeit mithalten, die konkreten Informationen zu verarbeiten, die ihre Augen überfluteten.

Dieser Mechanismus mag auch den Cocktailparty-Effekt erklären – dass man sich augenblicklich in ein anderes Gespräch einschalten kann, wenn man gehört hat, wie der eigene Name fiel. Unbewusst verarbeitet Ihr Gehirn ununterbrochen alle Geräusche, die Sie hören, hält sie zugleich aber von Ihrem Bewusstsein fern, sodass Sie nicht von der Menge an Geräuschen überwältigt werden. Nur, wenn etwas relevant ist – wie etwa Ihr Name, den Ihr Chef am anderen Ende des Zimmers gerade erwähnte –, wird Ihre Aufmerksamkeit hinzugezogen.

Psychologen suchten nach Unterschieden in den unbewussten Fähigkeiten zwischen Menschen und erklärten anschließend, es gebe keine Übereinstimmung zu den Unterschieden bei der bewussten Intelligenz – g – oder deren Vertreter wie dem IQ. Mit anderen Worten: Menschen mit höherem IQ sind nicht besser im Verfolgen und Erkennen von Mustern als andere. Für die Evolution sei dies sinnvoll, erklären die Forscher. Unbewusste Intelligenz sei vermutlich älter als die Menschheit und beruhe daher auf anderen Gehirnverknüpfungen und Gehirnregionen als denen, die für die konventionellen kognitiven Fähigkeiten verantwortlich sind.

Die Art und Weise, wie dieses ältere, unbewusste Gehirn Muster erkennen und einfache Berechnungen anstellen kann – und manche Savants Zugriff darauf haben –, könnte zusammenfassend erklären, wie Savants zu einer der dauerhaftesten und verblüffendsten Fertigkeiten in der Lage sind: dem Kalenderzählen.

Auf den ersten Blick wirken Kalender ordentlich, doch in Wahrheit sind sie unregelmäßige, eigenartige Angelegenheiten. In britischen und US-amerikanischen Kalendern kommt beispielsweise die zweite Septemberwoche des Jahres 1752 nicht vor. Nach der Mitternacht des 2. September wechselten diese beiden und noch andere Länder der Welt zum 14. September. Die Daten, die zwischen diesen beiden hätten liegen sollen, hat es nie gegeben.

Großbritannien darf sich allerdings nicht beschweren. Dass es elf Tage verloren hat, war allein seine eigene Schuld. Das Königreich war zuvor nicht bereit gewesen, auf das neue gregorianische Kalendersystem umzusteigen, wie es viele andere europäische Länder bereits getan hatten, und von dem man wusste, dass es genauer war. Das protestantische Britannien und sein Empire blieben beim julianischen Kalender, da man etwas, das man für eine katholische Erfindung hielt, so lange wie möglich von sich fernhalten wollte. Als man auf der Insel dann endlich zugab, dass der neue Kalender der bessere ist, war Großbritannien schon derart in Verzug geraten, dass man bei der Umstellung gleich elf ganze Tage streichen musste.

Eine weitere Besonderheit ist die Festlegung von Ostern, das zwischen Daten im März und April scheinbar beliebig hin und her hüpft, das in Wirklichkeit aber anhand einer uralten Formel auf den ersten Sonntag nach dem ersten Vollmond nach der Frühjahrs-Tagundnachtgleiche festgesetzt wird. Und Schaltjahre haben natürlich einen zusätzlichen Tag, weil sie einen 29. Februar haben.

Savants, die Kalender berechnen können, navigieren durch all diese Komplexitäten. Das Zwillingspaar George und Charles aus New York gehörte zu jenen Savants, die diese Fähigkeit am eindrucksvollsten beherrschen: Sie kannten alle Wochentage rund 40 000 Jahre in die Vergangenheit und in die Zukunft. Und wie die meisten Savants schienen sie die Antwort nicht im Bewusstsein zu berechnen. Der richtige Wochentag tauche einfach in ihrem Kopf auf, sagten sie. Er war das Produkt einer unbewussten Verarbeitung.

Wie genau Savants diese Kalenderberechnungen durchführen, darüber rätseln Psychologen schon seit Jahrzehnten. Aus Beobachtungen beim Lösen einer Aufgabe und der Zeitmessung, wie lange sie brauchen, um Daten in der näheren und weiter entfernten Zukunft zu nennen, schlossen die Forscher, es müsse eine Mischung aus Gedächtnis- und Rechenfertigkeit sein.

Kalender sind eigenartig, aber sie kennen doch einen eigenen Rhythmus und Muster. Es gibt 14 mögliche Schablonen: Der 1. Januar kann auf sieben verschiedene Wochentage fallen und in einem oder in keinem Schaltjahr liegen. Alle 28 Jahre wiederholt sich das Ganze wieder von vorn, was heißt, dass der Kalender von 2018 derselbe ist wie der von 2046 und so weiter. Hat man sich einen Referenzpunkt gemerkt – der 24. Dezember 2000 war ein Sonntag –, ist damit die Berechnung aller anderen Tage möglich.

Mathematiker haben mehrere Algorithmen entwickelt, um die Kalenderberechnungsfertigkeiten der Savants nachzuahmen. Einer von ihnen war Lewis Carroll, der Verfasser von ›Alice im Wunderland‹, in das er ebenfalls mathematische Anspielungen und Insider-Witze verpackte. Ein anderer ist John Conway, den man vor allem für seine Erfindung von Conways »Game of Life« (»Spiel des Lebens«) kennt – eine einfache Simulation von Evolution und Entwicklung, die man zellulären Automaten nennt und mehrere Generationen von Simulationsspielen wie »SimCity« hervorbrachte.

Theoretisch sind die meisten Menschen in der Lage, von einem solchen Referenzpunkt ausgehend, Berechnungen anzustellen und den Wochentag bestimmter Tage zu erkennen, zumindest für die Spanne von einigen Jahrzehnten. Es dauert eine Weile, bis man zu einer Antwort kommt – viel länger als bei Savants. Außerdem verlangt es eine Menge bewusster Aufmerksamkeit, weshalb es hilfreich ist, eine Menge konventioneller Intelligenz zu haben. Sogar unter den autistischen Savants scheint es einen Zusammenhang zu geben zwischen der Geschwindigkeit und Genauigkeit ihrer Kalenderberechnung auf der einen und ihrem IQ auf der anderen Seite.

In den 1960er-Jahren wollte ein Psychologe aus Oklahoma, der die Zwillinge George und Charles in New York besucht hatte, herausfinden, wie die beiden und andere Savants die Kalenderberechnung anstellten. Nachdem er selbst eine ganz Weile Kalender analysiert hatte, entwickelte er dazu seine eigene Methode und brachte sie, Schritt für Schritt, seinem begabtesten postgraduierten Studenten bei. Dann schickte er ihn zum Üben nach Hause. Der Student hieß Benjamin Langdon, und Langdon machte zunächst nur schleppend Fortschritte. Obwohl er Multiplikationstabellen vorliegen hatte, die die mentale Rechenleistung erleichterten, kam er bei den ersten acht Sitzungen kaum auf den korrekten Wochentag. Doch nach 16 Sitzungen sprang Langdons unbewusste Intelligenz in die richtige Spur, zu seiner eigenen Verblüffung.

Ein Jahrzehnt später erinnerte sich einer seiner Kollegen:

> Obgleich Langdon unglaublich viel übte, konnte er lange Zeit nicht mit der Geschwindigkeit der Zwillinge mithalten. Dann bemerkte er jedoch plötzlich, dass er sehr wohl ihr Tempo erreichen konnte. Selbst für Langdon überraschend, hatte sein Gehirn die komplexen Berechnungen automatisiert und die Tabelle derart effektiv memoriert, dass er nun ... nicht mehr bewusst all die unterschiedlichen Operationen berechnen musste.

Je weiter sich seine Fertigkeit entwickelte, umso mehr wuchs auch der Widerwille des Studenten, darüber zu berichten. Was dem Ziel des Projekts widersprach, das ja genau herausfinden wollte, ob und wie die Methode funktioniere. Ein anderer Kollege hielt fest:

> Ich erinnerte mich immer an die interessante Beobachtung, dass, als Benj immer geschickter wurde und seine Antworten immer schneller kamen, er sich zunehmend irritiert zeigte, wenn man von ihm verlangte zu erzählen, wie er das mache. Die Antwort sprudelte aus ihm heraus, doch er hatte sie nicht Schritt für Schritt verarbeitet. Der Prozess ähnelte dem, was wir heute implizites Gedächtnis nennen, denn die richtige Antwort wurde gegeben, ohne dass sie jedoch durch bestimmte, explizite Erinnerungen erklärt werden konnte.

Implizites Gedächtnis ist ein anderer Begriff, um das kluge Unbewusste zu beschreiben – es ist das Gedächtnis für Abläufe und Angewohnheiten, die im Gehirn gelagert und erinnert werden, ohne dass wir uns dessen bewusst wären. Wir hatten dies schon in dem Kapitel über die Sport-Techniken angesprochen.

Auch wenn viele Savants, wie übrigens auch George und Charles, viel Zeit damit verbringen, Kalender zu studieren, so legen sie doch Wert darauf, dass sie sie nicht absichtlich auswendig lernen. Und es ist unwahrscheinlich, dass sie bewusst die Algorithmen durchgearbeitet haben, anhand derer Mathematiker die Wochentage bestimmen können. Im Unbewussten scheinen sie vielmehr das Verhältnis zwischen dem Datum und dem Wochentag von den konkreten Rohdaten abgreifen zu können, die in ihrem sensorischen Gedächtnis ein und aus gehen. Und, noch wichtiger, sie haben Zugang zu den Ergebnissen dieser unbewussten Verarbeitung. Sie können sie ablesen.

Da es Benjamin Langdon gelungen ist, seine Berechnungsmethode für die Kalendertage in eine unbewusst gelöste Aufgabe und damit in eine Savant-Fertigkeit zu verwandeln, scheint dies die Idee zu stützen, wonach auch andere Savants sich diesen unbewussten Prozess zunutze machen. Und es ist ein weiterer Beleg für die These, dass jedes Gehirn die unbewusste Kapazität zur Entfaltung eigener Savant-Fertigkeiten besitzt.

13

Der glücklichste Mann im Todestrakt

Als Teil meines Experiments zum kognitiven Enhancement fuhr ich zu einem Treffen mit anderen Mensa-Mitgliedern. Ich wollte erfahren, was wir gemein haben, was für Menschen durch einen hohen IQ-Wert vereint sind und ob sie besonders intelligent oder auf andere Art und Weise besonders wirken.

Jedes Jahr lädt Mensa in Großbritannien seine Mitglieder zu einem vergnüglichen Wochenende in eine andere Stadt ein. Im September 2015 fand das Treffen in Glasgow statt. Von den etwa 300 Teilnehmern war ich der Letzte, der eintraf. Und ich hatte Glück, dass ich überhaupt hinkam: Ich hatte vergessen, mich vor Anmeldeschluss einzutragen, dann das Datum mit einem anderen Termin verwechselt und schließlich ein Hotel im falschen Teil der Stadt gebucht.

Das Treffen dauerte von Donnerstag bis Montag, ich konnte aber erst Samstagabend dazustoßen. Als ich es am frühen Abend zu dem offenbar neu gebauten Tagungshotel geschafft hatte, das gegenüber dem Glasgow Science Centre am anderen Ufer des Clyde errichtet worden war, schienen der Spaß und die Spiele schon im vollen Gange. Das wurde mir deutlich, als ich den ersten »Mensa«-Schildern folgte und in einen Veranstaltungssaal kam. Die leeren Kaffeebecher und ungeordneten Stühle waren ein deutliches Zeichen, dass der Event hier schon beendet und von zwei Männern verdrängt worden war, die sich über die Nutzung von Computern stritten.

Die Tische im Nebenraum bogen sich förmlich unter der Last von Papierstapeln. Es gab Dutzende und Aberdutzende von ausgedruckten Newslettern mit Titeln wie »Cognito«, »Jetzt«, »Parnassus«, »Pathseeker« und »Economania«, alle von je einer Mensa-Untergruppe herausgegeben. Was Menschen bei Mensa machen? Es scheint so zu sein, dass viele von ihnen Artikel schreiben und Newsletter herausgeben, um sie dann anderen Mitgliedern zur Verfügung zu stellen, die sich ebenfalls für Country-Music, Flugzeuge, Autos, Football, Musikheimstudios, Americana, Mitgefühl, Imkerei, Kühlschrankmagnetensammlungen und mindestens noch zwei Tischladungen voll weiterer Themen interessieren. Ich raffte so viele Newsletter zusammen, wie ich tragen konnte, und ging weiter zur Bar.

Dort traf ich John und Mary, die beide bereits seit den 1970er-Jahren bei Mensa waren. »Anfangs bin ich zu diesen Veranstaltungen gefahren, da ich kluge Frauen kennenlernen wollte«, erklärte mir John. Auch wenn er das sicherlich getan hat, schien seine Ausstrahlung als intelligenter Mann ihm nicht den erwünschten Erfolg gebracht zu haben. Er war noch immer Single. Mary erklärte mir: »Die meisten Leute hier sind sehr freundlich. Aber nehmen Sie sich vor den Spinnern in Acht.« Im gleichen Atemzug aber beruhigte sie mich wieder. Auch die Spinner seien hier willkommen, und niemand bei Mensa beurteile sie.

Beide sagten übereinstimmend, sie würden ihre Mitgliedschaft bei Mensa vor ihren Freunden verbergen und kämen zu Treffen wie hier in Glasgow vor allem wegen des sozialen Aspekts und des Spaßes, den sie machten. Sie trafen jedes Jahr die gleichen Leute und freuten sich auf den Austausch, doch in den allermeisten Fällen hätten sie den Rest des Jahres über außerhalb von Mensa keinen Kontakt. Warum sollten sie auch? Wir haben nicht unbedingt etwas gemein, nur weil wir alle einen hohen IQ haben, meinte Mary.

Während wir über Mensa sprachen, erwähnte John einen großen Skandal, den es in den 1990er-Jahren in der Gesellschaft gegeben hätte. Im Anschluss an das Wochenende recherchierte ich das genauer. 1995 wurde der langjährige Vorstandsvorsitzende Harold Gale entlassen, weil er vom Mensa-Büro in Wolverhampton aus private Geschäfte geführt hatte. Ein Prozess und eine interne Untersuchung folgten, und ein paar Jahre später kam Gale bei einem Verkehrsunfall ums Leben. Vor seinem Tod hatte Gale noch berichtet, wie er vom Mensa-Vorsitzenden, Sir Clive Sinclair, bei einer »frühmorgendlichen Durchsuchungsaktion« aus den Büros in Wolverhampton hinausgeworfen worden war, deren Türschlösser Sinclair umgehend austauschen ließ.

Als dann auch Sir Clive zurücktrat, übernahm 1997 Julie Baxter (IQ von 154) den Vorsitz. Sie blieb nur neun Monate und beschwerte sich dann, das Mensa-Komitee sei besessen von »Selbstverherrlichung und dem Streben nach Macht nur um der Macht willen«. Außerdem seien einige Männer im Vorstand »traurige Menschen ohne soziales Leben«, nur fixiert auf den Verband. Heute seien die Dinge bei Mensa wesentlich ruhiger, beteuerte John.

John wollte wissen, ob ich mich schon einer der Themen-Gruppen angeschlossen hätte. Er gab einen der Newsletter heraus und erzählte mir von den Stapeln, die im Nebenraum lägen. Gerade als ich ansetzte zu sagen, dass ich sie bereits gefunden hatte, fügte er hinzu, dass sie dort nur zur Ansicht ausliegen würden und ich keinen mitnehmen solle – Mensa wolle nicht, dass auch Nicht-Mitglieder sie zu Gesicht bekämen. In einem Augenblick, in dem John nicht hinsah, bat ich den Barkeeper um irgendeine Tüte, um meine Beute zu verstecken.

Je länger ich bei dem Treffen in Glasgow mit den Menschen sprach, umso deutlicher wurde mir, dass niemand über das sprechen wollte, was mich interessierte: ihren IQ, wie hoch er war oder inwiefern er sie zu etwas Besonderem machte. Ein Mann erklärte, er habe seinen von Mensa bestätigten IQ-Wert zunächst auf seinem Lebenslauf angegeben und später dann doch wieder entfernt. Die Teilnehmer kennen den IQ der anderen offenbar nicht und gaben an, ihn auch nicht wissen zu wollen. Anfangs dachte ich, es würde sie verlegen machen, doch nach und nach kam ich zur Überzeugung, dass er sie einfach nicht interessierte. Sie seien eine soziale Gruppe wie jeder andere Tennisclub oder örtliche Geschichtsverein auch, hörte ich unisono.

Mit der Ausnahme natürlich, dass das nicht stimmt. Tennisclubmitglieder treten dem Verein bei, um Sport zu treiben. Man wird Mitglied im örtlichen Geschichtsverein, nicht, um über Gartengestaltung oder Golf zu sprechen, sondern weil man ein gemeinsames Interesse an der Geschichte seiner Heimat hat, und genau darüber möchte man auch sprechen, wenn man sich trifft. Ja, und hier sind IQ und Intelligenz, also das Einzige, von dem all diese Mensa-Mitglieder – von denen viele alleine nach Glasgow gekommen waren – wussten, dass sie es mit der Tischnachbarin oder dem Tischnachbarn gemeinsam haben, also das große Tabu.

Mein Nachbar hieß Charles, und er war für die Durchführung der Mensa-Tests bei der Suche nach potenziellen neuen Mitglieder in einer bestimmten Region Großbritanniens zuständig. Das war mein Glück, denn ich wollte gern ein paar Informationen dazu sammeln, wie ich den Test ein zweites Mal mitmachen konnte. Journalisten, die an der Prüfung teilnehmen, sollten im Vorfeld gebeten werden, sich erkennen zu geben, erzählte Charles, also hatte ich auch da Glück gehabt. Charles war sich sicher, dass er vor jeder Prüfungssitzung fragt, ob Journalisten anwesend seien, und er wiese sie auch immer darauf hin, dass man keine anderen Prüflinge interviewen dürfe. Er wiederhole diese Regeln, fuhr er fort, jedes Mal, wenn er die PowerPoint-Präsentation vor den einzelnen Frageblöcken erkläre. Mir war Charles sympathisch, und doch war ich froh, dass nicht er meine Prüfung geleitet hatte.

Aber wenn sie ihren IQ nicht erleben und vergleichen wollen, warum sind diese Menschen dann Mensa beigetreten? Die meisten, mit denen ich sprach, sagten, sie seien einfach neugierig gewesen, oder dass es in den 1970er-Jahren viel akzeptierter gewesen sei, bei Mensa Mitglied zu werden. Großbritannien sei damals toleranter gewesen, und Menschen, die auf ihre Talente und Fähigkeiten stolz gewesen sind, seien nicht so lächerlich gemacht worden wie heute. Einige berichteten auch, sie hätten schlechte Erfahrungen in der Schule gemacht, entweder wurden sie gemobbt oder hatten Probleme mit ihren Leistungen, und wollten bei Mensa dabei sein, um es sich selbst zu beweisen. Das sagten mir nur wenige so offen, doch ich bekam den Eindruck, dass es auch anderen so ging, sie es aber mir gegenüber nur nicht zugeben wollten. Eine verdächtig hohe Zahl von »Freunden« und »Bekannten« sei aus diesem Grund Mitglied geworden, sagten sie.

Wenn die Mitgliedschaft bei Mensa irgendetwas bewiesen hatte, auch ihnen selbst, dann war ich mir nicht sicher, ob sie sich dadurch wirklich wohler fühlten. Als ich mich verabschiedete, drehte sich die Diskussion an den Tischen um das monatliche Hochglanz-Mensa-Magazin für die Mitglieder. Es wird in einem durchsichtigen Plastikumschlag versendet. Einige Mitglieder zeigten sich damit unglücklich und wollten es lieber in einem neutralen braunen Umschlag erhalten. »Ich will nicht, dass der Postbote es sieht«, erklärte ein Mann, »weil er sich einfach lustig über mich macht.«

Als ich den Saal verließ, kam mir eine Gruppe von Menschen entgegen, die auf dem Weg zum Fitnessraum des Hotels war. Ihre Blicke ruhten auf meinem Mensa-Namensschild und dem Plastikbeutel voller Flugblätter und Special-Interest-Newslettern. Der Plastikbeutel war, wie mir erst in diesem Moment so richtig auffiel, für meine Dreckwäsche gedacht und mir »mit freundlichen Grüßen vom Hotel« überreicht worden, so der Aufdruck. Ich musste an das denken, was Mary über die Spinner gesagt hatte, und ließ die Sportler einfach weitermachen.

*

Kennen Sie Ihren IQ? Die meisten Menschen, die diese Frage mit Ja beantworten, haben etwas missverstanden. Freunde erzählen mir, in der Schule sei ihr IQ mit 160, 180 oder sogar 200 gemessen worden. Das ist zwar möglich, es ist aber extrem unwahrscheinlich, dass ihr IQ auch heute noch so hoch ist. Ihre Intelligenz hat sich nicht zwangsläufig verändert, aber die Art, wie wir sie messen, hat sich auf jeden Fall verändert.

IQ-Ergebnisse, die auf mentalen Alterstests beruhen, so, wie Alfred Binet das beabsichtigte, sind tatsächlich ein guter Weg, um Kinder mit größerem Aufmerksamkeitsbedarf zu identifizieren. Und doch sind diese Tests auch mit einem offensichtlichen Fehler behaftet. Denn wer älter wird, dessen IQ sinkt automatisch. Wenn eine Fünfjährige bei einem IQ-Test das Ergebnis einer mental Zehnjährigen erreicht, ihr also ein IQ von 200 attestiert wird, und sie dann am nächsten Tag, der zufällig ihr sechster Geburtstag ist, wiederum mit dem (sehr weit fortgeschrittenen) Ergebnis einer mental Zehnjährigen abschneidet, so ist ihr IQ über Nacht dennoch auf 167 geschrumpft.

Daher sind solche im Kindesalter gemessenen IQs für Erwachsene nicht zu gebrauchen. Meine 30-jährige Freundin etwa, die von sich behauptet, einen IQ von 160 zu haben, bezieht sich vermutlich auf ihr zehntes Lebensjahr, als bei ihr das mentale Alter einer 16-jährigen gemessen wurde. Würde man dieses Verfahren auf sie mit ihrem aktuellen Alter eins zu eins übertragen, müsste sie, um einen IQ von 160 zu haben, das mentale Alter einer 48-jährigen haben, was nun nicht besonders beeindruckend klingt und sowieso absurd ist, denn das Konzept dahinter geht dann ja davon aus, dass die durchschnittliche Leistung bei einem IQ-Test bis ins hohe Alter und darüber hinaus immer ansteige.

Das Verhältnis zwischen mentalem und körperlichem Alter zur Berechnung des IQs zu verwenden, ist nach dem Schulalter nicht mehr sinnvoll. Allerdings hat diese Methode den Verdienst, linguistisch genau zu sein. Die andere Methode, den IQ zu bestimmen – diejenige, auf die sich Mensa stützt – trägt nicht einmal den richtigen Namen. Denn die von Mensa eingesetzten Intelligenztests präsentieren die Ergebnisse nicht als Quotienten. Stattdessen nutzen sie eine statistische Formel, um die Leistung des Prüflings mit einem Durchschnitt zu vergleichen. Je größer die Abweichung vom Durchschnitt, desto höher (oder niedriger) ist der zuerkannte Wert.

Wichtig dabei: Der Durchschnitt gibt keinen echten Wert eines echten Tests an. Diese Zahl wurde einfach festgelegt, um eine durchschnittliche Leistung *darzustellen*. Die für den IQ-Test genutzte Zahl ist die 100, was jedoch nicht heißt, wie es manche Artikel über Kinder bei Mensa suggerieren, dass jemand mit einem IQ von 100 etwa 100 von 150 Fragen korrekt beantwortet oder bei irgendetwas 100 Prozent erreicht hat. Die Zahl 100 wird für eine durchschnittliche Leistung *zuerkannt*. Es hätte anstatt 100 auch beliebig 200 oder 900 sein können, so, wie auch im Fußball, beim Rugby oder Tennis für jedes Tor, jeden Versuch oder jeden Punkt eine andere Zahl zuerkannt wird.

Eine überdurchschnittliche Leistung bei einem IQ-Test erhält einen Wert von mehr als 100, aber wie viel darüber? Das hängt von der verwendeten IQ-Skala ab und ist ein weiterer Grund dafür, weshalb die einzelne Zahl – »Ich habe einen IQ von 145« – für sich genommen nutzlos ist. (Genau, wie es für jemanden beim Sport wichtig ist, zu wissen, ob jemand von Tennis oder Fußball spricht, wenn das Spiel 15:0 steht.)

Das am häufigsten verwendete IQ-Punktesystem geht davon aus, dass zwei Drittel der Menschen einen IQ zwischen 85 und 115 haben. IQs oberhalb und unterhalb dieser Grenze kommen nicht so häufig vor und werden zunehmend seltener, bis die Verteilungskurve sagt, dass nur einer von fünfzig Menschen einen IQ von weniger als 70 oder mehr als 130 hat. An den Rändern geht die Häufigkeit dann noch schneller zurück. Nur einer von 1600 Menschen hat einen IQ von mehr als 150 und nur einer von 30 000 über 160.

Das ist schlussendlich genau das, was moderne IQ-Tests messen. Anstatt Ihre Leistung mit Ihrem Lebensalter zu vergleichen, vergleichen diese Ihre Leistung mit der aller anderen. Das ist wichtig – IQs sind relativ. Wie auch immer sich die Gesamtleistung einer Gruppe verändern mag, es wird immer Individuen geben, deren IQs am unteren oder oberen Ende der Skala angesiedelt sind. Es ist also unmöglich, dass jeder einen IQ von über 100 hat, egal, wie intensiv wir uns bilden, selektiv fortpflanzen oder mit Neuroenhancement kognitiv verbessern. Wenn jemand kritisch anmerkt: »Fast die Hälfte aller US-Amerikaner hat einen IQ von weniger als 100«, dann verrät das mehr über die Intelligenz des Sprechers als sonst irgendwas.

Heutzutage haben wir ein merkwürdiges Verhältnis zur Intelligenz. Anstatt auf Menschen herabzuschauen, die einen niedrigen IQ haben, was so lange üblich war, wie geistesschwache Menschen lächerlich gemacht wurden, ist heute ein Großteil der öffentlichen Verachtung für jene am oberen Ende der Skala reserviert. Womöglich hängt dies mit Neid und Eifersucht zusammen, wenn die Vorteile mentaler Fähigkeiten immer deutlicher formuliert werden, womöglich spiegelt es aber auch eine Gesellschaft wider, die Können nicht mehr achtet. Solche Vorwürfe richten sich in besonderem Maße an Menschen, die sich erst zu einem Mensa-Test entscheiden und dann auch noch bereit sind, für eine Mitgliedschaft zu zahlen. Stöbern Sie ruhig mal durch ein x-beliebiges Online-Forum, in dem das Thema »Menschen mit hohem IQ« aufgekommen ist, und Sie werden sehen, dass die Kommentare dort beinahe ebenso abwertend sind, wie sie vor 100 Jahren noch die Geisteskranken zu hören bekamen.

»Ich dürfte Mensa beitreten, aber nachdem ich gesehen habe, wer dort mitmacht, weiß ich, dass das nur ein Club für sozial Unfähige ist, denn die Intelligenten zeigen sich in der Mehrzahl der Fälle als sozial behindert.«

Und: »Hochintelligente Menschen sind normalerweise unglaublich dumm.«

Und: »Die wenigen Menschen, die ich kenne, die bei Mensa Mitglied wurden, sind merkwürdige Typen, die selbst etwas kompensieren wollen (oder deren Eltern wollen, dass sie etwas kompensieren), das sie als tief gehendes Gefühl der Unsicherheit und der Unzulänglichkeit verspüren, denn sie sind der Meinung, über etwas zu verfügen, was größer ist als bei ›normalen‹ Menschen.«

Die derzeitige Auffassung ist besonders heikel, wenn es um hochintelligente Kinder geht. Einige Umfragen legen nahe, dass eines von fünf Mädchen und einer von zehn Jungs sich in den weiterführenden Schulen in Mathematik zurückhält, um wegen ihrer Fähigkeiten nicht herausgepickt und schikaniert zu werden.

Und dann gibt es noch die Wunderkinder. Ein Wunderkind ist etwas anderes als ein Savant – während ein solcher Inselbegabter Dinge beherrscht, die für uns andere unerreichbar sind, ist es bei einem Wunderkind weniger die fantastische Natur der Dinge, die es kann, sondern eher das Alter, in dem es zu gewissen Dingen in der Lage ist, das aufhorchen lässt. Nur wenige Wunderkinder lassen so aufhorchen wie William Sidis (1898–1944). Viele Menschen machen einen Abschluss in Mathematik an der Harvard University; William Sidis wurde berühmt, als ihm dies im Alter von elf Jahren gelang. Mit 17 unterrichtete er Vordiplom-Studenten an der heutigen Rice University in Houston, ein Jahr später kehrte er nach Harvard zurück, um einen zweiten Abschluss zu machen, dieses Mal in Jura.

Einige Zeit galt Sidis als das berühmteste Kind der USA. Als er in Harvard ankam, befragten ihn Zeitungsreporter nach seiner Meinung zur politischen Situation der USA. Als er behauptete, eine mit Radium angetriebene Rakete könne die Venus in zwanzig Minuten erreichen, machte die ›Chicago Tribune‹ daraus ihre Titelseite. Und als der neu eingetroffene Sidis eine Vorlesung für die Mitarbeiter der mathematischen Fakultät hielt, verglich die ›New York Times‹ dies mit den Predigten, die

Jesus Christus als Kind gehalten hatte. (Dies war ganze 56 Jahre, bevor die gleiche Zeitung mit einer Geschichte auf der Titelseite die Musikgeschichte veränderte, bei der sie von einem Radio-DJ in Alabama berichtete, der sich weigerte, Beatles-Songs zu spielen, da John Lennon in einem monatealten Interview behauptet hatte, sie seien bekannter als Jesus.)

Zeitgleich zu diesem Applaus für Sidis haben andere Medien ihm lieber Tritte verpasst. Reporter machten sich über sein fehlendes Interesse an Sport lustig und wiesen darauf hin, er habe Angst vor Hunden. Als eingeschworener Junggeselle gab Sidis in einem Interview zu, dass es ihm peinlich sei, wenn Mädchen mit ihm flirteten, was zu einer bösartigen Reaktion führte. »Ein Mann kann aus Büchern nichts über Frauen lernen, vor allem nicht aus Analysisbüchern«, ätzte eine Zeitung. Von einer New Yorker Zeitung zu ihrer Meinung über das Aufhebens rund um ihn gefragt, erklärte eine 20-jährige, die Sidis nie getroffen hatte: »Ich wette, er ist ein Weichei, stellt seine Armbanduhr zur Schau und hat ein Taschentuch im Ärmel.«

Heutzutage kennen wir Sidis auch wegen des Scheiterns seines Erwachsenenlebens. Mitten im Jura-Studium wurde er wegen der Teilnahme an einer sozialistischen 1. Mai-Demonstration, die in Gewalt ausgeartet war, festgenommen. Um ihm die Gefängnisstrafe zu ersparen, zogen seine Eltern mit ihm nach Kalifornien, wo Sidis fortan ein ruhiges Leben führte. Er nahm eine Reihe von unqualifizierten Jobs an. Dies tue er, um nicht seinen Kopf nutzen zu müssen, so Sidis.

Die Presse genoss seinen offensichtlichen Niedergang. Sogar die klugen Köpfe des US-Justizwesens stimmten in den Gesang mit ein. Nachdem Sidis den ›New Yorker‹ wegen der Verletzung seiner Privatsphäre durch einen spöttischen Artikel verklagt hatte, urteilte das Berufungsgericht: »Auch wenn Sidis die öffentliche Aufmerksamkeit verabscheute, so glauben wir, dass seine ungewöhnlichen Leistungen und seine Persönlichkeit eine solche Zuwendung zulässig machen.« Es fuhr fort: »Sein weiterer Lebensweg, der die Antwort auf die Frage enthielt, ob es ihm gelinge, sein frühes Versprechen im weiteren Verlauf des Lebens einzulösen, war daher durchaus im öffentlichen Interesse.«

Ein weiteres Wunderkind aus der jüngeren Vergangenheit, das mit einem dumpfen Schlag landete, war Sufiah Yusof, die 1997 mit nur 13 Jahren ein Mathematik-Studium an der Oxford University begann. Zwei Jahre später verschwand sie spurlos und konnte erst nach einer aufwendigen Suchaktion der Polizei aufgetrieben werden – sie arbeitete als Kellnerin in einem Café. Im März 2008 behauptete ein Klatschblatt in einem Artikel, sie sei nun Prostituierte.

Man kann den Eindruck bekommen, als schwinge Schadenfreude bei all diesen Presseberichten mit, als hätten diese jungen Wunderkinder durch ihre frühen Höchstleistungen irgendwelche Behauptungen aufgestellt, die sie später nicht erfüllen konnten; als wäre ihre ungewöhnliche Intelligenz ein absichtlich ausgeheckter Plan, um uns alle zu verärgern. Unter all den Jugendsünden scheint kognitive Frühreife jene zu sein, die man am allerschwersten verzeihen kann.

Manchmal tun sich auch Mensa selbst und seine Mitglieder keinen Gefallen, wenn es um das öffentliche Image der Organisation geht. In der Woche vor Weihnachten 2012 mussten sowohl die BBC als auch Mensa-Sprecher Peter Baimbridge ihre Entschuldigungen anbieten, nachdem Baimbridge in einem Live-Interview für das BBC-Frühstücksfernsehen Menschen mit einem IQ von 60 mit Wurzelgemüse verglichen hatte. »Während also die meisten IQ-Tests Herrn und Frau Mustermann einen IQ von 100 attestieren, gilt man als intelligenter, je höher dieser Wert ist. Und wenn Ihr IQ irgendwo bei 60 liegt, sind Sie vermutlich eine Karotte«, erklärte Baimbridge.

Neben der (berechtigten) Kritik an Baimbridges Äußerung offenbarten viele der Antworten eine weitverbreitete Ansicht über Menschen mit einem hohen IQ. Auch Sie denken möglicherweise ähnlich in diesem Moment. Die Meinung von

Online-Nutzer liamf12 aus Oxford, die er in der Kommentarspalte unter einem Artikel über die Karotten-Entschuldigung in der ›Daily Mail‹ hinterließ, fasst diese Auffassung wohl ganz gut zusammen: »Das ist das Problem in diesem Land. Unternehmen locken Absolventen schnell in Führungspositionen, doch meine Erfahrung mit Intellektuellen ist die, dass sie zwar eine Frage richtig beantworten können, es ihnen aber am gesunden Menschenverstand fehlt.«

Nachdem die Schwester von Matt Taylor – einem Wissenschaftler der Europäischen Weltraumorganisation, die 2014 eine Sonde auf einem dahinrasenden Kometen landen ließ – Reportern gestand, ihr Bruder vergesse oft, wo er sein Auto geparkt habe, fühlte sich der ›Daily Telegraph‹ berufen, seinen Lesern genau diese Frage zu stellen: Warum fehlt den Genies der gesunde Menschenverstand?

Angeblich ist der gesunde Menschenverstand das Kryptonit der Superintelligenten, die Achillesferse all jener mit hohem IQ. Der gesunde Menschenverstand sagt einem übrigens, dass, je mehr Intelligenz jemand besitzt, umso weniger gesunder Menschenverstand in sein überdimensioniertes Gehirn passt. Anders als der IQ, der positiv verknüpft zu sein scheint mit dem Erfolg im Leben, auch wenn dies nur durch eine Reihe von merkwürdigen Berechnungen belegt ist, geht man beim gesunden Menschenverstand nicht nur davon aus, dass es hier keine Verbindung zum Erfolg gibt, sondern dass der gesunde Menschenverstand sogar mit steigendem IQ noch abnimmt. Das ist eine kühne Behauptung, und mehr als eine Behauptung scheint es auch nicht zu sein. Es gibt keine faktischen Belege dafür, dass der IQ negativ assoziiert sei mit gesundem Menschenverstand; was hauptsächlich auch daran liegen dürfte, dass eine Definition von gesundem Menschenverstand ebenso kompliziert ist wie die von Intelligenz.

Er wird häufig als eine Art praktische Intelligenz beschrieben, also vermutlich als das Gegenteil jener unpraktischen Intelligenz, der wir das Internet, heldenhafte Erfolge beim

Kampf gegen die Kindersterblichkeit und die Entwicklung des A380 verdanken. Der gesunde Menschenverstand ist in der Regel ein Urteil über die Entscheidung eines anderen, doch das Urteil darüber, ob die Entscheidung nun dem gesunden Menschenverstand entspricht oder nicht, scheint im Grunde davon abzuhängen, ob die urteilende Person mit der getroffenen Entscheidung einverstanden ist oder nicht. Da wir gesehen haben, dass ein hoher IQ (im Durchschnitt) eher zu linkem Liberalismus tendiert, ist es vielleicht nicht verwunderlich, dass eines der Hauptziele für den Vorwurf von fehlendem gesunden Menschenverstand die (linksliberale) Idee der political correctness ist.

2009 veröffentlichte der Medizintheoretiker Bruce Charlton einen wissenschaftlichen Aufsatz über das angenommene Paradox zwischen hohem IQ und niedrigem gesunden Menschenverstand. Er prägte den Begriff der klugen Dummerchen. Hohe Intelligenz sei ein Vorteil bei der Evolution der Menschen gewesen, erklärte er, denn sie habe in der weit zurückliegenden Vergangenheit die abstrakte Analyse gefährlicher Situationen ermöglicht, in denen es um Leben oder Tod gehen konnte. Doch der moderne Mensch, so fuhr er fort, brauche diese Eigenschaft nicht mehr. Denn wir hätten in der Zwischenzeit auf die meisten unserer Lebenssituationen reife und verlässliche Reaktionen entwickelt, darunter auch für den sozialen Umgang miteinander. Charlton erläuterte, dass diese bereichsspezifischen, allgemein verbreiteten Reaktionen das sind, was wir unter gesundem Menschenverstand verstehen – der allgemein akzeptierte und erprobte Weg, Dinge zu tun.

Für Charlton waren Menschen mit hohem IQ hingegen anders. Sie könnten einfach der Versuchung nicht widerstehen, ihre abstrakten Problemlösungsstrategien auch für Alltagssituationen einzusetzen, für die doch vom Rest der Gemeinschaft bereits die besten Lösungen gefunden worden seien. Sie würden angetrieben, neue Lösungen zu finden, auf Kosten des erfolgreich erprobten gesunden Menschenverstands. Und viele dieser Ideen seien falsch oder, noch schlimmer, lächerlich.

Das ist eine interessante, wenn auch spekulative Idee. Sie scheint mit der Stärke seiner Beispiele zu stehen oder zu fallen: Welche Art neuer Lösungen wird von den klugen Dummerchen für welche Art etablierter Probleme fälschlicherweise angeboten? So frustrierend es auch ist, aber Charlton nennt keine Beispiele. Er spricht von Physikern, die außerhalb der Arbeitswelt sich dümmlich verhalten, und von Sozialwissenschaftlern, die sich sowohl in der Arbeits- als auch in der Privatsphäre dümmlich verhalten. Die abstrakte Analyse von sozialen Problemen erzeuge linke politische Ansichten, glaubt man Charlton. Er fasst die Arbeit der klugen Dummerchen als »political correctness« zusammen, bei der »alberne und falsche Ideen unter der herrschenden intellektuellen Elite moralisch erzwungen werden«.[15]

Die Ablehnung der political correctness ist unter Konservativen heute weitverbreitet. Die Vermutung liegt also nahe, dass die Entscheidung, wer ein Dummerchen ist, folglich von der politischen Einstellung des Betroffenen abhängt. Oder vielleicht ist der Wunsch, intelligenten Menschen den gesunden Menschenverstand abzusprechen, eine andere Version des Hohns, der ihnen aus gewissen Kreisen entgegenschlägt, was wiederum eine Reaktion auf die behauptete Überlegenheit von solch ehrenwerten Männern wie der Société d'autopsie mutuelle und ihren Eugeniker-Freunden aus früheren Zeiten sein mag. Man gewinnt auf jeden Fall den Eindruck, dass manche sich sehr anstrengen, dies zu unterstützen.

Albert Einstein wird nachgesagt, nur über wenig gesunden

---

15 Dr. Charlton verfasste ein Buch mit dem Titel ›Thought Prison‹ (Gedankengefängnis) darüber, wie der Aufstieg der political correctness für den Untergang der westlichen Zivilisation sorge. Auch hier lieferte er keine genauen Beispiele – er bat vielmehr die Leser, sich solche aus der persönlichen Erfahrung und dem inoffiziellen Wissen zu ergänzen.

Menschenverstand verfügt zu haben. Der Beweis? Er trug nicht gerne Socken und verirrte sich bei seinen Spaziergängen in Princeton (wo er bis ins hohe Alter lebte), sodass er nach dem Heimweg fragen musste. Er war ein Mann, das muss eigentlich nicht mehr nachdrücklich betont werden, der sich über die Auswirkungen seiner eigenen Entscheidungen äußerst bewusst war. Die Auswirkung einer seiner Entscheidungen – er hatte US-Präsident Roosevelt gedrängt, eine Atombombe zu bauen – quälte ihn noch jahrelang. Der Einsicht dieses Mannes zu widersprechen, fällt schwer: »Der gesunde Menschenverstand ist nur eine Anhäufung von Vorurteilen, die man bis zum 18. Lebensjahr erworben hat.«

Während die Natur des gesunden Menschenverstands und der Intelligenz nur schwer fassbar ist, ist das Konzept des »g-Faktors« – der allgemeinen Intelligenz, wie Charles Spearman sie erkannte und die von den meisten Psychologen akzeptiert wurde – leichter zu greifen. Der allgemeine Faktor der Intelligenz, auch als »g-Faktor« der Intelligenz bezeichnet, beschreibt die mentale Kraft, das Maß dessen, wie gut jemand sein Gehirn und seine Talente für eine Reihe von Aufgaben einsetzen kann, die alle einen gewissen Grad von kognitiver Verarbeitung verlangen. Emotionale Intelligenz, Managerintelligenz, sexuelle Intelligenz und der ganze Rest – wenn sie alle die höheren Funktionen des Gehirns in Anspruch nehmen, bauen sie sich sicherlich alle auf dem gleichen Fundament von g auf.

Trotz seines schlechten Rufs und der Versuche, neue Interpretationen von Intelligenz als überlegen zu postulieren, legt die Logik nahe, dass im Durchschnitt der IQ eines Menschen seine allgemeine Intelligenz widerspiegelt. Viele Psychologen arbeiten ganz selbstverständlich mit diesem Zusammenhang und fordern sogar jene Kritiker heraus, für die der IQ kein verlässliches Maß für g ist. Sie verlangen: Findet etwas anderes. Baut einen Apparat, mit dem man kognitive Fähigkeiten messen kann. Und dann zeigt, dass diese Messergebnisse, die verlässlich die allgemeine Intelligenz darstellen, vom IQ unabhängig sind.

Das können sie nicht oder konnten es zumindest bislang noch nicht. Kurz gesagt: Der IQ ist ein ziemlich guter Indikator für Intelligenz oder zumindest der bislang beste Weg, um Intelligenz einzufangen und zu messen.

Es ist allerdings ebenfalls wahr, dass der IQ das gesamte Spektrum der zu beurteilenden menschlichen Fähigkeiten nicht abbilden kann und es auch nie wird abbilden können. Und auch nicht der Fähigkeiten, die einem Menschen fehlen. Denn einige der schärfsten und am heftigsten diskutierten Fragen zum IQ drehen sich um die Frage, wie er am unteren Ende der Skala eingesetzt wird. Während Alfred Binet die Intelligenztests ursprünglich entwarf, weil er die Leistungsschwachen erkennen und ihnen helfen wollte, wurde dieses Konzept für manche Menschen ein Weg, um sie zu töten. In vielen US-Bundesstaaten ist der IQ eines Menschen, und wie er mit ihrer Intelligenz zusammenhängt, im wahrsten Sinne des Wortes eine Frage von Leben und Tod.

Im Todestrakt eines Gefängnisses brennt das Licht rund um die Uhr. Joe Arridy machte das nichts aus, denn so hatte er mehr Zeit, sich mit seiner Spielzeug-Eisenbahn zu vergnügen. Ein Aufziehzug mit zwei Anhängern. Manchmal griff Joe durch die Gitter seiner Zelle und schickte den Zug stampfend den Gefängnisflur hinunter. Und er quiekte vor Vergnügen, wenn einer der anderen Männer ihm den Zug zurückschickte – ein Gefängnisaufseher oder einer der ebenfalls zum Tode verurteilten Männer in den Nachbarzellen. Meist reagierte Norman Wharton, der wegen der Ermordung eines Polizisten auf seine Hinrichtung wartete. Wharton spielte stundenlang mit Joe und dessen Zug. Hin und zurück. Tschutschu!

Wenn sie genug vom Zuschauen hatten, griffen der Frauenmörder Angelo Agnes und der Mörder und Drogendealer Pete

Catalana aus ihren Zellen hinaus und warfen den Zug um. »Ein Unfall! Ein Unfall!«, schrie Joe voller Freude. »Schnell, repariert den Unfall!«

Joe Arridy war 23, seinem mentalen Alter nach aber war er eher ein Kleinkind. Roy Best, Aufseher im Colorado State Prison in Canon City, schenkte Joe den Zug zu Weihnachten 1938. Es sollte Joes letztes Weihnachtsfest werden. Keine zwei Wochen später kamen Best und der Gefängnisgeistliche, Priester Schaller, zu Joes Zelle und führten ihn den kurzen Weg über die Schotterstraße zur Hinrichtungsstätte auf dem Woodpecker Hill. Joe hätte gern seinen Zug mitgenommen, doch Agnes erklärte, er würde auf ihn aufpassen.

Best und Schaller versuchten, Joe zu erklären, was nun mit ihm geschah, doch er verstand es nicht. Er grinste noch immer, als man ihn in die Gaskammer führte. Er lächelte noch immer, als er, nur mit Socken und einer weißen Unterhose bekleidet, auf dem mittleren von drei Stühlen saß und es den Wachen erlaubte, ihn festzuschnallen. Erst als man ihm eine schwarze Augenbinde überzog, bemerkte Joe, dass etwas nicht stimmte, doch die Sorge war kurz darauf wieder verflogen. Das Lächeln kehrte wieder, als Best ihm beim Abschied noch einmal die Hand drückte. Schaller, dem die Tränen in den Augen standen, verabschiedete sich und ging hinaus. Die Stahltür schloss sich.

Joe Arridy wurde vergast, da er die Vergewaltigung und den Mord an der fünfzehnjährigen Dorothy Drain gestanden hatte. Das war ein Fehlurteil. Es gab keine physischen Beweise, dass er überhaupt am Tatort gewesen war, nur der Sheriff, der ihn festnahm, gab an, Joe habe detailliert das Tapetenmuster im Schlafzimmer des Opfers, ihre Kleider und sein eigenes Bedauern für die Tat beschrieben.

Dabei konnte Joe nicht einmal Rot von Schwarz unterscheiden oder die Wochentage aufzählen. Als Priester Schaller mit ihm kurz vor der Hinrichtung das Vaterunser beten wollte, konnte er ihm immer nur zwei Worte auf einmal vorsprechen, damit Joe hinterherkam. Joe hatte die Tat, für die er verurteilt worden war, nicht begangen, doch darum geht es gar nicht. Er hätte erst gar nicht vor Gericht gestellt werden dürfen.

Von den 3100 in den USA zum Tode verurteilten und inhaftierten Gefangenen gilt ein Fünftel als auf die eine oder andere Art intellektuell beeinträchtigt. Für diese Menschen gibt es zwei Wege, um den Todestrakt zu verlassen – in einem Sarg, oder indem sie ein Berufungsgericht davon überzeugen, dass sie aufgrund ihrer mentalen Retardierung begnadigt werden sollten, da ihre Intelligenz so niedrig ist, dass ihr Urteil in eine lebenslängliche Freiheitsstrafe umgewandelt werden kann.

Die USA untersagen die als grausam und unüblich angesehene Hinrichtung von Menschen mit außergewöhnlich niedrigen mentalen Fähigkeiten, und mehrere Bundesstaaten nutzen schon seit Langem IQ-Tests, um über die Intelligenz ihrer Verurteilten, und damit deren Schicksal, zu entscheiden. Bei dieser Bright Line (»Intelligenzlinie«) genannten Herangehensweise zieht Florida beim IQ von 70 einen Strich. Wer einen Wert von 71 oder mehr erreicht, ist intelligent genug, hingerichtet zu werden, wohingegen Oklahoma einen IQ-Grenzwert von 75 ansetzt. (Der Oberste Gerichtshof der USA griff 2014 ein und verlangte von den Bundesstaaten mehr Flexibilität, doch der Grundsatz einer Obergrenze blieb bestehen.)

Doch sogar, wer unterhalb dieses Wertes blieb, konnte der Todesstrafe nicht immer entgehen. Staatsanwälte argumentierten, in einigen Fällen erfolgreich, dass bei schwarzen und lateinamerikanischen US-Bürgern einige Punkte auf den erreichten IQ-Wert hinzugerechnet werden müssten, um die relativ schwache Leistung ihrer ethnischen Gruppe bei Intelligenztests zu berücksichtigen. Diese Angeklagten, so lautete das juristische Argument, erreichten nur aufgrund sozialer und kultureller Faktoren niedrige Werte und nicht etwa, weil sie intellektuell beeinträchtigt seien. Würde man ihre Ergebnisse dementsprechend »anpassen«, könnten sie gesetzeskonform hingerichtet werden. Um ihre Mandaten vor dem Todestrakt zu bewahren, müssen Verteidiger belegen, dass ihre Klienten nicht klug genug sind, um zu sterben. Und um das zu erreichen, rufen sie Steve Greenspan an.

Steve Greenspan ist ein Wissenschaftler, der sein ganzes Leben lang bereits mit dem Begriff der Intelligenz ringt. Im Alltag arbeitet er als Erziehungspsychologe an der University of Connecticut und forscht zu neuropsychologischen Fertigkeiten wie der Logik und dem Urteilsvermögen und dazu, wie diese sich täuschen können. In seiner Freizeit versucht er, das Leben von verurteilten Häftlingen zu retten.

So erklärte er beispielsweise im November 2013 einem Gericht in Louisiana, der Mörder Teddy Chester sei mental behindert und dürfe nicht für den Mord an einem Taxifahrer aus dem Jahr 1995 hingerichtet werden. Chester hatte diese Einschätzung als Beleidigung empfunden, es übel genommen und argumentiert, er sei überhaupt nicht geistesgestört. Er behauptete, die Zeugen, die seine Lernschwierigkeiten beschrieben, würden lügen. Nun, erklärte sein Verteidiger, genau das ist es, was jemand mit einer Beeinträchtigung des logischen Denkens *sagen würde*. Bei der Fertigstellung dieses Buches Ende 2016 war Chester noch immer für eine Hinrichtung vorgesehen.

2009 beteiligte sich Steve Greenspan an Bemühungen, Joe Arridy posthum begnadigen zu lassen. Der Weg dorthin begann nicht, wie sonst häufig, mit einem neuen Beweisstück oder dem Geständnis des wahren Mörders auf dem Totenbett. Er begann mit einem Gedicht.

Es heißt ›The Clinic‹ und stammt von Marguerite Young, die es 1944 veröffentlichte.[16] Es ist gerade einmal zwanzig Zeilen lang und beschreibt die Szene im Gefängnis von Canon City am Tag von Joes Hinrichtung: ein weinender Aufseher, eine Spielzeug-Eisenbahn und der Mord an einem Kind.

1992 stieß in den Rocky Mountains ein Mann namens Robert

---

16 Marguerite Young: ›The Clinic‹, Moderate Fable, Reynal & Hitchcock, New York 1944. Online unter http://friendsofjoearridy.com/thepoem/ (zuletzt aufgerufen am 18.12.2017)

Perske auf den Text. Perske hatte früher als Geistlicher in einer Einrichtung für Menschen mit intellektuellen Behinderungen gearbeitet, wo ihnen geholfen wurde, wenn sie sich auf der falschen Seite des Gesetzes wiederfanden. Als er das Gedicht las, bekam er das Gefühl, er habe noch genug Kraft, einem weiteren Menschen zu helfen, und beschloss, das Kind zu finden, das seinen Zug zurücklassen musste.

Seine Suche führte ihn durch jedes Stadtarchiv und jede Bibliothek in einer Reihe von Städten östlich der Colorado Rockies. Er setzte die Puzzleteile aus gescannten Mikrofilmen zusammen, die Berichte von längst vergangenen Lokalreportern aufbewahrt hatten und im ›Pueblo Chieftain‹, dem ›Grand Junction Daily Sentinel‹, der ›Wyoming State Tribune‹ oder den ›Rocky Mountain News‹ erschienen waren. 1995 hatte er Joes Namen ausfindig gemacht, und zehn Jahre später eine Webseite aufgebaut, die es sich zur Aufgabe machte, Joes Namen reinzuwaschen.

Als Teil dieser Bemühungen schrieb Steve Greenspan einen detaillierten Report über Joes niedrige Intelligenz, der auf Angaben beruhte, die Mitstreiter dieser Kampagne ausgegraben hatten. Greenspan zerlegte jede Behauptung, Joe Arridy könne verstanden haben, wessen man ihn angeklagt hatte, worum es bei einer Hinrichtung ging oder welche Beweise während des Prozesses vorgelegt wurden – oder dass er überhaupt in der Lage gewesen sei, richtig von falsch zu unterscheiden. Joe Arridy habe, so schlussfolgerte er, das mentale Alter eines Viereinhalbjährigen gehabt.

Nichts wies darauf hin, dass Joe Arridy Dorothy Drain getötet haben könnte; es gab keine Zeugen und keinen Beweis, dass er sich auch nur in der Nähe ihres Hauses aufgehalten habe. Greenspans Untersuchung bewies, dass er sogar unfähig gewesen war, jenes Geständnis abzulegen, das ihn in die Gaskammer brachte. Er war ein klassischer Sündenbock – beeinflussbar, ohne Verständnis und passiv –, und die Polizei war eher daran interessiert, ihre eigenen Vorurteile zu bestätigen, als Verbrechen aufzuklären.

Die Gerichtspsychiater hatten erklärt, Joe sei mental defizitär. Joes Anwalt sagte, dieses Defizit bedeute, dass er wegen seiner Geisteskrankheit für nicht schuldig erklärt werden solle – er sei beispielsweise nicht in der Lage, richtig und falsch zu unterscheiden. Doch die Psychiater erklärten dem Gericht auch, Joe sei nicht geisteskrank: Ein Mensch müsse normal gewesen sein, bevor er seine geistige Gesundheit verlieren könne, und, so fuhren sie fort, »dieser Angeklagte ist niemals normal gewesen«. Eine verwirrte Geschworenenjury verurteilte ihn zum Tode.

Joe Arridy hat nie verstanden, wen er getötet haben sollte oder was das hieß. Roy Best, der Aufseher, der mit der Hinrichtung beauftragt wurde, erklärte, dass Joe der glücklichste Mensch gewesen sei, der jemals in einem Todestrakt leben musste. Seine letzten Lebenstage verbrachte er in seiner Zelle damit, in einem polierten Teller Grimassen zu schneiden. Am 5. Januar 1939 wollte Best wissen, was er sich als Henkersmahlzeit wünsche.

»Eis«, erklärte Joe.[17]

Eine Reihe von Wissenschaftlern, darunter Steve Greenspan, versucht, die US-Gesetzgebung zu einem breiteren Verständnis von Intelligenz zu bewegen, das über den IQ hinausgeht und die vielen Möglichkeiten berücksichtigt, sie zu definieren. Denn so könnte auch die ebenso große Anzahl von Möglichkeiten, einen Mangel an Intelligenz festzustellen, erkannt werden.

In ihrem aktuellsten Leitfaden über psychische Störungen, dem *Diagnostic and Statistical Manual of Mental Disorders*, verwarf die American Psychiatric Association den IQ-Wert als primären Weg zur Bestimmung des intellektuellen Unvermögens (zuvor noch mentale Retardierung genannt). Stattdessen wird die Auswirkung der kognitiven Fähigkeit auf das Verhalten betont. Greenspan und Kollegen wollen US-Gerichte über-

---

17 Joe wurde 2011 offiziell durch den Gouverneur von Colorado begnadigt.

zeugen, Intelligenz ebenfalls unter diesem weiter gefassten Blickwinkel zu betrachten. Sie entwerfen Tests dazu, wie jemand abstrakte Vorstellungen wie Zahlen und Zeit entwickelt, sein Selbstwertgefühl aufbaut und in der Lage ist, Gesetzen zu folgen, aber auch, wie sich praktische Fähigkeiten wie die Verwendung von Geld oder der Schutz der eigenen Gesundheit formen.

2013 wurde ein erster dieser Tests veröffentlicht. Er trägt den Namen Diagnostic Adaptive Behaviour Scale (Diagnostische Skala für adaptives Verhalten) und konzentriert, wie der IQ, das Konzept von Intelligenz in einer einzigen Zahl – weshalb er von Gerichten als Unterscheidungsmerkmal verwendet werden kann. Der Richtwert dieser Testskala ist 100; jemand mit einem Wert von 70 oder weniger könnte als intellektuell beeinträchtigt beurteilt werden. Für jemanden im Todestrakt kann das lebensrettend sein, auf eine Art und Weise, wie es ein IQ-Test, der sich auf eine deutlich engere Reihe von Kriterien verlässt, nicht sein kann.

Bei seiner Suche nach Intelligenztests jenseits des IQ untersuchte Greenspan die Rolle der Leichtgläubigkeit: Wie wahrscheinlich ist es, dass jemand den Vorschlägen anderer folgt, ohne dabei an die Konsequenzen zu denken? Dies ließe sich als Fehler bezeichnen, seine Intelligenz unter bestimmten sozialen Bedingungen weise einzusetzen. Sogar Menschen, die wir als hochintelligent einschätzen, verhalten sich mitunter leichtgläubig.

Im November 2012 wurde der an der Oxford University ausgebildete Physik-Professor Paul Frampton wegen Drogenschmuggels in Argentinien für schuldig befunden und zu 56 Monaten Haft verurteilt. Er gab an, Opfer eines Betrugs geworden zu sein. Er wollte ein Model treffen, das er über eine Dating-Internetseite kennengelernt hatte, und erklärte, Gangster hätten ihm das Kokain zum Transport im verborgenen Innenfutter seines Koffers überlassen. Die übliche Reaktion auf einen solchen Fall ist, zu fragen, nein, nicht wie leichtgläubig, sondern wie *dumm* jemand sein kann. Greenspan glaubt, dass solche Menschen eine kognitive Einstellung haben, die sich zu sehr auf die Intuition verlässt, was es ihnen schwer macht, in gewissen Situationen ihren großen Intellekt einzusetzen. Sie haben viel theoretisches Wissen, aber kein praktisches.

Leichtgläubigkeit kann Menschen mit Lernschwierigkeiten für sexuellen Missbrauch und Scherze auf ihre Kosten anfällig machen, doch sie kann auch ansonsten intelligente Menschen dazu bringen, extrem dämliche Dinge zu machen, etwa dass sie sich kastrieren oder Selbstmord begehen. 1997 fand man 38 Mitglieder der Heaven's-Gate-Sekte tot in Kalifornien. Sie hatten sich selbst das Leben genommen, da man ihnen erklärt hatte, ein Raumschiff sei hinter einem vorbeifliegenden Kometen geparkt und würde ihre Seelen mitnehmen. Einige der Opfer nahmen zuvor noch Abschiedsvideos auf, von denen manche im Internet zu finden sind. Sie alle wirken wie kluge und sprachgewandte Menschen. Tatsächlich haben Greenspan und seine Kollegen vergeblich nach Anzeichen dafür gesucht, dass Menschen mit mentaler Retardierung anfälliger sind für die Verführungskraft von Botschaften und Versprechungen solcher Gruppen.

Es lässt sich ein Muster erkennen. Während Menschen mit intellektueller Beeinträchtigung in sozialen Situationen eher leichtgläubig erscheinen und sich leichtsinnig verhalten, wodurch sie leichter übertölpelt und von Menschen ausgenutzt werden, die ihren eigenen Vorteil suchen, scheinen die dummen Handlungen von ansonsten intelligenten Menschen in eher praktischen Bereichen und auf freiwilliger Basis zu erfolgen. In seiner Anfangszeit waren im Internet sehr viele Geschichten von Menschen zu finden, die ausgeklügelte Wege gefunden hatten, sich selbst zu verletzen oder zu töten, was man schließlich mit den Darwin Awards krönte – ausgezeichnet wurde jemand, der seine Erbanlagen auf »außergewöhnlich idiotische Art und Weise« selbst aus dem Genpool entfernt hatte.

Man könnte dies auf unterschiedliche Persönlichkeitstypen zurückführen. Impulsive und risikofreudige Menschen stürzen eben eher ab oder verbrennen sich schneller als solche, die mit beiden Beinen auf dem festen Boden bleiben. Oder es könnte mit der konventionellen Auffassung von Intelligenz zusammenhängen, der einfach eine entscheidende Fähigkeit fehlt – rational zu denken und zu handeln. Der Psychologe Keith Stanovitch von der University of Toronto hat den Begriff der »Dysrationalia« geprägt, um Menschen zu beschreiben, die mit der Rationalität kämpfen, genau, wie Menschen mit Dyslexie bestimmte Probleme mit der Sprache haben. Rationales Denken, fordert er, sollte gemessen und dann RQ genannt werden. Und genau, wie große Intelligenz kein Schutz vor Dyslexie ist, so wäre auch ein hoher IQ-Wert keine Garantie dafür, dass dieselbe Person einen hohen RQ hat.

Rationales Denken ist das Handeln, das mit den eigenen Zielen und Überzeugungen übereinstimmt. Doch es geht auch darum, durch vorhandene Belege unterstützte Überzeugungen zu formen und an ihnen festzuhalten. In der Regel gilt der Mensch als das einzige Tier, das zu rationalem Denken in der Lage ist, was auch der Grund ist, weshalb wir als die intelligentesten Wesen angesehen werden. Doch der Mensch ist zudem das einzige Tier, das auch *irrational* denken kann. Wir alle kennen eine gewisse Anzahl kognitiver Fehlleistungen, die uns von der Vernunft fortführen. Einer der wichtigsten ist der Bestätigungsfehler – wir sammeln und verstehen Hinweise genau so, dass sie unsere schon existierenden Annahmen zu bestätigen scheinen. Ein anderer ist die Art und Weise, wie wir zu Schlussfolgerungen und Entscheidungen springen, weil wir uns so wenig wie möglich kognitiv anstrengen wollen. Das bekannteste Beispiel ist: Ein Schlagstock und ein Ball kosten zusammen 1,10 Euro. Der Schlagstock kostet 1 Euro mehr als der Ball. Wie teuer ist der Ball? Die meisten Menschen würden schnell antworten (oder es zumindest denken) 0,10 Euro, doch das ist falsch (die Gesamtsumme wäre dann ja 1,20 Euro, denn wenn der Ball 10 Cent kosten würde und der Schlagstock ein Euro mehr, dann würde dieser ja 1,10 Euro kosten und somit wäre die Gesamtsumme 1,20 Euro. Die richtige Antwort ist, dass der Ball 5 Cent kostet, der Schlagstock demnach 1,05 Euro und zusammen macht das dann 1,10 Euro.).

Diese Denkweise und die Schwierigkeit, sie zu vermeiden (und sogar ihre potenzielle Kraft), wurden über Jahre ausführlich diskutiert. Was in Bezug auf die Intelligenz entscheidend ist, ist die Erkenntnis, dass die Empfänglichkeit für diese irrationalen Denkweisen keineswegs eng mit dem IQ zusammenhängt.

Deshalb, und auch, da Intelligenztheorien am besten gedeihen, wenn sie, wie wir gesehen haben, als Gegenstück zum IQ präsentiert werden, betont Stanovitch nachdrücklich, dass seine Vorstellung von rationalem Denken eine getrennte kognitive Kategorie ist. Intelligenz ist der IQ, und Rationalität unterscheide sich von beiden, sagt er.

Und doch, da rationales Denken teilweise durch die Handlungen, die es leitet, gemessen wird, scheint Rationalität von der allumfassenden Definition abgedeckt zu sein, wonach Intelligenz das ist, was man einsetzt, um das zu bekommen, was man will. Und, um nach der Überzeugung handeln zu können, genau auf diesem Weg seine Ziele zu erreichen, wie irrational diese Überzeugung auch sein mag, braucht man Intelligenz.

Sollte Stanovich sich täuschen, und Intelligenz und Rationalität überlappen sich, dann wäre das eine gute Nachricht für unsere Bemühungen um die Verbesserung von Intelligenz. Denn Rationalität lässt sich verbessern. Rationales Denken kann dadurch gestärkt werden, dass man Menschen auf die kognitiven Vorurteile hinweist, die ununterbrochen versuchen, das rationale Denken zu unterminieren. Hier wird keine clevere Neurowissenschaft gebraucht. In der Regel hilft es schon, über die Umstände anders nachzudenken, die Frage zu reframen.

Ein Beispiel: Es existiert eine hundertprozentige Möglichkeit, Ihre Chance auf den Jackpot beim Lotto zu verdoppeln. Wollen Sie wissen, wie das geht? Kaufen Sie einen zweiten Lottoschein mit anderen Zahlen. Herzlichen Glückwunsch, Ihre Gewinnchance hat sich mit einem Schlag von eins zu 140 Millionen auf eins zu 70 Millionen verbessert. Trotzdem sollten Sie deswegen nicht schon jetzt das neue Auto bestellen.

Dies klingt banal, doch das ist genau das Prinzip, auf dem alle, vom Trickbetrüger bis zur Werbeagentur, aufbauen, die Menschen überzeugen wollen, sich von ihrem Geld zu trennen. Deshalb verängstigen Überschriften über Umweltgefahren, die das Risiko einer Krebserkrankung »verdoppeln«, die Leser ohne Grund, und deshalb gelingt es Politikern und speziellen Interessensgruppen so gut, irreführende Pläne hinter Phrasen zu verstecken, die unsere kognitiven Fehlleistungen verführen. Möchten Sie wissen, wie leichtgläubig Sie sind? Für 50 Euro erhalten Sie unseren Frage- und Auswertungsbogen dazu!

14

Mit dem Gehirn unterwegs

Ein Jahr nach meinem ersten Test war ich entschlossen, mich mit einer Kombination mehrerer Neuroenhancement-Methoden bei Mensa einzuschmuggeln – ich wollte für den maximalen Effekt sowohl Smart Drugs als auch Gehirnstimulation nutzen. Nachteil dieser Strategie war, dass ich, sollte mein IQ tatsächlich steigen, nicht würde sagen können, ob es das Modafinil oder die Elektrostimulation gewesen war, die mir am meisten geholfen hat. Aber ich würde hoffentlich zumindest eine nützliche Antwort auf die Frage nach der Effektivität von Neuroenhancement bekommen – wenigstens bei meinem Gehirn.

Ich hatte noch jede Menge Modafinil-Tabletten übrig, sodass dieser Aspekt leicht war: Ich würde am Prüfungsmorgen früh aufstehen und eine Pille zum Frühstück nehmen. Dann hatte der Wirkstoff drei bis vier Stunden Zeit, sich in meinem Körper zu verteilen. Herausfordernder war die Gehirnstimulation. Ich überlegte kurz, meine Spiderman-Mütze während des Tests zu tragen, um damit die Elektroden zu verbergen, und dann zu Beginn jeder Fragerunde den Schalter umzulegen, damit mein Gehirn durchflutet würde. Doch das schien mir eine riskante Strategie zu sein, zum einen, weil es wohl ziemlich offensichtlich sein würde, was ich vorhatte, zum anderen, weil es bedeutet hätte, immer mal wieder den Raum verlassen zu müssen, damit ich die Schwämme neu befeuchten konnte.

Nicht jede Form von Gehirnstimulation erfordert es, dass

der elektrische Strom fließt, wenn die entsprechende Aufgabe ausgeführt wird. Viele psychiatrischen Experimente stimulieren das Gehirn unabhängig beispielsweise von der Therapiesitzung, um diese vorzubereiten oder abzuschwächen. Man stimuliert jeden Tag, oder alle zwei Tage, als Teil der Behandlungsroutine. Mir erschien dies wie ein angemessener Kompromiss, und er würde mir ersparen, meinen zweiten Mensa-Test mit einer merkwürdigen Mütze auf dem Kopf durchführen zu müssen, aus der mir warmes Salzwasser über das Gesicht lief. In der Woche vor dem Test wollte ich meinen Internet-Bausatz zu Hause zwanzig Minuten täglich zur Stimulation meines Gehirns nutzen.

Auf welchen Teil meines Gehirns sollte ich zielen? Sicherlich nicht auf den Motorcortex, den ich bei meinem Ruder-Experiment anvisiert hatte, schließlich wollte ich weder meine Muskeln noch andere Teile meines Körpers verbessern, die von ihm kontrolliert wurden. Besser einen Teil des Gehirns stimulieren, der mehr mit Kognition und Verarbeitung zu tun hat. Ich trieb Studien auf, die mir nützlich und zum Mensa-Test passend erschienen. Ein Neurowissenschaftler namens Allan Snyder von der University of Sydney in Australien hatte sie durchgeführt.

Andere Wissenschaftler sind geteilter Meinung über Snyder, und zwar nicht nur, weil er bei all seinen Fernsehinterviews gern eine seltsame Kappe in einem kecken Winkel auf dem Kopf trägt. Er nennt seinen Gehirnstimulator eine »Denkkappe« und zeigt sich nicht zurückhaltend, wenn es um große Versprechungen geht, zu der sie in der Lage sein soll, unter anderem die Verbesserung der menschlichen Kreativität.

In einer Testreihe nutzte Snyder tieffrequente Magnetstimulation, um den linken vorderen Temporallappen zu erreichen, womit er die seiner Meinung nach bei jedem Menschen schlummernden Savant-Fertigkeiten wecken wollte. Und er kam zu einigen interessanten Ergebnissen. Nach seiner Gehirnstimulation zeigten sich mehrere Freiwillige besser in der Lage, den folgenden Text zu korrigieren und den Fehler zu finden:

> Lieber den Spatz in der
> der Hand als die
> Taube auf dem Dach.

Auch die Fertigkeiten beim Zeichnen verbesserten sich bei Demenz-Patienten, die an ebendieser Stelle im Gehirn eine Störung vorwiesen, mit einer ähnlichen Schwerpunktverlagerung: vom Abstrakten hin zum Konkreten. Ihre Zeichnungen wurden als lebensnäher und komplexer beurteilt.

Manche Testpersonen zeigten auch eine Verbesserung bei der Anzahlerfassung: eine Savant-Fertigkeit, die das schnelle Erfassen einer großen Anzahl von Objekten erlaubt. Sie ist in ›Rain Man‹ verewigt, als Raymond Cocktailspieße in einer Box zählt, die eine Kellnerin fallen lässt. In ›Der Mann, der seine Frau mit einem Hut verwechselte‹ erzählt Oliver Sacks, dass auch George und Charles, die beiden New Yorker Zwillinge mit dem Kalenderzählen, dazu in der Lage waren. (In seinem Buch tragen sie allerdings andere Namen.)

> Eine Streichholzschachtel fiel vom Tisch, und der Inhalt lag verstreut auf dem Boden. »Hundertelf«, riefen beide gleichzeitig; dann murmelte John: »Siebenunddreißig«. Michael wiederholte das, John sagte es ein drittes Mal und hielt inne. Ich zählte die Streichhölzer – das dauerte einige Zeit –, und es waren einhundertelf.
> »Wie konntet ihr die Hölzer so schnell zählen?«, fragte ich sie.
> »Wir haben sie nicht gezählt«, antworteten sie. »Wir haben die Hundertelf *gesehen*.«
> Ähnliche Geschichten erzählt man sich von Zacharias Dase, dem Zahlenwunder, der sofort »hundertdreiund-

achtzig« oder »neunundsiebzig« rief, wenn ein Glas mit Erbsen ausgeschüttet wurde und er, so gut er konnte – auch er war ein Einfaltspinsel –, klarzumachen versuchte, dass er die Erbsen nicht zählte, sondern ihre Zahl im Ganzen, blitzartig, »sah«.

»Und warum habt ihr ›Siebenunddreißig‹ gemurmelt, und das zwei Mal wiederholt?«, fragte ich die Zwillingen. Sie sagten im Chor: »Siebenunddreißig, siebenunddreißig, siebenunddreißig, hundertelf.«[18]

Bei Snyders Magnetexperimenten leuchteten, eineinhalb Sekunden lang und nacheinander wiederholt, Bilder mit zwischen 50 und 150 Punkten auf einem Monitor auf, und man bat Freiwillige zu schätzen, wie viele Punkte jeweils zu sehen gewesen waren. Zehn von zwölf Freiwilligen konnten dies nach der Stimulation besser.

2012 wandte sich Snyder dann der Elektrostimulation zu. Dieses Mal setzte er die beiden Elektroden ein, um die linke Gehirnhälfte zu bremsen und die rechte Gehirnhälfte seiner Probanden zu aktivieren. Er konnte von einer ähnlichen Verbesserung berichten – dieses Mal bei der Fähigkeit, ein klassisches Rätsel zu lösen, das ein wenig Querdenken erfordert. Es heißt das Neun-Punkt-Problem, bei dem Sie aufgefordert werden, alle neun Punkte hier unten mit vier geraden Strichen zu verbinden, wobei Sie den Stift nicht vom Papier abheben und auch keine Linie doppelt ziehen dürfen.

Versuchen Sie es einmal:

---

18 Oliver Sacks: ›Der Mann, der seine Frau mit einem Hut verwechselte‹, aus dem Englischen von Dirk van Gunsteren, Rowohlt, Reinbek 1990, S. 279.

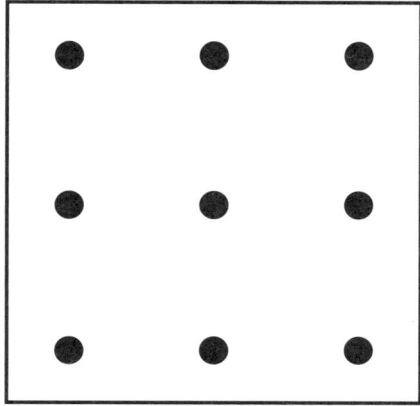

(Spoiler-Alarm: Die Lösung befindet sich auf der nächsten Seite.)

Man kann das Rätsel nur lösen, indem man die Linien über die Grenzen des Quadrats hinaus ausdehnt. Etwa so:

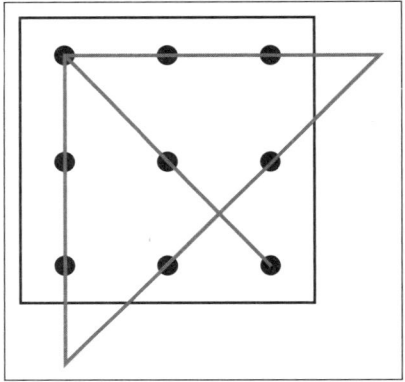

Bei Snyders Tests fiel dies nur jenen Freiwilligen ein, die eine Elektrostimulation bekommen hatten.

Na ja, fast. Ein Freiwilliger tauchte im Labor auf, ein Mann Anfang 20 namens Brian. Man wollte ihm nicht erlauben, an den Versuchen teilzunehmen, denn im Vorgespräch stellte sich heraus, dass er als Kind eine schwere Gehirnverletzung erlitten hatte. Er war aber ausgesprochen an der Forschung interessiert, und da er nun schon einmal angereist war, ließ man auch ihn das Rätsel lösen.

Er schaffte es – als einziger Freiwilliger ohne die Stimulation, die seinen linken vorderen Temporallappen bremste. Anschließend erklärte Brian den Wissenschaftlern, wie er die Welt in konkreten Begriffen sah:

> Ich konzentriere mich immer auf ein einziges Objekt. Wenn ich einen Raum betrete, schaue ich mir die Gegenstände ganz methodisch an, immer nur ein einzelnes Ding, ich betrachte nicht das ganze Bild. ... Ich erkenne alles für sich allein, immer als einzelne Objekte und nicht als ganze Szene ... sogar meine Schrift. ... Ich konzen-

triere mich auf eine Stelle. ... Mein Langzeitgedächtnis ist sehr, sehr gut. ... Ich kann mich an alles erinnern, was im Jahr sechs passierte [als er zwölf Jahre alt war].

Brian bot an, seine Krankenunterlagen vorbeizubringen. Sein Neurologe hatte darin festgehalten, dass Brian mehrere schwere Verletzungen der linken Gehirnhälfte davongetragen hatte sowie »eine Fraktur des linken Schläfenbeins« – also genau jener Stelle, die beim Experiment mit der Stimulation ausgeschaltet werden sollte.

Daher ahmte ich nun diese Studie nach und zielte mit meinem Stimulator auf den vorderen Temporallappen.

Meine selbst gebaute Stimulation des vorderen Temporallappens begann mit einem Knall. Ich feuchtete die Elektroden an und steckte sie unter die Mütze, auf jeder Kopfseite eine. Und als ich dann den Schalter von Aus auf 2 Milliampere umlegte, geschah etwas Überraschendes. Ein Lichtblitz schoss durch meinen Blick, ein Leuchtspurgeschoss raste durch mein Gehirn. Das war zuvor, als ich meinen Motorcortex anvisiert hatte, noch nicht passiert. Ich keuchte, und meine Frau – ohnehin wegen meiner Selbstversuche beunruhigt – beugte sich vor, um den Stecker zu ziehen.

Es war ein Phosphen, eine winzige Wahrnehmung von Licht, das gar nicht da war, sondern nur durch die Elektrostimulation meiner Retina im hinteren Teil meiner Augen, oder wahrscheinlich des visuellen Cortex meines Gehirns, erzeugt wurde. Dieser Effekt wurde schon häufig beschrieben und ähnelt jenen Mustern, die in Ihrem Kopf schwimmen, wenn Sie die Augen zu lange fest zusammenpressen, oder jenen Sternen, die auftauchen, wenn Sie zu schnell aufstehen. Man macht Phosphene auch für das Phänomen des Prisoner's Cinema (Gefangenenkino) verantwortlich. Hierbei beschreiben Menschen, die lange Zeit in Dunkelheit verbracht haben, etwas, das sie als Lichtshow bezeichnen.

Phosphene sind harmlos, aber sie beweisen, dass das Herumspielen mit Strom im Gehirn unerwartete Effekte mit sich bringen kann. Derzeit gibt es noch keine Hinweise auf unerwünschte Nebeneffekte, aber eine elektrische Gehirnstimulation kann zweifelsohne auch schiefgehen. Was vermutlich eher mit schlecht zusammengebauten und angelegten Stimulatoren zu tun hat, denn mit der inhärenten Gefahr der Technologie selbst, aber es gibt eben durchaus Berichte von Menschen, die sich selbst schwere Verbrennungen zugefügt haben.

Von daher möchte ich dieses Buch nicht als *Ermunterung* sehen, es einmal selbst auszuprobieren, aber das muss ich im Grunde auch nicht. Die Berichte über Erfolge, sowohl in den wissenschaftlichen als auch in den populären Medien, erledigen das bereits. Und da die Technologie für den medizinischen und darüber hinausgehenden Einsatz entwickelt wurde, wird die Nachfrage mit wachsendem Bekanntheitsgrad weiter steigen. Unternehmen bieten Selbstbausets an, und Interessenten stehen Schlange, diese zu kaufen. Einige Wissenschaftler haben vor Selbstbau-Gehirnstimulation gewarnt, andere sind der Meinung, der Verkauf und der Einsatz sollten gesetzlich geregelt werden. Diese Debatte ist noch nicht beendet, aber wir können nicht so tun, als würde das selbst durchgeführte Neuroenhancement nicht bereits heute stattfinden. Daher ist es in meinen Augen besser, dessen Möglichkeiten und Grenzen zu erkunden und dann alle Informationen zu versammeln, die wir für eine auf Wissen basierende Entscheidung brauchen. Und natürlich muss dabei die Öffentlichkeit eine Rolle spielen. Wenn die Gehirnstimulation und andere Neuroenhancement-Technologien funktionieren, werden viele sie auch nutzen wollen. Und das am besten, ganz gleich, ob gesetzlich geregelt oder nicht, kontrolliert und risikolos.

Mein zweiter Mensa-Test fand in derselben Londoner Universität statt wie beim ersten Mal, dieses Mal an einem schwülen Samstagmorgen am Tag nach der Ankündigung, dass Großbritannien für den Austritt aus der Europäischen Union gestimmt hatte. Die Ablehnung von Expertisen – und im weiteren Sinne damit auch der Intelligenz – spielte eine wichtige Rolle bei dem Referendum. Eine ganze Reihe kluger Menschen, von Stephen Hawking bis zum Chef der Bank of England, hatten vor den weitreichenden negativen Konsequenzen gewarnt. »Ich glaube, die Menschen in diesem Land hatten genug von den Experten«, erwiderte Michael Gove, der ehemalige Journalist und derzeitige Politiker, der zu den bekanntesten Befürwortern des britischen Alleingangs gehörte.

Ich dachte, Mensa würde mir nicht gestatten, den Test zu wiederholen. Also nahm ich für diesen Tag die Identität meines Bruders an und überreichte dem verantwortlichen Mensa-Mitarbeiter einen überzeugenden Ausweis, woraufhin er seinen Namen auf der Anmeldeliste fand.

An diesem Tag wurden wir ins Untergeschoss geführt. Dieses Mal waren auch mehr Kandidaten gekommen – zwanzig inklusive mir –, die aber wieder vom Alter und der Nationalität ähnlich gemischt zusammengesetzt waren wie bei meinem ersten Test. Der Aufsicht führende Mann hatte dieselben Unterrichts- und Aufsichtskurse besucht wie Charles, den ich in Glasgow kennengelernt hatte. Er erkundigte sich allerdings nicht nach Journalisten in der Runde, erklärte dafür lang und breit den Prüfungsablauf. Er zeichnete sogar die Kästchen der Multiple-Choice-Aufgaben an ein Whiteboard, um uns das Ausfüllen zu zeigen, und wies uns darauf hin, dass wir zum Korrigieren den Radiergummi am Ende der eben ausgeteilten Bleistifte nutzen sollten. Vielleicht hielt er uns einfach für nicht besonders helle.

Die Fragen waren mehr oder weniger dieselben. Ganz sicher war ich mir auf Seite zwei, beim Sprachtest, wo ich einige wiedererkannte. Auf der ersten Seite war es schwerer zu sagen – eine Reihe ineinander verschachtelter Kreise und Dreiecke sieht der nächsten nunmal ziemlich ähnlich.

Das Modafinil hatte ich nach dem Frühstück geschluckt, und als der Test am Vormittag begann, kurvte der Wirkstoff bereits durch das Getriebe meines Gehirns. Das Gefühl der aufmerksamen und fokussierten Konzentration, das ich schon beim ersten Mal verspürt hatte, kehrte zurück. Ich sauste durch die ersten, einfachen Fragen, doch mit fortschreitender Zeit und zunehmender Schwierigkeit der Fragen geschah etwas Seltsames. Das Modafinil – zumindest glaubte ich, dass es das Modafinil war – zog mich in jede Frage vollständig hinein, wodurch es schwieriger wurde, eine gut begründete Vermutung abzugeben und weiterzumachen. Dort, wo ich die Antwort auf den ersten Blick erkannte, fungierte die Droge als Beschleuniger. Doch sobald etwas Anstrengung vonnöten war, kam sie mir wie eine Bremse vor. Ich wurde in das Problem hineingesogen, in die Art und Weise, wie es formuliert und gestellt worden war, und, wenn ich es zu lange im Kopf behielt, fiel es mir schwerer als beim ersten Mal, die intellektuelle Herausforderung liegen zu lassen und mich der nächsten Aufgabe zuzuwenden.

Ein Beispiel: Eine Aufgabe gegen Ende der Prüfung beschrieb das Schicksal eines verstorbenen Forschers und stellte die Frage, ob er nun verdurstet oder von Kannibalen oder von Löwen gefressen worden war. Der ganze Textabschnitt verlangte Vernunft, Gedächtnis und logisches Schließen, und doch brachte die Aufgabe nur einen einzigen Punkt, wie Dutzende von vorigen Fragen auch. Ich konnte nicht davon ablassen. Ich las jedes Wort einzeln und sah dabei die Notlage des Mannes vor mir, wie sie in den verzweifelten letzten Seiten seines Tagebuchs festgehalten war. Er hatte Hunger, war durstig und verängstigt – fühlte sich verfolgt. Was geschah mit ihm? Die möglichen Abläufe der Ereignisse liefen vor meinen inneren Augen ab, und jedes Mal musste ich den Höhepunkt erleben (der jedes Mal dasselbe für den unglücklichen Forschungsreisenden bereit hielt), bevor ich mich an den nächsten machen konnte. Ich war in der Geschichte verloren. Ich vergeudete kostbare Zeit, während ich mir seine Motive ausmalte, seine Angst vor den wilden Tieren und überlegte, wie ich in einer solchen Situation reagieren würde. Es fiel mir schwer, die konkreten Informationen, die Tatsachen und die Reihenfolge der Ereignisse dem Text zu entnehmen und mit ihnen zu arbeiten.

(Im Januar 2017 berichteten deutsche Wissenschaftler von einem ähnlichen Effekt von Modafinil auf professionelle Schachspieler. Sie konnten dank der eingenommenen Wirkstoffe bessere Züge machen, verloren jedoch mehr Spiele durch Zeitstrafen, da sie zu lange gebraucht hatten, ihre Figuren zu ziehen.)

Am Schluss war ich ziemlich sicher, dass ich die Frage über den toten Forscher richtig gelöst hatte (entscheidend war, zu berücksichtigen, welche Gefahr die Löwen für die Kannibalen darstellten), doch als ich das Kästchen ankreuzte, um meinen Sieg festzuhalten, erklärte der Mensa-Mann, die Zeit sei abgelaufen. Dabei hatte ich vier Fragen noch gar nicht beantwortet. Ich dachte noch immer über die Löwen nach, als er den Antwortzettel von meinem Tisch zog, und ich hatte nicht einmal daran gedacht, bei allen offenen Fragen noch schnell Antwort A anzukreuzen.

Die Ergebnisse würden wir in einer Woche bekommen, ließ er uns noch wissen.

Smart Drugs und elektrische Gehirnstimulation stehen aktuell im Mittelpunkt der Neuroenhancement-Forschung, doch weder hat mit ihnen die Geschichte begonnen noch wird sie dort aufhören. Ein paar Jahre, bevor Wissenschaftler mit dem Dopen von Studenten und dem Herumspielen mit Strom begannen, blickten sie auf klassische Musik.

Nachdem General Augusto Pinochet nach seinem Staatsstreich 1973 eine Militärdiktatur in Chile errichtet hatte, griffen seine politischen Gegner zu einer unerwarteten Waffe des Widerstands. Menschenmengen versammelten sich vor den Internierungslagern und sangen ein bekanntes Lied. Die Worte waren spanisch. Die Melodie jedoch unzweifelhaft Beethovens »Ode an die Freude«.

Von vielen als das Meisterwerk des Komponisten angesehen, erklingt die »Ode an die Freude« auf dem Höhepunkt von Beethovens 9. Sinfonie. Der Text entstammt einem Schiller-Gedicht und feiert die Brüderlichkeit und die Einheit aller Menschen. Daher wurde die Musik immer wieder anlässlich vieler Proteste gegen totalitäre Systeme gespielt, etwa in Südafrika zur Zeit der Apartheid oder von den Studenten, die den Tiananmen-Platz in Peking stürmten.

Am 14. Januar 1998 ließ der US-amerikanische Politiker Zell Miller die »Ode an die Freude« von einem tragbaren Kassettenrekorder im Parlamentsgebäude des US-Bundesstaats Georgia abspielen, mitten während der jährlichen Diskussion um den Finanzhaushalt. »Nun«, fragte er anschließend seine Kollegen, »fühlen Sie sich schon ein wenig klüger?«

Miller, Gouverneur des Bundesstaates, wollte von den Abgeordneten die Zustimmung zu seinem Plan, mit Steuergeldern CDs und Kassetten mit klassischer Musik zu kaufen, damit diese dann an frischgebackene Eltern weitergegeben werden könnten. Sie sollten ihren Säuglingen die Musik vorspielen, wodurch, so seine Hoffnung, bei Zehntausenden von Kleinkindern die Gehirne stimuliert und die Intelligenz verbessert würde. Miller selbst wuchs in den Bergen Nord-Georgias auf, wo er Zeuge der intellektuellen Vorteile von Musik geworden war: »Musiker waren Menschen, die nicht nur eine Fiddle spielen konnten, sondern auch gute Mechaniker waren. Sie konnten dein Auto reparieren.«

Um nicht durch Intelligenz übertrumpft zu werden, verabschiedete auch Georgias Nachbarstaat Florida sein eigenes Gesetz, um sich diesen Effekt ebenfalls nutzbar zu machen. Staatlich finanzierte Kindertagesstätten wurden gesetzlich verpflichtet, den Kindern jeden Tag mindestens eine Stunde lang klassische Musik vorzuspielen.

Florida und Georgia reagierten damit auf eine wissenschaftliche Studie, die den Schluss nahelegte, ja, das Hören klassischer Musik kann die Intelligenz fördern. 1993 hörte bei einem Versuch jeweils eine Gruppe von College-Studenten entweder verbale Entspannungsübungen, nichts oder aber den ersten Satz »Allegro Con Spirito« aus Mozarts Sonate für zwei Klaviere D-Dur. Dann bat man die Gruppen, ein paar einfache Aufgaben zur Raumwahrnehmung zu lösen. Die Studenten, die Mozart gehört hatten, kamen auf ein vorübergehendes, aber signifikant besseres Testergebnis als die beiden anderen Gruppen.

Die »Mozart-Effekt« getauften Ergebnisse der Studie schafften es weltweit auf die Titelseiten. Doch dabei lösten sich die Schlussfolgerungen und Konsequenzen von den tatsächlichen Resultaten. Niemand ist sicher, wie genau, aber eine begrenzte Studie über einen beschränkten Kognitionstest an jungen Erwachsenen verwandelte sich in das Versprechen einer allgemeinen Intelligenzsteigerung bei Kindern und Säuglingen. Und warum genau Mozart? Es würde doch auch jede andere klassische Musik tun, oder?

Noch während Politiker sich auf die Studienergebnisse stürzten, begannen andere Wissenschaftler bereits, sie auszuhöhlen. Vor allem gelang es, trotz Dutzender Versuche, keinen anderen Wissenschaftlern mehr, die Testergebnisse ihrer eigenen Freiwilligen durch Mozarts Musik derart zu steigern. Noch immer gibt es Anhänger der Idee, doch die Haltung der meisten Forscher auf dem Gebiet der zwanzig Jahre alten Kontroverse findet sich gut resümiert im Titel eines 2010 erschienenen Artikels in der Zeitung *Intelligence*, der die verschiedenen Forschungen dazu zusammenfasste und analysierte: »Mozart effect – Shmozart effect.« [to shmooze bedeutet so viel wie unverbindlich plaudern, Anmerkung des Übersetzers.]

Auch eine andere, ähnlich gefeierte Methode, die kognitive Fähigkeiten vergrößern und schützen soll, ist gleichermaßen umstritten. Hinter dem sogenannten Gehirn-Jogging – eine Reihe von sich wiederholenden Aufgaben, die normalerweise an einem Computer gelöst werden – steht heutzutage eine mehrere Millionen Euro schwere Industrie, obwohl immer mal wieder eine Gruppe geachteter Neurowissenschaftler aufsteht und den Nutzern zuruft, sie würden damit nur ihr Geld und ihre Zeit verschwenden.

Die Uneinigkeit besteht in der Regel nicht darin, ob ein solches Training eine Auswirkung auf das Gehirn hat, sondern ob diese Auswirkungen auf die Alltagsaktivitäten übertragbar sind. Bei einer Aufgabe etwa müssen die Teilnehmer mehrere Stunden in der Woche lange Zahlenreihen auswendig lernen und wiederholen. Die Belege sind sehr stark dafür, dass in der Tat diese Menschen ihre Fähigkeit verbessern, sich lange Zahlenreihen merken und sie wiederholen zu können. Doch viel weniger deutlich ist, ob dieser Nutzen auch anhält und ob, viel wichtiger noch, diese Menschen ihn auch auf etwas Sinnvolles übertragen können – etwa dass sie daran denken, auf dem Heimweg vom Büro eine Milch einzukaufen.

Bei einem der größten Versuche zum Nutzen des Gehirn-Trainings baten Wissenschaftler die Zuschauer der BBC-Wissenschaftssendung ›Bang Goes The Theory‹ (Peng macht die Theorie), selbst an einem gründlichen Experiment teilzunehmen. Mehr als 50 000 Fernsehzuschauer registrierten sich für den Test, und 11 430 gingen soweit, dass sie, wie gefordert, sechs Wochen lang das Minimum der verlangten zwei Online-Trainingssitzungen pro Woche auch durchführten.

Neben dem auswendig zu lernenden Zahlenreigen wurden einige Freiwillige auch durch Tests in grammatikalischer Argumentation trainiert. Sie bekamen Bilder zu sehen und mussten so schnell wie möglich sagen, ob die einfachen Aussagen dazu richtig oder falsch waren, beispielsweise: »Der Kreis ist größer als das Viereck.« Eine weitere Aufgabe drehte sich um das räumliche Gedächtnis; man musste den Ort herausfinden und sich merken, an dem Sterne in Schachteln versteckt waren. Und ein ähnliches Spiel verlangte von den Freiwilligen, sich zu erinnern, welche Objekte (Hut, Ball etc.) sich hinter einer Reihe von zerbrochenen Glasscheiben verbargen. Jeder Aufgabentyp wurde bei korrekten Antworten immer schwieriger und schneller.

Übung scheint dabei zu helfen, perfekt zu werden. Nach sechs Wochen erreichten viele Teilnehmer bei ihrem spezifischen, eingeübten Test ein deutlich besseres Ergebnis als zu Beginn. Doch nur bei diesem Test. Vertauschte man die Aufgaben und mussten diejenigen, die bislang das Aufstöbern von Sternen trainiert hatten, nun Hüte suchen, zeigte sich keine signifikante Verbesserung. (Alle Freiwilligen mussten zu Anfang alle Spiele einmal ausprobieren, somit hatten die Wissenschaftler einen Vergleichspunkt.) Das galt sogar, wenn die unterschiedlichen Tests dieselbe kognitive Funktion trainiert hatten wie etwa das abstrakte Schlussfolgern.

Das ist ein Problem für die weitverbreitete Behauptung, diese kognitiven Tests würden irgendwie das Gehirn »trainieren« und damit die »mentale Fitness« erhöhen. Auch wenn man von verbesserter körperlicher Fitness, durch regelmäßiges Joggen beispielsweise, erwartet, dass es dem Menschen auch bei anderen Übungen hilft, wie etwa beim Fahrradfahren, ist der Nutzen von Gehirn-Jogging weniger nützlich und weniger vielseitig. »Peng« macht die Theorie.

Ein wenig besser sieht es aus, wenn man die Freiwilligen nach ihrem Alter gruppiert. Wenn man Kognition und Intelligenz verbessern kann, dann wäre der wichtigste gesellschaftliche Nutzen vermutlich nicht die Steigerung der Denkfertigkeiten der Jungen und Gesunden, sondern der Schutz vor ihrem Verlust bei den Älteren. Da immer mehr Menschen bis in ihre Siebziger und Achtziger hinein leben, wird Demenz eine immer größere Last in den entwickelten Ländern und verursacht einen immer größeren Anteil an den Gesundheitskosten. Und so richten sich tatsächlich einige der Gehirn-Trainingsspiele explizit an ältere Spieler, die damit die Verheerungen der degenerativen Zustände wie Alzheimer abwehren sollen.

Untersucht man sie als separate Gruppe, so zeigten die Tausenden ergrauten Zuschauer von ›Bang Goes The Theory‹, die jeden Tag Online-Übungen trainierten, einige nützliche Verbesserungen der mentalen Fähigkeiten. Freiwillige in der Altersgruppe ab 60 erreichten auf einer Skala zur Beurteilung ihrer Unabhängigkeit bessere Werte. Diese Skala misst instrumentelle Alltagsaktivitäten, also wie gut Menschen zurechtkommen – beim Telefonieren, Einkaufen, Kochen, Wäschewaschen, bei der Verwaltung ihrer persönlichen Finanzen und anderen Dingen, die Menschen anfangen schwerzufallen, sobald ihre mentalen Fähigkeiten mit zunehmendem Alter nachlassen.

Es wäre ein wenig übertrieben, zu behaupten, diese Studie unterstütze klinische Behauptungen, wonach Gehirntraining die Auswirkungen von Demenz erleichtern könne, aber sie legt doch nahe, dass sich hier weitere Forschungen lohnen.

Trotz der oft scharfen Kritik an solchem Gehirn-Training und obwohl es keinen Beweis für nützliche und übertragbare Effekte gibt, so scheinen diese Übungen auch keine massive Kehrseite zu haben, selbst wenn der Nutzen nur marginal ist. Diese Tests sind nun einmal auch Spiele, und Menschen bezahlen seit jeher Geld dafür, Spiele spielen zu können. Der Hype, der um Gehirn-Jogging gemacht wird, unterscheidet sich darin von den gefährlichen Behauptungen, die es zu ungetesteten Arzneimitteln gibt, denn auch diese werden häufig als Alternativen zur faktenbasierten Mainstream-Therapie präsentiert.

Derzeit gibt es keine verlässlichen Techniken, mit denen man das Alzheimer-Leiden vermeiden kann. Insofern werden die Menschen auch von nichts abgelenkt. Wenn das Gehirn-Training nicht hilft, ist das schade – und ja, einige Menschen werden auf unsere Kosten dadurch reich, dass wir es dennoch versuchen –, aber das Ganze scheint eine vernünftige und sinnvolle Haltung zu sein für Menschen, die es einfach einmal ausprobieren möchten. Es braucht Jahre, bis die Art von Beweisen angesammelt ist, die auch die größten Skeptiker überzeugt. Und einige der Menschen, die ihr Gehirn trainieren möchten, haben einfach nicht mehr genug Zeit, darauf zu warten.

Davon einmal abgesehen, haben die Skeptiker, die dies alles

für reine Zeitverschwendung halten, eine natürliche menschliche Schwäche auf ihrer Seite: die Faulheit. Gehirn-Training ist mit großer Anstrengung verbunden. Basierend auf der durch einfache Gedächtnisaufgaben erreichten (also kaum nennenswerten) Menge übertragbarer Verbesserungen bei jungen Menschen, schätzen Wissenschaftler, dass es vier Jahre Gehirn-Jogging bräuchte, damit jemand sich eine einzige zusätzliche Ziffer merken kann. Die Über-60-jährigen, die diesen Nutzen vorweisen konnten, schafften das auch nur, nachdem sie den Online-Test mindestens zehn Minuten lang übten, jeden Tag, sechs Monate lang.

Studien wie die hier erwähnte verlieren regelmäßig eine große Anzahl ihrer Probanden, da die Menschen sich einfach nicht dazu aufraffen können, dabeizubleiben. Es ist das Gleiche wie mit körperlichem Training, was jeder bestätigen kann, der sich schon einmal vornahm, einfache Dinge wie ein Dutzend Sit-ups oder zehn Minuten strammes Spazierengehen pro Tag durchzuhalten. Auch hier ist es so, dass viele Menschen dafür bezahlen, das Gehirn-Fitnessstudio nutzen zu können, dann für ein paar Wochen trainieren, bevor sie es dann nicht mehr schaffen, regelmäßig die Geräte in die Hand zu nehmen.

Die meisten von uns werden erleben, wie unsere kognitiven Funktionen mit steigendem Alter abnehmen und nachlassen. Vokabel- und Allgemeinwissen – die klassischen Typen kristalliner Intelligenz – sind robust und können sogar bis über den 70. Geburtstag hinaus ein wenig zunehmen. Selbst ohne Krankheit und Demenz steigen fluide Intelligenz sowie die Fähigkeiten zu Logik und Problemlösung nur während der Schulzeit und im Jugendalter rasant an, bis sie im jungen Erwachsenenalter ihren Höhepunkt erreichen.

Was Vorschulkinder angeht, sollte sich niemand zum Kauf von DVDs verleiten lassen, die Säuglinge angeblich klüger machen. 2009 musste Disney Millionen von Eltern Entschädigungen zahlen, die »Baby Einstein«-Videos gekauft hatten.

Das Unternehmen hatte behauptet, die Filmchen mit Musik, Puppen und leuchtenden Farben seien bildend. Doch das sind sie nicht. Vielleicht aber müssen wir uns gar nicht auf die Suche nach kognitivem Enhancement machen, weder für uns noch für unsere Kinder. Vielleicht können wir uns einfach zurücklehnen und das kognitive Enhancement zu uns kommen lassen.

Alte Häuser mit ihren niedrigen Türrahmen sind für moderne Besucher eine Herausforderung. Man baute Türen früher niedriger, da die Menschen kleiner waren – es gibt Zahlen, dass in entwickelten Ländern Menschen heute durchschnittlich ganze zehn Zentimeter größer sind als noch vor 150 Jahren.

Dieses Wachstum sorgt nicht nur für das Problem, dass wir nicht mehr in die alten Häuser passen – für Fußballer ist es heute immer schwieriger, an den jetzt riesigen Torwarten vorbeizukommen, die sich ihnen in den Weg stellen. Schon 1996 beschäftigte sich das führende Gremium des Fußballsports, die FIFA, mit der Idee, die Torpfosten zu verlängern, damit die Spieler mehr Platz haben, eine Lücke zu finden.

Niemand weiß genau, warum wir größer werden. Und jetzt kommt die verblüffende Neuigkeit – es ist nicht nur die Körpergröße, die zunimmt. Auch die Intelligenz. Überall in den Industrienationen erreichen nachfolgende Generationen bessere Werte bei IQ-Tests. Genau jetzt, während wir uns auf kognitive Fertigkeiten konzentrieren, über die beste Erziehungsmethode diskutieren und uns bemühen, Intelligenz zu definieren, bewegt sich der Boden, auf dem wir stehen. Schon seit Jahrzehnten stellt sich heraus, dass Kinder klüger sind als ihre Eltern und Großeltern. Der Traum der Eugeniker von einer zukünftigen Rasse von Übermenschen wird Realität. Millionen, womöglich gar Milliarden von Menschen werden kognitiv verbessert. Irgendetwas verlängert die Torpfosten. Aber was?

Die kontinuierliche Zunahme des IQ bei Menschen in Industrieländern heißt Flynn-Effekt, benannt nach dem neuseeländischen Politikwissenschaftler James Flynn, der zu den ersten Entdeckern dieses Phänomens gehört. Flynn war etwas Seltsames aufgefallen: Menschen fällt die Beantwortung älterer IQ-Tests leichter. Die Fragen ähnelten einander, doch der IQ-Wert eines Freiwilligen, der heute einen Test zum Beispiel aus dem Jahr 1940 beantwortet, war wesentlich höher, als wenn die gleiche Person einen aktuelleren Test macht, etwa von 1980. Da der IQ relativ zum Durchschnitt einer Bevölkerung gemessen wird und die Person, die beide Tests ablegte, dieselbe war, kann der Unterschied im Ergebnis nur eins bedeuten, nämlich dass der Durchschnittswert der Bevölkerung 1940 ein anderer war als der 1980. Der Durchschnittswert für 1940 muss im Besonderen signifikant niedriger gewesen sein, damit es auch damals die Möglichkeit gab, deutlich überdurchschnittlich abzuschneiden.

Es funktioniert aber auch andersherum. Lässt man unterschiedliche Gruppen denselben Test ausfüllen, oder vergleicht die Anzahl der korrekten Antworten von Gruppen, die die Prüfung in der Vergangenheit abgelegt haben, schneidet die jüngere Generation immer besser ab. Signifikant besser – der durchschnittliche Flynn-Effekt liegt bei drei IQ-Punkten pro Jahrzehnt. Also haben 1990 in Großbritannien geborene Menschen durchschnittlich einen fünfzehn Punkte höheren IQ als die Generation, die während des Zweiten Weltkriegs geboren wurde. In den USA stieg der IQ durchschnittlich um vierzehn Punkte zwischen 1932 und 1978, in Japan zwischen 1940 und 1965 um neunzehn Punkte. Alle diese Menschen, sowie die ganze Gesellschaft, in der sie lebten und in die sie hineinwirkten, wurden allein durch ihren Geburtstag kognitiv verbessert. Dieser Wandel zeigt sich auch in anderen Formen von Intelligenztests.

Es finden sich darüber hinaus zaghafte Hinweise dafür, dass sich die IQ-Zunahme auch in der wirklichen Welt manifestiert. Das Durchschnittsalter der internationalen Top-Schachspieler ist in den letzten Jahrzehnten des 20. Jahrhunderts von etwa 35 auf 25 gesunken. Die wissenschaftliche Produktivität, gemessen an veröffentlichten Forschungsberichten und Patenten, hat massiv zugenommen. Die Anzahl der Kinder in US-Schulen, die mit einer milden mentalen Retardierung diagnostiziert werden, hat abgenommen. Nichts davon ist natürlich beweiskräftig – all diese Dinge können auch mit anderen Ursachen als der durchschnittlichen Zunahme des IQ zusammenhängen –, aber es scheint auf einer Linie mit dem zu liegen, was wir erwartet haben.

Nicht alle sind überzeugt, dass die Gesellschaft immer klüger wird. Ein fester Kern von Intelligenz-Forschern weigert sich, jene Bedenken der Eugeniker aufzugeben, die moderne Welt sei zum Schwachsinn verurteilt. Trotz der überall beobachtbaren Zunahme des IQ stellt diese Gruppe fest, dass es seit dem Viktorianischen Zeitalter in Wirklichkeit eine Abnahme der allgemeinen Intelligenz gegeben habe. Sie ziehen dazu sogar die Ergebnisse all jener Reaktionszeitmessungen heran, die Francis Galton mit dem Premierminister und anderen durchgeführt hat, um dies zu belegen. Die durchschnittliche Reaktionszeit in westlichen Ländern sei heutzutage langsamer, was zeige, dass weniger intelligente Menschen (von denen einige Immigranten sind) zu viele Kinder bekommen und den Wert aller damit verdorben hätten. Die Pro-Kopf-Rate von »Innovation und Genie scheinen in der Folge nachgelassen zu haben« (schrieben diese Leute auf einem Computer, der zigfach stärker ist als alles, was man sich vor ein paar Jahrzehnten ausgemalt hat, und veröffentlichen es dann in Lichtgeschwindigkeit über internationale Kommunikationsnetzwerke im Internet).

Wenn überhaupt, dann ist das genaue Gegenteil eine ernsthafte Überlegung wert. Wenn der IQ in Großbritannien und den USA und anderen Industrieländern stetig gestiegen ist, wann hat dieser Anstieg dann begonnen? Und wie tief war die durchschnittliche Intelligenz zuvor? Natürlich gab es immer ein paar Hochbegabte, die die Aufmerksamkeit auf sich gezogen haben (und Brücken gebaut, die Trigonometrie geknackt, die Mechanik des Himmelsgewölbes vorausgesagt, die Verfassung der USA geschrieben, das Fahrrad erfunden haben), doch waren unsere Urgroßeltern und alle noch früheren Menschen insgesamt, nun, ein wenig einfältig?

Erinnern wir uns daran: Intelligenz ist das, was man nutzen muss, um das zu tun, was man möchte. Oder das zu bekommen, was man braucht. Und vor 150 Jahren, vor den Zeiten der Fernbedienung, der U-Bahn-Linien, der Schulpflicht, und bevor man in der Wissensgesellschaft arbeiten und andere dazu bringen musste, das zu wissen, was und wie viel man selber weiß, wollten und brauchten die Menschen andere Dinge von ihren Gehirnen. James Flynn sah alle auffindbaren Aufzeichnungen unterschiedlichster Orte durch und behauptet, dass sich die Menschheit vor der Industrialisierung auf konkrete Objekte fokussierte. Jetzt, da die Moderne unser Leben formt, lerne auch unser Gehirn, mit abstrakten Konzepten zurechtzukommen. Diese Art des abstrakten Denkens, der Erinnerung und Visualisierung und Raumwahrnehmung sowie die Fähigkeit, Verbindungen unterhalb der Oberfläche herzustellen, sind die Teilchen, die den IQ ansteigen lassen.

Flynn beschreibt es folgendermaßen:

Die industrielle Revolution verlangt eine besser gebildete Arbeiterschaft, nicht nur, da neue Führungspositionen zu besetzen sind, sondern um den durchschnittlichen Arbeiter zu verbessern, der von der einfachen Lesebefähigung zur Volksschule zum Gymnasium zum Hochschulabschluss fortschreitet. Frauen werden berufstätig. Ein höherer Lebensstandard ernährt Gehirne besser. Die Familiengröße sinkt, sodass Erwachsene das zu Hause verwendete Vokabular bestimmen und die moderne Elternschaft entsteht (die das Potential des Kindes zur Bildung unterstützt). Die Berufe der Menschen fordern ihre Gehirne, anstatt in repetitiver Arbeit körperlich anstrengend zu sein. Nicht zuletzt erlaubt die Freizeit kognitiv herausfordernde Aktivitäten und wird nicht mehr nur mit der reinen Erholung von der Arbeit verbracht. Die neue visuelle Umwelt der Welt entwickelt sich so, dass abstrakte Bilder unsere Gehirne dominieren und wir die Welt und ihre Möglichkeiten »abbilden« können, anstatt sie nur zu beschreiben.

Sich entwickelnde Nationen haben dank dieses Prozesses etwa 100 bis 150 Jahre lang einen IQ-Zuwachs, bis sowohl die sozialen als auch die intellektuellen Transformationen ausgeglichen sind. An einem gewissen Punkt ist die universelle Bildung erreicht, und die Familiengröße sinkt nicht weiter. Die Freizeit ist mit Hobbys gesättigt.

Nationale IQ-Werte legen nahe, dass manche Länder diese Plateauphase erreicht haben und ihre Bevölkerungen damit das Maximum der Gehirnkraft. Offenbar haben die skandinavischen Länder den Entwicklungszyklus komprimiert und vollendet, womöglich durch starke staatliche Investitionen in Bildung und Wohlfahrt. Ostasiatische Länder wie Japan und Korea, außerdem Großbritannien, Deutschland und die USA stehen kurz vor diesem Punkt, wohingegen Spätstarter wie Brasilien, Argentinien, Kenia und die Türkei gerade den süßen Moment der starken IQ-Zugewinne erleben dürfen. Andere Schwellen- und Entwicklungsländer sind noch nicht so weit, was vielleicht erklären mag, weshalb der durchschnittliche IQ in diesen Ländern typischerweise niedriger ist.

Flynn schreibt dazu:

> Modernität bedeutet das Ende vom einfachen Handhaben der Welt für einen konkreten Nutzen. Sie bedeutet Klassifizierung, Einsatz von Logik bei Abstraktem, bildliches Schlussfolgern und größeres Vokabular. Die IQ-Test-Aufgaben, die im Laufe der Zeit entstanden sind, stellen uns ebenfalls vor diese kognitiven Herausforderungen. Die

enormen Zugewinne im IQ-Wert sind ein Symptom der radikal neuen Angewohnheiten des Gehirns, die uns von unseren unmittelbaren Vorfahren unterscheiden.

Wie genau das moderne Leben den IQ anhebt, blieb bisher verborgen. Es gibt zahlreiche Vermutungen, die von Kindern und Erwachsenen, die gelernt haben, wie man solche Tests besteht – beispielsweise, indem man bei Multiple-Choice-Tests einfach rät, wenn einem die Zeit davonläuft –, über bessere Ernährung, mütterlicher und vorgeburtlicher Pflege, bis hin zu größeren Gehirnen in größeren Köpfen auf diesen insgesamt größeren Körpern reichen. Es gab sogar die Idee, dass die helleren Köpfe auf die helleren Häuser und die Verbreitung von künstlichem Licht zurückzuführen sind.

Doch nichts davon erscheint so wahrscheinlich wie die kognitive Auswirkung von Erziehung und deren Entwicklung, vor allem, was den Mathematik-Unterricht angeht. Ausgeklügelte Geometrie, Algebra und mehrstufige Aufgaben haben das simple Auswendiglernen ersetzt und werden im Curriculum immer jüngeren Schülern vorgesetzt. 2005 kam eine Analyse von Bildungsexperten zum Urteil: »Derzeit sind junge Kinder regelmäßig mit dem Lösen von Problemen der räumlichen Vorstellungskraft beschäftigt, die mit Funktionen des präfrontal liegenden Arbeitsgedächtnisses zusammenhängen und mit denen die Großelterngeneration dieser Kinder frühestens im Alter [von elf oder zwölf Jahren] und die Urgroßelterngeneration gar nicht konfrontiert wurde.«

Was immer die genaue Ursache des Flynn-Effekts sein mag, sie hat so gut wie sicher nichts mit den Genen zu tun. Ein paar Generationen innerhalb eines Jahrhunderts sind eine deutlich zu kurze Zeitspanne und die Veränderungen zu groß, um natürlichen Ursprungs zu sein – vor allem, da neuere Studien zur Genetik der Intelligenz zeigen, dass der Einfluss der Gene auf den »g-Faktor« und den IQ viel raffinierter ist als nur die Veränderung von ein paar Stückchen DNS. Und doch heißt das nicht, dass eine bewusste Modifizierung der Gene – die Genmanipulation an Menschen – den IQ nicht noch weiter steigern könnte.

Ein Problem dieser futuristischen Vorstellung ist, dass es mehreren groß angelegten Studien zur Intelligenz nicht gelungen ist, irgendwelche spezifischen Gene zu finden, die für IQ-Unterschiede verantwortlich sind, zumindest im normalen und hohen IQ-Bereich (es konnten jedoch viele Gene identifiziert werden, die offenbar eine wichtige Rolle bei mentaler Retardierung spielen). Das bedeutet nicht, dass es diese Gene nicht gibt. Das bedeutet, dass sie nicht leicht zu finden sind, was bedeutet, dass es vermutlich einen ganzen Haufen von ihnen gibt, die alle ihr eigenes kleines Scherflein beitragen.

Während viele Genetiker diese große Anzahl von Intelligenz steuernden Genen als Hindernis auffassen, an der DNS herumzubasteln, um den IQ anzuschieben, ist sie für Stephen Hsu eine Herausforderung. Hsu ist Mediziner an der Michigan State University und denkt gerne groß. 2014 veröffentlichte er im Online-Magazin *Nautilus* einen Artikel, bei dem er es nicht gerade bescheiden anging. Die Überschrift lautete: »Superintelligente Menschen werden kommen. Genmanipulation wird eines Tages die klügsten Menschen erschaffen, die je gelebt haben.«

Für all jene überraschend, die gerade mal vorbeikommen wollten, zog das Hauptquartier des Pekinger Genom-Instituts (Beijing Genomics Institute) im Jahr 2007 nach Shenzhen, etwa 2000 Kilometer von der chinesischen Hauptstadt entfernt. Ein paar Jahre später kam Bill Gates für einen Besuch vorbei und war sprachlos über das, was er gesehen hatte. Die Gebäude brummten vor Elektronik, jedoch nicht von der Art, mit der Gates sein Vermögen gemacht hat. Die Maschinen, die ihm gezeigt wurden, zerteilten Humankapital. Sie analysierten, maßen, sequenzierten und zeichneten die Geheimnisse der DNS auf, die von Tausenden von Menschen stammte.

Heute ist das Institut unter der geografisch weniger verwirrenden Abkürzung BGI bekannt, doch sein Ziel ist unverändert – herauszufinden, was uns, auf Ebene der Gene, so ticken lässt, wie wir ticken. Und 2012 sickerten Neuigkeiten aus Shenzhen durch, die Firma würde ihre DNS-Sequenzierautomaten auf die Suche nach der Genetik von Intelligenz ausrichten. Sie bat Hochbegabte, darunter Top-Wissenschaftler und Menschen mit hohen Werten bei IQ-Tests, um eine freiwillige DNS-Spende für die Analyse. Einer der Berater der Firma ist Stephen Hsu.

Wenn man die einzelnen Gene (oder die Genversionen) identifizieren kann, die einen (minimal) positiven Effekt auf den IQ haben, so Hsu, könnte man die exakten genetischen Erfordernisse des superintelligenten Menschen abbilden – und sie in einem lebenden Embryo produzieren. Natürliche Gene könnten verändert werden. Jede auf »AUS« gestellte Glühbirne in der Lichterkette könnte auf »AN« geschaltet werden. Und das Ergebnis wäre umwerfend.

In seinem Artikel hielt Hsu fest: »Angenommen, es gibt Tausende von potenziell positiven Varianten, so ist die Folge eindeutig: Wenn eine Person gentechnisch so verändert werden könnte, dass sie die positive Version einer jeden kausalen Variante besitzt, könnte sie über eine kognitive Fähigkeit verfügen, die rund 100 Standardabweichungen über dem Durchschnitt liegt. Dies entspricht mehr als 1000 IQ-Punkten.«

Ein IQ von über 1000? »Es ist keineswegs klar, ob in diesem Bereich der IQ-Wert noch überhaupt eine Bedeutung hat«, gab Hsu zu.

Wir können dennoch zuversichtlich sein, dass, was immer es auch bedeuten mag, Fähigkeiten dieser Art bei weitem die maximale Fähigkeit übertreffen, über die je einer der schätzungsweise 100 Milliarden Menschen, die bislang lebten, verfügte. Wir können uns Savant-ähnliche Möglichkeiten vorstellen, die in maximaler Ausprägung alle gleichzeitig präsent sein könnten: fast perfekte Erinnerung an Bilder und Sprache; superschnelles Denken und Rechnen; mächtige geometrische Visualisierung, sogar in höheren Dimensionen; die Fähigkeit zu multiplen Analysen oder Gedankenzügen parallel zur gleichen Zeit; und die Liste ließe sich fortsetzen.

Das wäre das Ideal, und doch könnten, fuhr Hsu fort, viele intellektuelle Zugewinne schon mit bescheideneren genetischen Veränderungen erreicht werden. Etwa 100 Genvarianten von »AUS« auf »AN« zu schalten, könnte eine IQ-Steigerung von 15 Punkten bedeuten – etwa der Unterschied zwischen einem Kind mit Problemen in der Schule und einem Überflieger.

Das klingt weit hergeholt, aber das ist oft so, wenn es um die Zukunft geht. Der erste Teil von Hsus Plan, die Identifizierung von Tausenden von Genvarianten, die bei der Intelligenz eine Rolle spielen, ist vor allem ein Rechenspiel. Wir wissen, dass es genetischen Einfluss auf die Intelligenz gibt. Wirft man nun genug DNS von genug klugen Leuten in genug Sequenzierautomaten, und baut man Computer, die stark genug sind, um die Daten zu analysieren, die die Maschinen ausspucken, wird man die richtigen Gene schließlich finden – oder zumindest ausreichend viele, um die Sachlage zu verändern.

Die Gene in die richtige Form zu bringen, verlangt mehr Technologie und ist heute vermutlich noch nicht möglich, doch der Fortschritt eilt mit großen Schritten voran. Allein in den rund 18 Monaten, die ich an diesem Buch saß, hat sich die Wissenschaftswelt grundlegend geändert, vor allem durch den schnellen Aufstieg einer Technologie zur Veränderung von Genen namens Crispr-Cas9. Sie erlaubt es Wissenschaftlern, präzise und akkurate Modifikationen vorzunehmen, und sogar Forscher, die keine Experten auf dem Gebiet sind, können damit arbeiten. Chinesische Wissenschaftler verblüfften jeden im Bereich der Biologie, als sie 2015 bekannt gaben, sie hätten dieses Instrument bereits eingesetzt, um die DNS eines menschlichen Embryos zu modifizieren, da doch bislang alle Forschung dieser Art ausschließlich an Tieren durchgeführt worden war.

Ein paar Monate nach der Arbeit am menschlichen Embryo veränderten Wissenschaftler die Embryonen-DNS von Bama-Schweinen – die nur etwa halb so groß werden wie die üblichen Bauernhof-Schweine –, um die beim Wachstum involvierten Gene abzuschalten. Die modifizierten Schweine-Embryos ergaben, eingepflanzt in eine Ersatz-Muttersau und zum Wachstum gebracht, echte Mini-Schweine. Diese Schweinchen hatten, voll ausgewachsen, nur ein Sechstel der Größe eines Bauernhof-Schweins – also etwa die eines Hundes. Die Wissenschaftler wussten genau, was sie mit den Tieren machten. Sie verkauften sie als Haustiere. Dasselbe Team arbeitet nun an der Anpassung der Farben und Muster der Schweinehaut, was sie, wie sie sagen, dann in die Lage versetzt, die Schweine genau nach Bestellung zu liefern.

Diese Forschungen fanden übrigens bei BGI Shenzhen statt.

15

Schneller, stärker, klüger

Der zweite Mensa-Umschlag wartete nach meiner Rückkehr von der Arbeit schon im Briefkasten auf mich, er steckte neben einer Gas-Rechnung. Ich öffnete zuerst die Gas-Rechnung. Hier waren die Zahlen höher, als ich erwartet hatte. Nun hoffte ich, dies würde auch für den Brief mit meinem neuen IQ zutreffen.

Das tat es. Mein durch kognitives Enhancement erreichter Wert beim Sprachtest war von 154 auf 156 gestiegen. Und beim kulturell fairen Intelligenztest, dem schwierigen mit den Symbolen, schoss er von 128 auf 137. Das versetzte mich in beiden Gebieten zu den 99 Prozent der Perzentilkurve.

Mein am Symboltest festgemachter IQ – jener, den ich durch den Einsatz der Gehirnstimulation verbessern wollte – kletterte von 125 auf 135, lag also deutlich über der Grenze, die eine Mensa-Mitgliedschaft ermöglicht. In den fünfzehn Monaten seit dem ersten Test, oder vielleicht auch nur in der Woche, in der ich mein Gehirn stimulierte, war meine durch diese Methode gemessene Intelligenz genug gewachsen, um drei Prozent der erwachsenen Bevölkerung zu überholen, mehr als eine Million Menschen in Großbritannien.

Verdankte ich diese Zunahme dem Neuroenhancement? Dies lässt sich nicht sicher beantworten, doch ich vermute, zumindest einen Teil davon. Wie wir schon gesehen haben, dürfte sich der IQ bei einem zweiten Test ohnehin steigern. Wie viel war nach einem Jahr noch in meinem Kopf hängen geblieben? Wissenschaftler wissen es nicht, und doch freut sich Mensa, wenn Interessenten den Test so oft wiederholen, wie sie möchten, vorausgesetzt, sie warten ein Jahr zwischen den Versuchen ab. (Und Mensa freut sich natürlich auch, dass sie dabei jedes Mal kassieren dürfen.)

Selbst beim zweiten Mal muss bei jeder Frage überlegt werden, und auch wenn ich es für möglich halte, dass ich mich unbewusst an die einzelnen Rätsel erinnern konnte und somit etwas Hilfe bekam, fühlte es sich ganz sicher so an, als würde ich ganz von vorne anfangen. Ich war definitiv besser vorbereitet, und ich wusste nun schon, dass ich schnell sein musste – doch das war mir auch beim ersten Mal ganz rasch klar geworden.

Womöglich verdankt sich der Zugewinn auch einfach einem statistischen Zufall? Jede Messung einer menschlichen Leistung hat eine natürliche Variabilität und ist davon beeinflusst, wie gut wir geschlafen, was wir gegessen und getrunken haben, ob wir ein Morgen- oder ein Abend-Mensch sind, wie es um die Temperatur im Raum steht, ob die Person am Nachbartisch hustet oder sich mit dem Stift gegen die Zähne klopft, und vielen anderen Einflüssen auf bewusstem und unbewusstem Level. Ganz sicher könnte meine leichte Verbesserung beim sprachbasierten Test damit erklärt werden. Ein solch kleiner Anstieg könnte auch pures Glück sein und damit zusammenhängen, dass ich ein paarmal eher Antwort B statt Antwort D angekreuzt habe.

Der größere Anstieg beim kulturell fairen Test lässt sich damit eher nicht erklären, auch wenn es zu schwierig wäre, das ganz auszuschließen. Die meisten Psychologen sprechen von IQ-Bereichen und davon, wie sicher ein Wert innerhalb einer gewissen Spannweite landet.

Am verbreitetsten ist vermutlich das 95-Prozent-Konfidenzintervall, das einen Fehlerspielraum von etwa fünf Punkten nach oben und unten einräumt. Das heißt, von meinem zuerst ermittelten Wert von 125 können wir mit 95prozentiger Wahrscheinlichkeit sagen, dass mein wahrer IQ zwischen 120 und 130 lag. Und beim zweiten Versuch, als der IQ mit 135 gemessen wurde, liegt dieselbe Wahrscheinlichkeit nun zwischen 130 und 140. Das ist nicht so einfach, wie es sich anhört (die Spannweite beult sich bei den niedrigeren Werten aus), und natürlich gibt es auch eine fünfprozentige Wahrscheinlichkeit, dass mein tatsächlicher IQ außerhalb der Zehn-Punkte-Spannbreite liegt.

Wir sollten uns daran erinnern, dass Testergebnisse – vom IQ-Wert bis zur Prüfungsnote – in der wahren Welt ohne Fehlerbalken daherkommen. Bei den meisten Gelegenheiten bekommen wir nur einen einzigen Schuss, um uns selbst zu beweisen, und müssen dann mit dem Ergebnis leben. Wenn statistische Varianzgruppen grundsätzlich dazu führen, dass bei einem dreistündigen Examen die erreichten Punktzahlen von 69 Prozent und 71 Prozent auf das Gleiche hinauslaufen, sollte man das besser keinem Prüfer an Universitäten verraten. Denn bei meinen Prüfungen für Vordiplom-Studenten erreichte man mit Ergebnissen von über 70 Prozent eine bestimmte Notenstufe und bei Ergebnissen unter 70 Prozent eine andere Notenstufe. Einen Weg zu finden, sich an diesem Tag von 69 Prozent auf 70 Prozent hochzuziehen, kann einen gewaltigen Einfluss auf das weitere Leben eines Menschen haben. Und wenn man diesen Schritt mit kognitivem Enhancement gehen könnte, bedeutet das, dass diese Technologie und ihre Auswirkungen ungeheuer bedeutsam für eine Gesellschaft sind.

Um mir während meiner Zeit als Postgraduierter auf leichte Art und Weise etwas dazuzuverdienen, beaufsichtigte ich Prüfungen an der Universität. Ich weiß noch, wie an einem kochend heißen Juni-Tag, an dem vor dem Fenster pneumatische Bohrmaschinen sich ihren Weg in die Straße hämmerten, ein gestresster Prüfling sich nach der Hälfte der Examenszeit meldete und fast mit Tränen in den Augen von mir wissen wollte, ob die erdrückende Hitze und der Lärm bei der Benotung der Prüfung berücksichtigt würden. Ja, das werden sie, versicherte ich ihm, obwohl ich genau wusste, dass es nicht so sein würde. Eine andere Antwort würde ihn nicht wirklich beruhigen; vor allem dann nicht, wenn eine etwas schlechtere Note in dieser Prüfung dafür sorgen könnte, dass sich sein ganzes weiteres Leben um diese vergebene Chance dreht.

Es gibt immer eine Trennstelle, an der Menschen nach einem bestimmten Maßsystem auf die eine oder andere Seite aufgeteilt werden. Das ist nicht fair, aber wir haben gelernt, damit zu leben – stellen Sie sich zwei ansonsten gleichwertige Bewerber für eine Stelle vor, die sich nur bei der Abschlussnote unterscheiden. Wer würde sich hier nicht für den mit der besseren Prüfung entscheiden?

Bei der zweiten Runde meiner IQ-Tests hatte ich womöglich einfach Glück, was zu meinem besseren Ergebnis führte. Oder vielleicht haben die Übung, das Medikament und die Gehirnstimulation mich in einen Zustand versetzt, in dem ich das Beste aus diesem Glück herausholen konnte. Und dies in einer Welt, das wollen wir nicht vergessen, in der bis vor Kurzem der IQ-Wert von 70 dafür sorgen konnte, dass jemand getötet wurde, und der IQ-Wert von 69 dafür sorgen konnte, dass jemand am Leben blieb. Versuchen Sie einmal, diesem Menschen zu erklären, dass ein einziger IQ-Punkt statistisch gesehen keinerlei Bedeutung hat.

Und dann gibt es noch den Placebo-Effekt. Ich wusste, dass ich echtes Modafinil geschluckt hatte, und ich wusste, dass elektrischer Strom durch die Elektrodenschwämme an meinem Kopf hindurchfloss. Mehr noch, ich wusste, dass dies meinen IQ verbessern könnte und, weil ich unbedingt ein passendes Ende für mein Buch brauchte, wollte ich das auch so. Vielleicht habe ich mich beim zweiten Mal also unbewusst mehr angestrengt (ich *denke nicht*, dass ich das bewusst so tat), oder vielleicht hatte ich größere Zuversicht, da ich daran glaubte, dass meine Anstrengungen zum kognitiven Enhancement mich intelligenter gemacht hatten.

All diese durcheinandergeworfenen Faktoren zu entwirren, ist schwer. Deshalb nehmen Wissenschaftler und die Medizin solche Einzelversuche in unkontrollierten Experimenten auch nicht ernst als echten Beweis. Mein Versuch war nicht wissenschaftlich, und ich habe keine zuverlässigen Daten generiert. Selbst wenn das kognitive Enhancement echte Auswirkungen zeigte, können wir nicht sagen, welche der beiden Methoden besser gewirkt hat. Ich bin nur eine Fallstudie. Wobei Fallstudien durchaus nützlich sein können. Sie können Effekte erkennbar werden lassen, die weitere Aufmerksamkeit, Erforschung und schließlich auch eine Erklärung erfordern.

Eine Erklärung für den Anstieg des bei mir gemessenen IQ wäre die Kombination aus wiederholtem Test und dem Placebo-Effekt mit statistischem Zufall. Eine weitere wäre die tatsächliche Wirkung von Modafinil und der Gehirnstimulation. (Eine weitere wäre, dass Mensa den ersten oder zweiten Test falsch bewertet hat.) Um das abschließend zu klären, um dies erforschen und erklären zu können, gibt es nur einen Weg: aufmerksam sein sowie größere und kontrolliertere Versuche durchführen.

Oder sollten wir es dabei belassen? Ich denke, wir sollten weiterforschen, und sei es auch nur, um der Gesellschaft zu beweisen, dass sie eine Entscheidung treffen muss, wie mit kognitivem Enhancement umzugehen ist.

Von all den in diesem Buch aufgeworfenen Fragen, den medizinischen, den technologischen und den neurologischen, ist die wichtigste – und am schwersten zu beantwortende – die Frage nach der Ethik. Meinungen über die Auswirkungen von kognitivem Enhancement und über den Bedarf einer genauen Untersuchung und Regulierung gehen damit einher, für wie realistisch und mächtig wir seinen Einfluss auf die Gesellschaft halten.

Und die Einschnitte können sehr tief gehend sein. Infolge der Silizium-Chip-Revolution wurden im Industriesektor Jahr für Jahr mehr Jobs kassiert: Die verbesserten Kommunikationsformen und die Automatisierung haben schon jetzt niedrig qualifizierte Jobs gekostet. Nun rückt der technologische

Fortschritt an die Jobs der Mittelklasse heran; an jene, bei denen Schulnoten und Prüfungsabschlüsse als verlässliche Kriterien für die Auswahl der fähigsten – und intelligentesten – Bewerber gelten. Die Bevölkerung wächst, und die Chancen schrumpfen. Irgendwo muss der Einbruch kommen. Auf einem solchen Markt könnte kognitives Enhancement ein lebenswichtiges und umkämpftes Instrument werden, um Menschen voranzubringen.

Doch selbst, wenn wir es nicht so weit schaffen – wenn der mentale Phasenübergang auf Bestellung nur ein schwieriger und unsicher hervorzuzaubernder Effekt bleibt und die vielversprechenden Ergebnisse der Laborversuche sich kaum in der wahren Welt wiederholen lassen –, dann ist die Erforschung und Diskussion dieses Prinzips dennoch sinnvoll. Schon zu lange stand die Intelligenz auf einer Tabu-Liste der Wissenschaft. Dieses Thema verdient mehr als nur ein paar verschämte Blicke, grobe Halbwahrheiten und den Anflug eines Skandals, wenn es jemand anspricht. Wenn der neue Fokus auf die Versprechungen einer Technik zur Intelligenzverbesserung eine breitere Überlegung dazu anstößt, wie wir über eine der ältesten und bedeutendsten menschlichen Fähigkeiten nachdenken und uns zu ihr verhalten, dann sorgen das Neuroenhancement und die neurowissenschaftliche Revolution zweifellos dafür, dass mehr von uns ihr volles Potenzial erreichen.

Charles Spearmans Entdeckung des »positive manifold« und seine Arbeit über die allgemeine Intelligenz spalteten die Meinungen, und noch heute ist dieses Schisma in unserer Gesellschaft zu spüren. Welcher Anteil unserer mentalen Fähigkeiten ist uns gegeben, wie viel müssen wir uns verdienen?

Es klingt nicht gut, wenn wir unverdiente Privilegien mit dem Wert eines Menschen verbinden, denn das ruft zu viele Erinnerungen an das strenge Korsett der sozialen Schichtung und aristokratische Ansprüche wach. Wir möchten lieber, dass Menschen für das, was sie haben, auch arbeiten mussten, und erwarten Belohnung und Status für diejenigen, die viel gearbeitet haben.

(Ironischerweise sind es meist Menschen mit der festen Überzeugung, Intelligenz sei ein Geschenk der Natur, von dem manche mehr, andere weniger abbekommen haben, die am lautesten dafür streiten, dass Intelligenz auch etwas über den Wert eines Menschen verrate.)

Kognitives Enhancement kann eine Wende in diesem jahrhundertealten Streit bringen. Wenn Intelligenz, in welcher Form auch immer, etwas ist, für das Menschen arbeiten müssen, wenn kognitive Fähigkeiten durch eigene Anstrengung trainiert und verbessert und freigesetzt werden können, dann ist es ziemlich leicht, zu behaupten, Neuroenhancement würde diese Anstrengungen untergraben und sei daher Betrug. Wenn eine Person Zugang zu einer Abkürzung hat, die andere nicht gehen können, dann neigt sich die Waage der Chancengleichheit eher zu ihren Gunsten.

Aber wenn Intelligenz eine unveränderliche Qualität ist, die quer über die Bevölkerung verteilt wurde, wobei etwas mehr davon in den Köpfen einer glücklichen Minderheit gelandet ist, dann hat sich diese Waage doch bereits gegen den Rest gesenkt. Warum sollten die, die in der Lotterie des Lebens verloren haben, nicht die Möglichkeit bekommen, diese Lücke mithilfe einer Technologie zu schließen? Nur, wenn alle die gleichen Möglichkeiten haben und die Startlinie für alle die gleiche ist, nur dann kann die Leistung einer menschlichen Fähigkeit wirklich einen Wert widerspiegeln. Oder, genauer gesagt, kann man dem Unterschied in der Leistung einen höheren oder niedrigeren Wert beimessen.

Ich habe keine Antwort auf all diese Fragen. Ich weiß auch nicht, ob jemand anderes sie hat. Aber ich weiß, dass die Suche nach Antworten die Art und Weise formen wird, in der wir kosmetische Neurowissenschaft zur Veränderung der Gesellschaft erlauben oder dazu ermutigen werden. Diese Antworten werden die Grenzen und Parameter jener Welt bestimmen, in der wir, unsere Kinder und unsere Enkel leben werden. Und, ganz ehrlich gesagt, können wir es bei der Diskussion über Intelligenz und die Unterschiede in der Intelligenz nicht viel schlechter machen als die Generationen unserer Eltern und Großeltern, die die ganze Sache ziemlich verpfuscht haben. Wir haben die Möglichkeit, die Sache besser und gerechter zu machen, und kognitives Enhancement – und die Diskussion über kognitives Enhancement – bietet ein Instrument dafür an.

Der Paukenschlag der neurowissenschaftlichen Revolution wird lauter. Wir sollten hinhören und uns vorbereiten, alle möglichen Optionen bedenken und reflektieren. Wir müssen die Rufe nach einem Wandel zur Kenntnis nehmen. Und wir dürfen die sich ergebenden Möglichkeiten, Risiken und Chancen nur zu unseren eigenen Bedingungen in unserer Gesellschaft zulassen. Denn, ganz gleich, ob Ihnen das gefällt oder nicht, die Veränderungen werden uns auf jeden Fall erreichen – notfalls, indem sie uns die Tür eindrücken.

Danksagung

Ich war nicht schlau genug, dieses Buch alleine schreiben zu können. Daher geht ein großes Dankeschön an Jon Butler, Robin Harvie und insbesondere an Cindy Chan, die mir bei der Organisation der Ideen, Seiten und Worte geholfen haben. Danke auch an meine Agentin Karolina Sutton für ihre stets zupackende und weise Führung. Stuart Ritchie und Alison Abbott waren so freundlich, erste Entwürfe meines Textes zu lesen und mir einige hilfreiche Hinweise zu geben – danke. Und ein Dankeschön auch an die guten Menschen bei Mensa, die mich bei dem Treffen in Glasgow so freundlich empfangen haben (und bitte vergebt mir meine anschließende Täuschung). Viele Gespräche unter Freunden und Kollegen haben mich auf neue Ideen gebracht – ich danke euch allen. Meiner Frau Natalie einen Dank dafür, dass sie nicht ausflippte, als ich ihr von meinen Plänen erzählte, mein Gehirn zu elektrifizieren, sondern mich immer unterstützte. Danke an meine Tochter Laura, die mir erlaubte, ihre Zeichnung hier zu veröffentlichen, und an meinen Sohn Dylan, der mir nicht allzu böse ist, dass ich seine Zeichnung nicht veröffentlichte. Dieses Buch ist meinen Eltern gewidmet, die 2017 ihre goldene Hochzeit feierten – eine Leistung wahrer Genies.

QUELLENANGABEN

EINLEITUNG

»**Verschaltung**«: L. Mason et al. (2017): ›Brain connectivity changes occurring following cognitive behavioural therapy for psychosis predict long-term recovery‹, in: *Translational Psychiatry* 7, 17. Januar, e1001.
»**eine Schwangere**«: V. Sreeraj et al. (2016): ›Monotherapy with tDCS for treatment of depressive episode during pregnancy: a case report‹, in: *Brain Stimulation* 9 (3), S. 457–458.
»**katatoner Schizophrenie**«: P. Shiozawa et al. (2013): ›Transcranial direct current stimulation for catatonic schizophrenia: A case study‹, in: *Schizophrenia Research* 146, S. 374f.

1 Unsere Gehirn-Revolution

»**Kohle**«: Anonymous (1890): ›The First Execution by Electrocution in Electric Chair‹, in: *New York Herald*, 7. August.
»**Expertengremium**«: S. Hyman u. a. (2013), ›Pharmacological cognitive enhancement in healthy people: potential and concerns‹, in: *Neuropharmacology* 64, S. 8–12.
»**Sauerstoffdruckkammern**«: Yu R. u. a. (2015), ›Cognitive enhancement of healthy young adults with hyperbaric oxygen: a preliminary resting state fMRI study‹, in: *Clinical Neurophysiology* 126, S. 2058–2067.
»**kurze Stellungnahme**«: POST (2007), ›Better Brains‹, 285 Juni.
»**in dem alten Witz**«: Ich *glaube*, er stammt von Billy Connolly.

2 Mensa-Material

»**weniger intelligente Kinder**«: A. Binet (1905), ›Le problème des enfants anormaux‹, *Revue des Revues* 54, S. 308–325. Auf Englisch in: S. Nicolas et al. (2013), ›Sick? Or slow? On the origins of intelligence as a psychological object‹, in: *Intelligence* 41, S. 699–711.

»**Arbeitsplatz**«: zum Beispiel N. Kuncel und S. Hezlett (2010), ›Fact and Fiction in Cognitive Ability Testing for Admissions and Hiring Decisions‹, in: *Current Directions in Psychological Science* 19 (6), S. 339–345.
»**Und damit noch nicht genug**«: S. Ritchie (2015), *Intelligence: All That Matters* (John Murray Learning), S. 40–54.

3 Ein Intelligenz-Problem

»**Robert Jordan**«: AP (1999), ›Judge Rules that Police Can Bar High I. Q. Scores‹, in: *New York Times*, 9. September.
»**1921**«: Anonym (1921), ›Intelligence and Its Measurement: A Symposium‹, in: *Journal of Educational Psychology* 12 (3), S. 123–147.
»**Eine neuere Studie**«: R. Sternberg und D. Detterman (hg.) (1986), *What is Intelligence? Contemporary Viewpoints on Its Nature and Definition* (Norwood).
»**Schweizer Experten**«: S. Legg und M. Hutter (2007), ›A Collection of Definitions of Intelligence‹, arXiv:0706.3639v1, 25. Juni.
»**unintelligente Handlung**«: B. Aczel et al. (2015), ›What is stupid? People's conception of unintelligent behaviour‹, in: *Intelligence* 53, S. 51–58.
»**asiatische Bauern**«: A. Luria (1976), *Cognitive Development. Its Cultural and Social Foundations* (Harvard University Press).
»**Francis Galton**«: vgl. J. Holt (2005), ›Measure for Measure. The Strange Science of Francis Galton‹, in: *New Yorker*, 24. Januar.
»**Am anderen Ende der Skala**«: W. Sullivan (1912), ›Feeble-mindedness and the measurement of the intelligence by the method of Binet and Simon‹, in: *The Lancet*, 23. März, S. 777–780.
»**Charles Spearman**«: C. Spearman (1904), ›General intelligence objectively determined and measured‹, in: *American Journal of Psychology* 15, S. 201–293.

4 Behandeln und Betrügen

»**Übersicht über diese Studien**«: M. Kekic et al. (2016), ›A systematic review of the clinical efficacy of transcranial direct current stimulation in psychiatric disorders‹, in: *Journal of Psychiatric Research* 74, S. 70–86.
»**Sonderschule**«: L. Geddes (2015), ›Brain Stimulation in Children Spurs Hope – and Concern‹, in: *Nature*, 23. September.
»**Ergebnisse von Studenten**«: E. Chua et al. (2017), ›Effects of HD-tDCS on memory and metamemory for general knowledge questions that vary by difficulty‹, in: *Brain Stimulation* 10 (2), S. 231–241.

5 Pillen und Willen

»**Meth in Japan weitverbreitet**«: J. Alexander (2013), ›Japan's hiropon panic: resident non-Japanese and the 1950s meth crisis‹, in: *International Journal of Drug Policy* 24, S. 238–243.
»**britische Beamte**«: S. Boseley (2014), ›£200 000 Smart Drugs Seizure Prompts Alarm Over Rising UK Sales‹, in: *Guardian*, 24. Oktober.
»**Reaktionszeiten verkürzen**«: vgl. A. Franke und C. Bagusat (2015), ›Use of caffeine for cognitive enhancement‹, in: *Coffee in Health and Disease Prevention* (Elsevier), S. 721–727.
»**Harvard und Oxford**«: R. Battleday and A. Brem (2015), ›Modafinil for cognitive neuroenhancement in healthy non-sleep-deprived subjects: a systematic review‹, in: *European Neuropsychopharmacology* 25 (11), S. 1865–1881.
»**glauben Neurowissenschaftler ableiten zu können**«: zum Beispiel M. Minzenberg und C. Carter (2008), ›Modafinil: A Review of Neurochemical Actions and Effects on Cognition‹, in: *Neuropsychopharmacology* 33, S. 1477–1502.
»**dramatischer Rückfall**«: O. Tan et al. (2008), ›Exacerbation of obsessions with modafinil in two patients with medication-responsive OCD‹, in: *Primary Care Companion of the Journal of Clincal Psychiatry* 10 (2), S. 164 f.
»**Hypersexualität**«: S. Bulut et al. (2015), ›Hypersexuality after modafinil treatment: A case report‹, in: *Journal of Pharmacy and Pharmacology* 3, S. 39–41.
»**Amateursportler**«: P. Dietz et al. (2013), ›Associations between physical and cognitive doping – a cross-sectional study in 2,997 triathletes‹, in: *PLOS ONE* 11 (8), S. 1–10.
»**Teammanager**«: R. Rodenberg und T. Holden (2016), ›Cognition enhancing drugs (›nootropics‹): time to include coaches and team executives in doping tests?‹, in: *British Journal of Sports Medicine*, 25. Januar.

6 Die Société d'autopsie mutuelle

»**Walt Whitman**«: B. Burrell (2003), ›The Strange Fate of Whitman's Brain‹, in: *Walt Whitman Quarterly Review* 20 (3), S. 107–133.
»**Société d'autopsie mutuelle**«: Anonym (1889), ›A 'Mutual Autopsy Society'‹«, in: *The Lancet*, 19. Oktober, S. 809.
»**Schädelsammlungen**«: E. Juzda (2009), ›Skulls, science and the spoils of war: craniological studies at the United States Army Medical Museum, 1868–1900‹, in: *Studies in the History and Philosophy of Biological and Biomedical Sciences* 40, S. 156–167.
»**lange Tabellen**«: E. Spitzka (1902), ›Contributions to the encephalic anatomy

of the races. First paper – three Eskimo brains from Smiths sound‹, in: *American Journal of Anatomy* 2 (1), S. 25–71.
»**der russische Dichter**«: A. Vein und M. Matt-Schieman (2008), ›Famous Russian brains: historical attempts to understand intelligence‹, in: *Brain* 131, S. 583–590.
»**Leon Czolgosz**«: C. MacDonald und E. Spitzka (1902), ›The trial, execution, necropsy and mental status of Leon F Czolgosz‹, in: *The Lancet*, 8. Februar, S. 352–356.
»**er werde alles abstreiten**«: E. Spitzka (1901), ›Report of autopsy on assassin disclaimed‹, in: *JAMA* 19, S. 1262.
»**als sein Vater starb**«: Unbekannt (1914), ›Dr Spitzka's Brain Weighs 1,400 Grams‹, in: *New York Times*, 15. Januar.
»**Robert Bruce**«: I. Deary et al. (2007), ›Skull size and intelligence, and King Robert Bruce's IQ‹, in: *Intelligence* 35, S. 519–525.
»**Albert Einsteins Gehirn**«: zum Beispiel T. Hines (2014), ›Neuromythology of Einstein's brain‹, in: *Brain and Cognition* 88, S. 21–25.
»**P-FIT**«: R. Jung und R. Haler (2007), ›The Parieto-Frontal Integration Theory (P-FIT) of intelligence: converging neuroimaging evidence‹, in: *Behavioural and Brain Sciences* 30, S. 135–187.
»**P300**«: H. Amin et al. (2015), ›P300 correlates with learning and memory abilities and fluid intelligence‹, in: *Journal of NeuroEngineering and Rehabilitation*, 12 (1)87.
»**sehr individuell**«: E. Finn et al. (2015), ›Functional connectome fingerprinting: identifying individuals using patterns of brain connectivity‹, in: *Nature Neuroscience* 18 (11), S. 1664–1673.
»**es ging genauso übel weiter**«: Anonym (1926), ›Racial Purification‹, in: *Nature*, 20. Februar, S. 257–259.

7 Mit Hirn geboren

»**nicht mehr unterrichten**«: E. Hunt (2014), ›Teaching intelligence: why, why it is hard and perhaps how to do it‹, in: *Intelligence* 42, S. 156–165.
»**Alarmglocken**«: E. Parens und P. Appelbaum (2015), ›An introduction to thinking about trustworthy research into the genetics of intelligence‹, in: *The Genetics of Intelligence*, Hastings Centre Report 45 (5), S. 2–8.
»**sie einfach zu trennen**«: J. Radford (1991), ›Sterilization versus segregation: control of the feebleminded, 1900–1938‹, in: *Social Science Medicine* 33 (4), S. 449–458.
»**Josiah Wedgwood**«: J. Woodhouse (1982), ›Eugenics and the feeble-minded:

the Parliamentary debates of 1912–14‹, in: *Journal of the History of Education Society* 11 (2), S. 127–137.
»**Nymphomaninnen**«: C. Philo (1997), ›Across the water: reviewing geographic studies of asylums and other mental health facilities‹, in: *Health and Place* 3 (2), S. 73–89.
»**schwachsinnigen Jungen**«: J. Butterworth (1911), ›The diagnosis of feeble-mindedness in school children‹, in: *Public Health*, August, S. 425–428.
»**TV-Dokumentation**«: vgl. http://www.meanwoodpark.co.uk/insight/out-of-sight-the-documentary/ (zuletzt aufgerufen am 06.10.2017)
»**Rushton**«: D. Terry (2012), ›Leading Race 'Scientist' Dies in Canada‹, in: *Salon*, 6. Oktober.

8 Wohin das Denken heute strömt

»**George Orwell**«: E. Carragee (2012), ›Penetrating neck injury: George Orwell is »struck by lightning«‹, in: *The Spine Journal* 12, S. 769 f.
»**Verbesserung der mentalen Leistung**«: A. Beveridge und E. Renvoize (1988), ›Electricity: a history of its use in the treatment of mental illness in Britain during the second half of the nineteenth century‹, in: *British Journal of Psychiatry* 153, S. 157–162. Sowie: P. Elliot (2014), ›Electricity and the brain: an historical evaluation‹, in: *The Stimulated Brain* (Elsevier), S. 3–33.
»**etablierte Medizin**«: D. Fox (2011), ›Brain Buzz‹, in: *Nature* 472, S. 156–158.
»**US Army**«: V. Clark et al. (2012), ›TDCS guided using fMRI significantly accelerates learning to identify concealed objects‹, in: *Neuroimage* 59 (1), S. 117–128.
»**im Gegensatz zur weitverbreiteten Meinung**«: C. Looi und R. Kadosh (2014), ›The use of transcranial direct current stimulation for cognitive enhancement‹, in: *Cognitive Enhancement: Pharmacologic, Environmental and Genetic Factors* (Hrsg. von S. Knafo und C. Venero) (Academic Press), S. 307.
»**Alltagslebens**«: V. Clark und R. Parasuraman (2014), ›Neuroenhancement: Enhancing brain and mind in health and in disease‹, in: *NeuroImage* 85 (3), S. 889–894.
»**Autofahrt**«: E. Santarnecchi et al. (2015), ›Enhancing cognition using transcranial electrical stimulation‹, in: *Current Opinion in Behavioural Sciences* 4, S. 171–178.
»**an eine Leiche**«: E. Underwood (2016), ›Cadaver study casts doubts on how zapping brain may boost mood, relieve pain‹, in: *Science*, 20. April.

9 Der Mann, der das Weinen lernte

»**Laser**«: D. Barrett und F. Gonzalez-Lima (2013), ›Transcranial infrared laser stimulation produces beneficial cognitive and emotional effects in humans‹, in: *Neuroscience* 230, S. 13–23.
»**John Elder Robison**«: Zitate und Details stammen aus einem Interview mit dem Autor sowie aus J. Robison (2016), *Switched On: A Memoir of Brain Change and Emotional Awakening* (Spiegel & Grau).

10 Das Gehirn und andere Muskeln

»**vielfältigen Intelligenzen**«: H. Gardner (1983), *Frames of Mind: The Theory of Multiple Intelligences* (Basic Books).
»**legen das Gegenteil nahe**«: B. Visser et al. (2006), ›Beyond g: putting multiple intelligences theory to the test‹, in: *Intelligence* 34, S. 487–502; und B. Visser et al. (2006), ›g and the measurement of multiple intelligences: a response to Gardner‹, in: *Intelligence* 34, S. 507–510.
»**emotionale Intelligenz**«: D. Goleman (1997), *Emotionale Intelligenz* (dtv).
»**Fußballern aus den obersten Ligen**«: T. Vestberg et al. (2012), Executive functions predict the success of top soccer players‹, in: *PLOS One* 7 (4), e34731.
»**Straßenradfahrer**«: A. Okano et al. (2015), ›Brain stimulation modulates the autonomic nervous system, rating of perceived exertion and performance during maximal exercise‹, in: *British Journal of Sports Medicine* 49 (18), S. 1213–1218.
»**weniger Engagierten**«: M. Vitor-Costa et al. (2015), ›Improving cycling performance: transcranial direct current stimulation increases time to exhaustion in cycling‹, in: *PLOS One* 10 (12), 16. Dezember.
»**Zungenbrechern**«: V. Fiori et al. (2014), ›»If two witches would watch two watches, which witch would watch which watch?« tDCS over the left frontal region modulates tongue twister repetition in healthy subjects‹, in: *Neuroscience* 256, S. 195–200.
»**William Stubbeman**«: vgl. https://neuromodec.com/events/nyc-neuromodulation-conference-2015/abstracts/ (zuletzt aufgerufen am 06.10.2017)
»**Crashkurs im Putten**«: F. Zhu et al. (2015), ›Cathodal transcranial direct current stimulation over left dorsolateral prefrontal cortex area promotes implicit motor learning in a golf putting task‹, in: *Brain Stimulation* 8 (4), S. 784–786.

11 Das kleine Mädchen, das zeichnen konnte

»Nadia Chomyn«: L. Selfe (1977), *Nadia: A Case of Extraordinary Drawing Ability in an Autistic Child* (Academic Press).
»Darold Treffert«: aus D. Treffert (2012), *Islands of Genius* (Jessica Kingsley Publishers) sowie aus einem Interview mit dem Autor.
»Liste mit mehr als 300 Savants«: D. Treffert und D. Rebedew (2015), ›The savant syndrome registry: A preliminary report‹, in: *WMJ*, August, S. 158–162.
»Pip Taylor«: aus Interviews mit dem Autor.
»einen Menschen zu zeichnen«: S. Iqbal et al. (2013), ›Emotional indicators across Pakistani schizophrenic and normal individuals based on Draw a Person test‹, in: *Pakistan Journal of Social and Clinical Psychology* 11 (1), S. 59–65.
»Bob«: M. Simis et al. (2014), ›Transcranial direct current stimulation in de novo artistic ability after stroke‹, in: *Neuromodulation* 17 (5), S. 497–501.
»provozierende Frage«: O. Nave et al. (2014), ›How much information should we drop to become intelligent?‹, in: *Applied Mathematics and Computation* 245, S. 261–264.
»Demenz-Patienten«: B. Miller und C. Hou (2004), ›Portraits of artists. Emergence of visual creativity in dementia‹, in: *JAMA* 61 (6), S. 842–844.
»pensionierten Büroangestellten«: K. Takahata et al. (2014), ›Emergence of realism: enhanced visual artistry and high accuracy of visual numerosity representation after left prefrontal damage‹, in: *Neuropsychologia* 57, S. 38–49.
»Synästhetiker«: A. Murray (2010), ›Can the existence of highly accessible concrete representations explain savant skills? Some insights from synaesthesia‹, in: *Medical Hypotheses* 74, S. 1006–1012.
»Edinburgher Versuche«: J. Simner et al. (2009), ›A foundation for savantism? Visuo-spatial synaesthetes present with cognitive benefits‹, in: *Cortex* 45, S. 1246–1260.

12 Das Genie, das in uns steckt

»fremden Akzent«: zum Beispiel J. Verhoeven et al. (2013), ›Accent attribution in speakers with Foreign Accent Syndrome‹, in: *Journal of Communication Disorders* 46, S. 156–168.
»Nahtod-Erfahrung«: O. Blanke et al. (2016), ›Leaving body and life behind: out-of-body and near-death experience‹, in: *The Neurology of Consciousness*, Zweite Ausgabe (Elsevier), S. 323–347.
»Epilepsie«: N. Adachi et al. (2010), ›Two forms of déjà vu experiences in patients with epilepsy‹, in: *Epilepsy and Behaviour* 18, S. 218–222.

»seltsamen Nebeneffekten«: A. Polak et al. (2013), ›Deep brain stimulation for OCD affects language: a case report‹, in: *Neurosurgery* 73 (5), E907–10.
»Noch dramatischer«: B. Tomasino et al. (2014), ›Involuntary switching into the native language induced by electrocortical stimulation of the superior temporal gyrus: a multimodal mapping study‹, in: *Neuropsychologia* 62, S. 87–100.
»Das Bewusstsein sei klug«: G. Hesselmann und P. Moors (2015), ›Definitely maybe: can unconscious processes perform the same functions as conscious processes?‹, in: *Frontiers in Psychology* 6, S. 584–560. Sowie E. Loftus und M. Klinger (1992), ›Is the unconscious smart or dumb?‹, in: *American Psychologist* 47 (6), S. 761–765.
»Diese Überzeugung geriet 2012 ins Wanken«: A. Sklar et al. (2012), ›Reading and doing arithmetic nonconsciously‹, in: *PNAS* 109 (48), S. 19614–19619.
»University of Tulsa«: P. Lewicki et al. (1987), ›Unconscious acquisition of complex procedural knowledge‹, in: *Journal of Experimental Psychology: Learning, Memory, and Cognition* 13, S. 523–530.
»Benjamin Langdon«: H. Spitz (1995), ›Calendar counting Idiot Savants and the smart unconscious‹, in: *New Ideas in Psychology* 13 (2), S. 167–182.
»unbewussten Prozess zunutze machen«: A. Snyder (2009), ›Explaining and inducing savant skills: privileged access to lower level, less processed information‹, in: *Philosophical Transactions of the Royal Society* B 364, S. 1399–1405.

13 Der glücklichste Mann im Todestrakt

»William Sidis«: S. Bates (2011), ›The prodigy and the press: William James Sidis, anti-intellectualism and standards of success‹, in: *Journalism and Mass Communication Quarterly* 88, S. 374–397.
»Daily Telegraph«: H. Kealey (2014), ›Why Do Geniuses Lack Common Sense?‹, in: *Daily Telegraph*, 14. November.
»klugen Dummerchen«: B. Charlton (2009), ›Clever sillies: why high IQ people tend to be deficient in common sense‹, in: *Medical Hypotheses* 73, S. 867–870.
»Joe Arridy«: v. a. aus R. Perske (1995), *Deadly Innocence* (Abingdon Press).
»breiteren Verständnis von Intelligenz«: S. Greenspan et al. (2015), ›Intellectual disability is a condition not a number: ethics of IQ cut-offs in psychiatry, human services and law‹, in: *Ethics, Medicine and Public Health* 1, S. 312–324.
»Leichtgläubigkeit«: S. Greenspan et al. (2001), ›Credulity and gullibility in people with developmental disorders: a framework for future research‹, in: *International Review of Research in Mental Retardation* 24, S. 101–134.
»RQ«: K. Stanovich und R. West (2014), ›The assessment of rational thinking: IQ ≠ RQ‹, in: *Teaching of Psychology* 41, S. 265–271.

14 Mit dem Gehirn unterwegs

»**Allan Snyder**«: A. Snyder et al. (2003), ›Savant-like skills exposed in normal people by suppressing the left fronto-temporal lobe‹, in: *Journal of Integrative Neuroscience* 2 (2), S. 149–158.

»**Anzahlerfassung**«: A. Snyder et al. (2006), ›Savant-like numerosity skills revealed in normal people by magnetic pulses‹, in: *Perception* 35, S. 837–845.

»**ein klassisches Rätsel**«: R. Chi und A. Snyder (2012), ›Brain stimulation enables the solution of an inherently difficult problem‹, in: *Neuroscience Letters* 515 (2), S. 121–124.

»**professionelle Schachspieler**«: A. Franke et al. (2017), ›Methylphenidate, modafinil, and caffeine for cognitive enhancement in chess: A double-blind, randomised controlled trial‹, in: *European Neuropsychopharmacology* 27 (3), S. 248–260.

»**Mozart-Effekt**«: J. Pietschnig et al. (2010), ›Mozart effect – Shmozart effect: a meta-analysis‹, in: *Intelligence* 38, S. 314–323.

»**Geld und ihre Zeit damit verschwenden**«: E. Underwood (2014), ›Neuroscientists speak out against brain game hype‹, in: *Science*, 22. Oktober.

»**die Zuschauer**«: A. Owen et al. (2010), ›Putting brain training to the test‹, in: *Nature* 465, S. 775–778.

»**ergrauten Zuschauer**«: A. Corbett (2015), ›The effect of an online cognitive training package in healthy older adults: an online randomized controlled trial‹, in: *JAMDA* 16, S. 990–997.

»**Säuglinge angeblich klüger machen**«: T. Lewin (2009), ›No Einstein in Your Crib? Get a Refund‹, in: *New York Times*, 23. Oktober.

»**Flynn-Effekt**«: J. Flynn (2013), ›The Flynn effect and Flynn's paradox‹, in: *Intelligence* 41, S. 851–857.

»**Studien zur Genetik der Intelligenz**«: zum Beispiel N. Shakeshaft et al. (2015), ›Thinking positively: the genetics of high intelligence‹, in: *Intelligence* 48, S. 123–132.

»**zaghafte Hinweise**«: R. Howard (2005), ›Objective evidence of rising population ability: a detailed examination of longitudinal chess data‹, in: *Personality and Individual Differences* 38, S. 347–363.

»**zum Schwachsinn verurteilt**«: M. Woodley et al. (2013), ›Were the Victorians cleverer than us? The decline in general intelligence estimated from a meta-analysis of the slowing of simple reaction time‹, in: *Intelligence* 41 (6), S. 843–850.

»**Mathematik-Unterricht**«: C. Blair et al. (2005), ›Rising mean IQ: cognitive demands of mathematics education for young children, population exposure to formal schooling, and the neurobiology of the prefrontal cortex‹, in: *Intelligence* 33, S. 93–106.

»die klügsten Menschen«: S. Hsu (2014), ›Super-intelligent humans are coming‹, in: *Nautilus* (Ausgabe 018) , 16. Oktober.
»genetischen Veränderungen«: S. Hsu (2014), ›On the genetic architecture of intelligence and other cognitive traits‹, arXiv:1408.3421v2, 30. August.
»Bama-Schweinen«: D. Cyranoski (2015), ›Gene-edited micropigs to be sold as pets at Chinese institute‹, in: *Nature*, 29. Januar.

15 Schneller, stärker, klüger

»IQ-Bereichen«: A. Kaufman (2009), *IQ Testing 101* (Springer), Kap. 5.
»auf Bestellung«: J. Moriarity et al. (2001), ›Human 'memories' can be evoked by stimulation of the lateral temporal cortex after ipsilateral medial temporal lobe resection‹, in: *Journal of Neurology, Neurosurgery and Psychiatry* 71, S. 549–551.